Wolf-Dieter Storl

Mit Pflanzen verbunden

Reinige deinen Körper mit Gebet,
Fasten und langen Wanderungen im Wald.
Atme tief ein,
öffne dich den Geistern der Pflanzen,
die die großen Heiler der Seele sind.
Nimm von dir selbst Abstand
und gib dich vertrauensvoll dem
heilsamen Atem der Natur hin.

Indianische Weisheit; Jean-Paul Bourre

Wolf-Dieter Storl

Mit Pflanzen verbunden

Meine Erlebnisse mit Heilkräutern und Zauberpflanzen

KOSMOS

Inhalt

Pflanzen sind mehr als sie scheinen 6
Eine andere Art, Pflanzen zu verstehen 9
Geheime Herrscher 11
Resonanzen 12
Pflanzenverbündete 16

Beinwell 26
Flucht aus dem Krankenhaus 29
Freund der Hippies und Gärtner 34
Der Knochenheiler 39

Engelwurz 45
Geisterregen 47
Eine christliche Heilpflanze 56
Ein immunstärkendes Pestkraut 58
Sonne für die Seele 63

Goldrute 65
Der Nierenheiler 70
Die Goldrute bei den Indianern 72
Die verschiedenen Goldrutenarten 77
Wenn einem etwas an die Nieren geht 80

Huflattich 84
Ein freundschaftlicher Wink 91
Ein bisschen Teufel muss sein 94
Der ältester Lungenheiler 98
Pyrrolizinalkaloide 101

Karde 104
Naturheilkundliche Hilfsmittel gegen Borreliose 109
Gegen jede Krankheit ist ein Kraut gewachsen 112
Die Reh-Syphilis 114
Die Wurzelkur 121
Hilfe der Ahnen 122

Beifuß 125
Das Heilkräutergrab der Neandertaler 127
Das Kraut der Großmutter 131
Vampire in der Aula 140

Tollkirsche 146
Femme fatale 149
Die schwarzen Augen des Marders 157
Wolfgeister 161

Schafgarbe 166
Im Reich der Venus 169
Angezauberte Liebe 177
Ein Wunder im Cowboy-Land 182

Hanf 186
Verbotene Pflanze 195
Ein Kraut als „spiritueller Lehrer“ 198
Moksha-Kraut 204
Berechtigte Sorge 206

Pflanzenverbündete aus aller Welt 208
Ansturm auf Europa 211
Das Wandern ist der Flora Lust 216
Gaia, die Weisheit der Erde 220
Nachtkerze 224

Literaturangaben 228

Hinweis: Der Autor ist kein Heilpraktiker und gibt auch keine Konsultationen. Er möchte lediglich seine Erfahrungen mit Pflanzen, insbesondere Heilpflanzen, aus persönlicher wie auch kulturanthropologischer Sicht schildern – in der Absicht, das Vertrauen des Lesers in die Heilkräfte der Natur zu stärken und daran zu erinnern, dass letztlich jeder mündige Mensch selbst die Verantwortung für seine Gesundheit trägt. Auch wenn der Ansatz gelegentlich scheinbar kritisch ausfällt, ist es nicht die Absicht des Autors, die Errungenschaften der modernen Medizin zu schmälern.

Pflanzen sind mehr als sie scheinen

Suchst du das Höchste, das Größte?
Die Pflanze kann es dich lehren.
Was sie willenlos ist,
sei du es wollend – das ist's!

Friedrich Schiller, „Das Höchste“

In Indien sucht der Suchende seinen Guru. Von ihm, der in unzähligen Lebensläufen Erleuchtung und Weisheit gefunden hat, erhofft sich der Suchende das Heil und die wahre Selbsterkenntnis. Richtiger wäre es jedoch, zu sagen, dass der Guru seinen „Schüler“ sucht. Es ist nicht nur seine Aufgabe, es ist auch des Gurus Freude und Wonne, den Schüler an der Wonne, die er wie eine leuchtende Sonne in sich trägt, teilhaben zu lassen. Der Guru selbst ist die Sonne, die die ungezählten Seelenpflänzchen freudig wachsen lässt.

Der Guru ist kein gewöhnlicher Mensch, er gleicht einem Gefäß, das vollkommen leer ist und mit göttlichem Licht oder mit göttlich berauschender Ambrosia gefüllt ist. Er ist leer, weil sein Karma ausgebrannt ist und so nur noch aus weißer, reiner, etwas bitterer Asche besteht.

Der Guru, der Lehrer beziehungsweise Führer der Seele, erscheint uns Menschen meistens in menschlicher Gestalt: in Südasien als ein Heiliger, der am Gangesufer oder in einer Höhle im Himalaja sitzt, im christlichen Westen als der Heiland, der an der Herzenstür klopft, bei den Muslimen in der Erscheinung Mohammeds, der von Allah kündet. Bei den Indianern und anderen naturnahen Völkern kann der Führer der Seele auch als Tier, zum Beispiel als Bär, Wolf, Kojote, Adler oder Käfer, erscheinen – oder gar als Pflanze, als Stein, als Berg, als ein See, als Wogen des Meeres.

Pflanzen sind besonders machtvolle Gurus. Von solchen Pflanzen, die mein Leben veränderten und von denen ich viel lernte, will ich hier erzählen. Es sind Pflanzen, auf die ich gestoßen bin oder die – wie die Indianer sagen würden – mich gesucht haben, um meine „Verbündeten" zu werden.

Pflanzen sind machtvolle Gurus, weil ihr Dasein die reinste Meditation ist. Was tun sie denn anderes, als in absoluter Stille zu verweilen und mit ihrem grünen Laub das Licht der Sonne aufzunehmen – der Sonne, die das ewige, alles erhaltende *OM*, den Urton der Schöpfung, unablässig aus sich herausströmen lässt. Mit ihrem Netzwerk von Wurzeln sind die Pflanzen mit dem Gegenpol zum Himmelslicht, mit der feuchten, dunklen Erde, mit der Pilzwelt, dem Wasser und den Mineralien, verbunden.

Diese Wesen, deren Blut grün ist, schöpfen aus beiden Quellen: aus dem Dunkel der Erde und aus dem Licht der Sonne und des Sternenkosmos. Ihre Meditation ist reinste Wonne. Wer es vermag, sich in Gedankenleere neben eine Pflanze, sei es ein Kraut oder ein Baum, zu setzen und an ihrer Stille teilzuhaben – sich sozusagen in ihre Meditation „einzuklinken" –, der wird diese Wonne selbst erfahren können. Diese hohen Meister der Meditation sind aufgrund ebendieser Meditation selbst zu Quellen geworden, an denen sich alle Wesen laben. Wie nebenbei säubern Pflanzen die Atmosphäre, atmen den Sauerstoff aus, den alle Lebewesen als Lebenselixier brauchen, bringen aus sich Nahrung für Pilze, Kleinstlebewesen und Tiere in unerschöpflicher Fülle hervor, geben dem Menschen sein täglich Brot, seine Kleidung, seine Behausung und erfreuen seine Sinne mit bunten duftenden Blumen und grünen Landschaften.

In ihren stillen Meditationen verbinden sie das, was uns als Gegensatz erscheint: Himmel und Erde – den Vater und die Mutter des Daseins –, die Höhen und die Tiefen, Licht und Dunkel, Wasser und Feuer. Pflanzen sind diesseitig, aber auch jenseitig. Ihre lebendige Leiblichkeit ist hier vor unseren Augen ausgebreitet und unseren fünf Sinnen zugänglich; ihre Geistseele weilt dagegen in der „Anderswelt", in der geistigen Dimension, bei den Göttern und Engelwesen und bei den Seelen der Verstorbenen, die der

Wiederverkörperung harren. Wenn wir unser Bewusstsein nach innen wenden, wenn wir die inneren Sinne – das Seelenauge – öffnen, dann können sie uns mit hineinnehmen in diese „Anderswelt“. Und da sie wie eine Brücke beide Dimensionen verbinden, können sie uns auch wieder sicher zurückführen auf die diesseitige Seite.

Die Pflanzen verbinden alles; sie sind nicht gespalten, sie sind *heil*, das heißt *heilig*. Deswegen können sie heilen und Zerbrochenes wieder herstellen: kaputte geschundene Körper ebenso wie leidvolles Schicksal, das die karmische Folge von Neid, Gier, Geiz, Hass und anderen Dummheiten ist.

Jede Pflanzenart heilt auf ihre Art und Weise. Jede hat ihr ganz besonderes Verhältnis zu den kosmischen Rhythmen, zu den Jahreszeiten, zu Sonne, Mond und den Planeten. Manche, wie der Bärlauch, stecken voller Frühlingskräfte, im Mai verblühen sie und ziehen sich wieder unter die Erde zurück; andere, wie das Johanniskraut, haben ihre hohe Zeit im Mittsommer, wieder andere dagegen, wie die Astern, Berufskräuter und Goldruten, im Herbst; und einige wenige, wie die Herbstzeitlose oder die Nieswurz, sogar im Winter.

Jede Art hat ihr besonderes Verhältnis zur Erde und zum Wasser: Einige wurzeln tief, andere nicht, einige brauchen Schatten, andere volles Licht, einige leben in Sümpfen, andere auf trockenen, steinigen Böden. Jede Art ist ein Archetypus und in dem Sinn ein Individuum, ein eigenes Wesen, eine „Persönlichkeit“. Jede Art – das wusste man noch im Mittelalter – ist mit einer Region des Tierkreises verbunden und hat eine besondere Beziehung zu einem oder mehreren Planeten. Und wenn so ein als Pflanze inkarnierter Archetypus dich auserwählt, indem er an dein Bewusstsein anklopft wie der Heiland an der Seelentür, und du nimmst ihn aus freiem Willen als deinen Freund an und öffnest ihm die Tür, dann kann er auch deine Zerbrochenheit heilen.

Die Pflanzen suchen dich. Sie suchen sich Menschen, so wie der Mensch sich ein Haustier suchen würde, mit dem er Kurzweil treiben und seine Freude haben kann.

Eine andere Art, Pflanzen zu verstehen

Für einen studierten Biologen grenzen solche Gedankengänge natürlich an Wahnsinn. Mein Freund Harald, ein Arzt für Allgemeinmedizin, hält auch nicht viel davon. Er fragte: „Pflanzliche Verbündete, wie soll man das verstehen? Wie können Pflanzen Verbündete sein? Das würde ja voraussetzen, dass sie ansprechbare Persönlichkeiten sind, dass sie fühlen und denken können. Dabei handelt es sich bei ihnen doch nur um stumme, vor sich hinwuchernde Zellgebilde – zugegeben, mit genetischer Programmierung, aber ohne Nerven, ohne Hirn, ohne innere Organe und völlig ohne Bewusstsein. Das weiß doch jedes Schulkind! Kein Zweifel, sie haben ästhetische Reize, können als Symbole herhalten – etwa die Rose als Symbol für weibliche Schönheit, das Veilchen als Zeichen der Demut –, können Poeten zu lyrischen Höhenflügen anregen. Aber das sind unsere subjektiven Empfindungen. Ob sie an sich schön sind, das sei dahingestellt. Und selbstverständlich ist ihr wirtschaftlicher Nutzen enorm ... Wie kommst du überhaupt auf solch merkwürdige Ideen?“

Ich erzählte ihm von meinen Wanderungen mit dem alten Cheyenne-Medizinmann Tallbull, der *mit* den Pflanzen, dem „grünen Volk“, redete und nicht nur *über* sie, der ihnen im Herbst „Decken“ – kleine Stoffstreifen – brachte, damit sie es im Winter nicht zu kalt haben, der mit dem „Pflanzenhäuptling“ Tabak rauchte, wenn er ihn darum bat, Heilpflanzen sammeln zu dürfen. Der alte Indianer, der das tat, war kein Spinner, sondern ein Stammesältester, der höchste Verantwortung trug. Auch erzählte ich meinem skeptischen Freund von Schamanen aus aller Welt, die es ganz ähnlich tun, und von unseren eigenen heidnischen Vorfahren, die – wie etwa der angelsächsische Neunkräutersegen (Lacnunga) zeigt – die Pflanzen mit wohlerwogenen Worten anredeten, so wie man Fürsten oder Gottheiten anredete.

„Ach so? Die Indianer haben es dir gesagt?“, meinte er mit einer wegwerfenden Geste. Er glaubte nun mal an den Fortschritt.

„Nun, das ist sehr interessant, aber es entspricht nicht der Realität. Es handelt sich um kollektive Fantasien, die sich mittels moderner Psychologie, insbesondere durch Hirnforschungen und Psychoanalyse, erklären lassen. Glaubst du das etwa nicht? Du sagst, diese Vorstellungen beruhen auf Visionserlebnissen der Indianer und anderer Naturvölker? Nun, Visionssuche ist lediglich eine psychosomatische Technik, die wahrscheinlich schon in der Steinzeit entwickelt wurde und die durch Fasten, Schlafentzug und eventuell durch Einnahme toxischer Substanzen, also Psychopharmaka, eine Art Nahtoderfahrung induziert, so dass Halluzinationen erzeugt werden. Diese sind aber rein subjektiv und entsprechen keiner Realität. Redende Bäume gibt es nicht. Und auch nicht Verbündete aus dem Reich des ‚grünen Volkes'."

„Du schaust ja nur auf die Oberfläche und begnügst dich lediglich mit dem, was man wiegen und messen kann", versuchte ich mich zu verteidigen. „Das ist aber gar nicht so modern, wie du glaubst, Harald. Das ist der Materialismus des 19. Jahrhunderts, das ist der so genannte Reduktionismus. Egal, für mich sind Pflanzen Persönlichkeiten. Und mit dieser Auffassung bin ich im Einklang mit den Erfahrungen der meisten alten Kulturen, bei denen sie als mächtige Wesenheiten, als Devas, Gottheiten oder, im Sinne der christlichen Mythologie, als Ausdruck der Engel der höheren Hierarchien gelten. Wenn sie mit uns reden, dann ist es weniger in der Sprache unseres alltäglichen Verstandes, sondern sie durchfluten mit ihren Inspirationen die tiefen Regionen unserer Seele; Regionen sind das, die für die meisten von uns unbewusst sind. Yogis, Schamanen, Indianer auf Visionssuche und Meditierende können sie hören. Sie sprechen aus Dimensionen, die dem nahe kommen, was wir als Ewigkeit bezeichnen. Ja, sie selbst sind Brücken zu dieser Ewigkeit. Ihre physischen Körper – das sind die vielen sinnlich greifbaren grünen Pflanzen, denen wir tagtäglich begegnen – befinden sich in der Dimension der Zeit und Vergänglichkeit, aber ihre Seelen streifen diesen Körper nur, und wenn sie das tun, dann erblühen die sichtbaren Pflanzengebilde in frischen bunten Farben, duften und schwitzen süßen Nektar aus. Ihr Geist jedoch, ihr ‚Ich', bleibt ewig ungeboren, bleibt makrokosmisch und eins mit der Ewigkeit."

„Klingt reichlich mystisch, um nicht zu sagen psychiatrieverdächtig", erwiderte er zweifelnd. „Du glaubst also, dass jede Pflanze eine Gottheit ist? Und du redest mit ihr? Wenn du sonst nicht so vernünftig wärst, könnte man Angst um dich kriegen."

Ich wollte ihm noch sagen, dass nicht die einzelne Pflanze ein Deva ist, aber jede Art. So ist der Deva der Kartoffel mit jeder Kartoffelstaude auf der ganzen Welt verbunden und jedes Gänseblümchen ist Teil des Gänseblümchenarchetypus. Aber darauf wollte er sich nicht weiter einlassen.

Geheime Herrscher

Pflanzen haben die Geschicke ganzer Nationen beeinflusst. Wegen Gewürzen zogen die ersten Entdecker, wie Christoph Kolumbus, Vasco da Gama und andere, aus und erschütterten mit ihren Entdeckungen das herkömmliche Weltbild des christlichen Universums. Kartoffeln, Mais, Bohnen und andere Nahrungspflanzen aus der Neuen Welt ermöglichten eine weltweite Bevölkerungszunahme von vorher unbekanntem Ausmaß. Der Anbau von Zuckerrohr, später Tabak und Baumwolle entvölkerte weite Teile Afrikas, da man Arbeitssklaven in der Neuen Welt brauchte. Ohne diese Pflanzen hätte es keinen Reggae, Kalypso, Blues, Jazz oder Samba gegeben; ohne Hopfen und Malz keine bayrische Blasmusik; ohne den Kaffeestrauch keine Bachkantaten; ohne indischen Hanf keine hingebungsvollen Ragas und Bhajans. Und die Kartoffel! Wegen ihr sind Abermillionen verarmte Nordeuropäer, vor allem Iren, in die Neue Welt ausgewandert und haben die fast ausgerotteten Indianer ersetzt. Pflanzen bestimmten die Wanderrouten der frühmenschlichen Jäger und Sammler in größerem Maße als die Tiere, die gejagt wurden. Diese selbst wanderten ja von Weidegrund zu Weidegrund. Kulturanthropologen sind sich einig, dass, ganz allgemein gesprochen, bei den Naturvölkern rund 80 Prozent der Nahrung aus Pflanzen besteht, die vor allem von Frauen gesammelt werden. Fleisch, von den Männern gejagt, macht dagegen nur rund 20 Prozent aus (Storl 1997: 13).

Aus einer globalen Perspektive betrachtet, verhält es sich wirklich so, als würde unser Leben von den Pflanzen beherrscht. Sehr viel länger als der Mensch haben die Pflanzen die Erde bewohnt, ja, diese für uns und die Tiere erst bewohnbar gemacht. Warum sollte man diesen alten Wesen die Weisheit absprechen? Sie herrschen weise, so weise – im Sinn des *Tao Te King* –, dass man ihre Herrschaft gar nicht bemerkt:

Die Meister stehen über dem Volk
und niemand fühlt sich unterdrückt.
Sie gehen dem Volk voran,
und niemand fühlt sich manipuliert.
Die ganze Welt ist ihnen dankbar.
Da sie mit niemandem in Wettstreit treten,
kann niemand mit ihnen wettstreiten.

Laotse, Tao Te King 66, (S. Mitchell, Hrsg.)

Resonanzen

Warum sollte man nicht alle Pflanzen lieben? Jede ist ein Gedanke Gottes, jede ein Geschenk. Der Begriff „Unkräuter", *weeds, mauvaises herbes,* entstammt einem naturentfremdeten Denken. Wie gegen einen bösen Feind gehen viele Gartenbesitzer und Rasenfetischisten, hochgerüstet mit einem Arsenal von Giftspritzen und motorisierten elektrischen Trimmern, gegen ihre grünen Widersacher vor. Einer unserer Nachbarn in Ohio starb an Leberversagen, da er sich beim verzweifelten Abwehrkampf gegen eine Invasionsarmee von Unkräutern und Insekten beim ständigen Einatmen des Giftes selbst vergiftet hatte. Er ist kein Einzelfall. Dabei sind die zähen, unverwüstlichen Unkräuter oft unsere besten Helfer und Verbündeten, wenn wir krank werden. Die Pflanzen, vor allem die Wildkräuter, die rund ums Haus, im eigenen Garten, im Hinterhof oder unter der Hecke wachsen, eignen sich als Heilmittel noch besser als von weit her importierte Waren. Pflanzen enden ja nicht an ihrer Oberfläche, an ihrer Epidermis, sie strahlen Energien aus, von denen die leuchtenden Auren, die mittels Kirlian-Fotografie sichtbar gemacht werden, nur ein kleiner Teil sind.

Nur auf der stofflichen-körperlichen Ebene erscheinen die einzelnen Pflanzen als getrennte, abgesonderte Einzelwesen. Jenseits der Stofflichkeit teilen sie sich jedoch mit uns und den Tieren, innerhalb eines Lebensraumes, ein energetisch ätherisches Feld. Energetische Ausstrahlungen fließen und durchdringen einander. Insbesondere Bäume sind energetische Kraftreservoires. Für einen erschöpften Menschen ist es möglich, heilende Energien zu erfahren, wenn er sich an die Hauslinde, die Hofeiche oder den Apfelbaum lehnt. Er kann sich da richtig aufladen. Aber auch das Sitzen in der Wiese oder neben einer Lieblingspflanze kann belebend und heilend wirken.

Wenn wir geistig und seelisch aus dem Gleichgewicht „herausfallen“ und als Resultat körperlich krank werden, dann berührt die das ganze Feld oder Energienetz. Man kann es sich wie ein Spinnennetz vorstellen, das mit jeder einzelnen Faser vibriert, weil sich an einer Stelle eine Fliege verfangen hat. Und so „weiß“ die unmittelbare Natur, dass etwas nicht stimmt, dass eine Seele nicht mehr freudig mitsingt im Chor des Lebens, und trifft Maßnahmen, damit die Harmonie wieder hergestellt wird: Da keimen dann plötzlich „Unkräuter“, die vorher nicht da waren, oder ein bestimmtes Unkraut wird zur regelrechten Plage.

Eine Frau erzählte mir von ihrer Mutter, die sich seit Jahren mit einem chronischen Harnleiterleiden herumschlug. Die Mutter, eine begeisterte Gärtnerin, hatte einen besonders schönen Garten, voller Blumen und kräftiger Gemüse. Nur das Zinnkraut (Acker-Schachtelhalm) ärgerte sie ständig. Mit allen Mitteln versuchte sie es auszurotten. Zufällig blätterte sie eines Tages in einem Buch von Maria Treben und sah ihren Feind, das Zinnkraut, abgebildet. Sie las, dass gerade dieses Unkraut das Richtige für ihr Leiden sei. Es war einen Versuch wert. Sie trank den Tee und schon nach kurzer Zeit war sie wieder gesund. Das Unkraut, das sie jahrelang bekämpft hatte, war das Heilkraut für ihre langjährige Krankheit.

Ähnliche Geschichten habe ich schon früher gehört und lange für alten Aberglauben, für Altweibergeschichten gehalten. Aber immer wieder, auf Kräuterwanderungen oder in Workshops, die ich veranstalte, höre ich von solchen – vom wissenschaftlichen Standpunkt aus gesehen unmöglichen – Erlebnissen. Inzwischen habe ich selbst festgestellt: Wenn ich oder jemand in meiner Familie krank ist, zieht irgendeine Pflanze, der ich sonst kaum Beachtung schenke, mein „Bewusstsein" auf sich. Wenn ich mich dann näher mit ihr befasse, ist es meistens die Heilpflanze, die vonnöten ist.

Diese Resonanz zwischen Krankheiten und den entsprechenden lokal wachsenden Heilpflanzen beschränkt sich nicht auf einzelne Personen oder Haushalte. Manchmal wird eine ganze Region von einem invasiven Unkraut heimgesucht. Seit einigen Jahrzehnten wächst in den mitteleuropäischen Städten immer mehr **Echte Nelkenwurz** *(Geum urbanum)*. Es ist ein gelb blühendes Kraut, das in den Städten unter Hecken und Gebüsch eine Nische gefunden hat. Einmal bemerkte ich gegenüber Sepp Ott, dem Münchener Kräuterexperten, dass es doch merkwürdig sei, dass sich dieses Rosengewächs in der heutigen Zeit immer mehr ausbreitet.

„Warum wohl?", fragte der Kräutermeister. „Mutter Natur hat der Pflanze den Marschbefehl gegeben, weil die heutigen Menschen sie brauchen. Noch nie gab es so viele Chemikalien und Schadstoffe in den Nahrungsmitteln, der Luft und im Wasser. Die Nelkenwurz regt die Leber an und wirkt entgiftend!"

Das war mir neu. Bisher hatte ich die Nelkenwurz als hervorragende Gerbstoffdroge gekannt, wobei die zerkleinerte Wurzel, kurz aufgekocht, sich sehr gut bei Darmkatarrh und Kolik, Entzündungen des Rachenraums und bei Zahnfleischblutungen bewährt hat. Auch wenn man die nach Gewürznelke duftende Wurzel einfach kaut, hilft sie. Sofort spürt man ihre starke Gewebe zusammenziehende (adstringierende) Wirkung. Dass sie aber der Leber beim Entgiften helfen soll, war mir nicht bekannt gewesen. Es stimmt jedoch: Schon im Mittelalter verwendete man sie als Antidoton (Gegengift) bei Vergiftungsfällen.

Damals erklärte man sich die Wirkung nicht durch die molekularen Inhaltstoffe, sondern durch den Einfluss der Engel oder der Heiligen. Die Nelkenwurz war Benedikt, dem Gründer des ersten Klosters in Europa (Monte Casino, 345 n. Chr.), geweiht. Er war

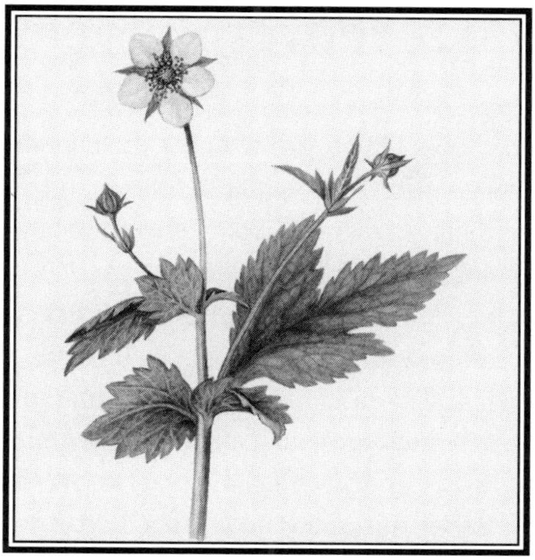

Echte Nelkenwurz
(Geum urbanum)

ein äußerst strenger Abt. Er duldete keine Laxheit und menschliche Schwäche. Seine Mönche, die in ständiger Erinnerung an ihre Sündhaftigkeit schwarze Kutten trugen, mussten ein hartes asketisches Leben führen. Die Mönche rebellierten. Sie beschlossen ihren Peiniger, den Abt, zu töten. Heimlich gossen sie Gift in den Messwein. Als Benedikt dann anhob, die Messe zu zelebrieren und den Schluck aus dem heiligen Kelch zu nehmen, ballte sich das Gift zusammen und kroch in Schlangengestalt über den Rand des Messkelchs hinaus. So wurde Benedikt auf wundersame Weise vor dem Gifttod gerettet. Der Messkelch, aus dem eine Giftschlange kriecht, ist das Attribut dieses Heiligen geworden.

Indem man die Nelkenwurz mit dem heiligen Benedikt in Verbindung brachte, sagte man über ihre Wirkung aus: Diese Wurzel hat dieselbe Macht wie der Heilige, sie konzentriert das Gift und leitet es aus. Um die giftwidrige Wirkung zu steigern, grub man die Wurzel an seinem Namenstag aus. Das war der 21. März, gleichzeitig der Tag der Frühlingstagundnachtgleiche – ein Datum, das den hohen Stellenwert dieses Heiligen unterstreicht.

Pflanzenverbündete

In diesem Buch will ich aber nicht in der großen Perspektive verweilen – das habe ich anderswo schon getan[I] –, sondern ganz persönlich von meinen „Pflanzenverbündeten“ erzählen. „Verbündete“, so nennen die Indianer jene Pflanzengeister, die ihnen persönlich erschienen sind, ihnen Kraft gegeben haben und mit ihrem Leben verbunden sind. Es sind Freunde aus dem „grünen Volk“, auf die man sich verlassen kann. Auch wenn man oberflächlich viele Pflanzen mit Namen kennt oder auch um ihre heilkundliche Bedeutung weiß, so sind es nur wenige, die man als „Verbündete“ bezeichnen kann. Es ist wie mit anderen Menschen: Man hat viele Bekannte, doch echte Freunde lassen sich an den Fingern einer Hand abzählen – wenn man Glück hat, eventuell an beiden Händen.

Die Auswahl und Reihenfolge, die hier getroffen wurden, sind willkürlich. Gern hätte ich noch die **Echte Kamille** *(Matricaria chamomilla)* – wohl das erste Kräutlein, mit dem ich, schon als Wickelkind, in Berührung kam – in dieses Buch aufgenommen. Mit dieser Blume, die einst dem Sonnengott Baldur geweiht war und in Skandinavien noch immer „Baldurs Braue“ heißt, hat meine Großmutter richtig gezaubert. „Kamillen statt Pillen“ hätte auch ihr Leitspruch sein können. Bei Magenbeschwerden, „Bauchkneipen“, Krämpfen, Halsentzündungen, zum Waschen von Schürfungen und manch anderem Wehweh, das Kinder und gelegentlich Erwachsene befällt, setzte sie Kamille ein. Schon der freundliche Duft des heißen Tees versprach Linderung und Heilung. Und wenn sie dann das Mantra „Nun, das wird schon wieder!“ sagte, war das Schlimmste meist schon vorüber. Der Oma konnte man ja glauben, sie sagte immer die Wahrheit! Noch heute, wenn es mir wirklich schlecht geht, stehe ich auf und koche mir einen Kamillentee. In dem Duft erscheint mir die Großmutter, und noch ehe ich die Tasse ausgetrunken habe, geht es mir besser. Kamille ist überhaupt eine himmlische Pflanze, ganz dem Licht hingegeben. Ihr entzündungshemmendes ätherisches Öl, das Chamazulen, ist blau wie ein unbewölkter Sommerhimmel.

Auch die **Strahlenlose Kamille** *(Matricaria discoidea, Chamomilla suaveolens)*, die auf festgetrampelten Wegen, neben Breitwegerich und Vogelknöterich wächst, ist ebenfalls ein Freund. Den kegelförmig gewölbten, grüngelblichen Blütenköpfen fehlt der Strahlenkranz weißer Zungenblüten, dafür aber duften sie wunderbar nach Ananas. Das Aroma macht sie, neben Gänseblümchen und Pusteblumen, zu einer der beliebtesten Kinderpflanzen. *Pineapple weed*, „Ananaskraut", nannten wir sie in Ohio. Erwachsene übersehen das Pflänzchen meistens oder betrachten es abschätzig oder gar fälschlich als „Hundskamille". In den meisten Kräuterbüchern blättert man vergebens nach ihr. Wenn sie dennoch Erwähnung findet, dann heißt es meistens „ohne Heilwirkung" oder „bedeutungslos". Aber wie kann das sein? Allein der süße Duft lässt unerkannte Heilkräfte erahnen.

Dass man ihre Heilkräfte bei uns nicht kennt, liegt an ihrer Herkunft: Erst um 1850 erschien sie in Europa und breitete sich, vom botanischen Garten in Berlin ausgehend, rasch aus. Kamtschatka, der Nordostzipfel Eurasiens, ist ihre Urheimat. Nach Alaska kam die Pflanze, deren Samen klebrig sind und an Sohlen und Hufen haften bleiben, vermutlich mit den indianischen Mammutjägern vor 30 000 Jahren – sozusagen in den „Fußstapfen des roten Mannes". Allmählich breitete sie sich entlang der Rocky Mountains aus. Von den Cheyenne konnte

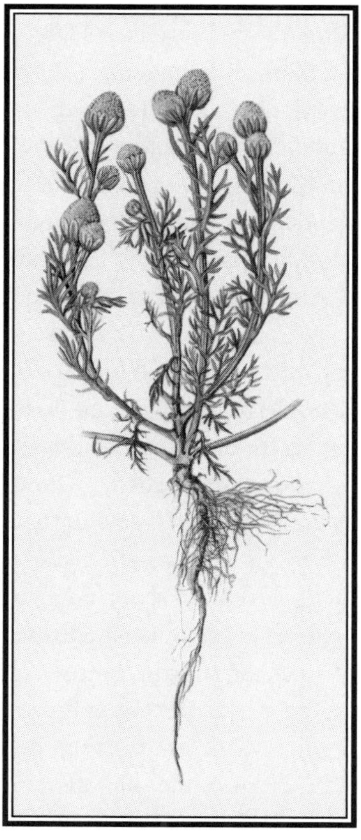

Strahlenlose Kamille
(Matricaria discoidea)

ich erfahren, dass sie eine ihrer Lieblingspflanzen ist. Sie zerreiben die Blütenköpfchen, mischen sie mit gepulvertem Mariengras *(Hierochloe odorata)*, Wilder Goldmelisse *(Monarda fistulosa)* oder Ponderosakiefernharz und reiben sich damit ein. Die Indianerkinder machen sich aus den runden Blütenköpfen Halsketten. „Nicht leicht zu sehende, winzige Büffelkälbchen" ist einer der vielen Namen, die sie dieser Kamille geben; „Präriehund-Parfüm" ist ein weiterer Name. Die Blüten sind auch ein Heilmittel. Sie kommen in den Erkältungstee oder werden bei Magenverstimmung, Durchfall oder Fieber gekocht. Als wichtiges Frauenkraut wird es bei Menstruationsbeschwerden, zur schnelleren Austreibung der Nachgeburt oder als Stärkungsmittel nach der Geburt getrunken (Welschbillig 1997: 43). Mädchen bekommen den Tee zum Anlass ihrer ersten Monatsblutung zu trinken, wenn sie zum ersten Mal in die „Mondhütte" abseits des Dorfes gehen. Die Nachbarn der Cheyenne, die Krähenindianer (Absaroka), streuen die getrockneten Blütenköpfe in die Kinderwiegen und Traggestelle für Säuglinge. Der Duft beruhigt die Kleinen und nimmt ihnen die Angst. Es gibt keinen Grund, die strahlenlose Kamille bei uns nicht ähnlich zu verwenden: Man kann sie in Duftkissen stopfen, einen Tee brauen, gegen Magenprobleme, Erkältung, zur Regulierung der Periode, als Wurmmittel zur Austreibung von Maden- und Spulwürmern oder – wie es die Weißen in Alaska machen, wenn sie zu tief in die Whiskeyflasche geschaut haben – um Kater und Schädelbrummen abzumildern. Nur Wunden lassen sich mit dieser Pflanze nicht heilen, da ihr das Chamazulen fehlt.

Der **Efeublättrige Gundermann** (Gundelrebe, *Glechoma hederacea*) ist die erste Wildpflanze, die ich mit Namen kannte. Auch ihn würde ich gern mit in dieses Buch aufnehmen. Das tue ich aber nicht, da ich ihn schon an anderer Stelle ausführlich behandelt habe. Die Gundelrebe ist selbstverständlich eine hervorragende Heilpflanze, die aufgrund ihrer Saponine und ätherischen Öle schleimlösend wirkt. Der Teeaufguss oder, besser, der Auszug in heißer fettiger Milch ist angezeigt bei verschleimten Lungen, Bronchitis, Schnupfen, Schleimhautentzündung sowie bei Ohrenklingen, das durch Schleimansammlungen im Mittelohr entsteht. Aufgrund der in ihm enthaltenen Bitterstoffe regt der Gundermanntee die Verdauungssäfte an und fördert den Leberstoffwechsel. Maler und Büchsenmacher tranken ihn, um giftige Schwermetalle (Blei) auszuschwemmen. Dank seiner Gerbstoffe vermag er auch wundes, verletztes, eiterndes, wässriges, gequetschtes und schlecht heilendes Gewebe zu festigen und zu trocknen. Gundermann war einst auch, noch lange bevor die Benediktinermönche den Hopfen ins Bier taten, das gängige Bierkraut, mit dem man Bier würzte und haltbar machte.

Die Gundelrebe mag nicht in die Höhe wachsen, wie es sich für einen normalen Lippenblütler gehört. Ihre kriechenden Ausläufer, die den Rasen durchwuchern und durch Hecken und Zäune kriechen, bleiben dem Erdboden verhaftet. Mit den Adventivwurzeln, die aus jeder Sprossachse des Stängels hervortreiben, klammert sie sich förmlich an der Erde fest. Wenn man sich einen Gundelrebenkranz um den Kopf windet, ist es, als verbände sich die eigene Wahrnehmung mit der Erde oder, genauer, mit den Heinzelmännchen, jenen ätherischen Wesen, die die Wurzelwelt bevölkern. Solch ein Kranz, so hieß es einst, kann einen sensiblen Menschen hellsichtig machen, so dass er die Naturgeister sehen kann. Trägt man ihn zur Walpurgisnacht, so glaubte man, kann man die Hexen erkennen. Beim Springen über das Johannisfeuer zur Sommersonnenwende trug man gern einen solchen Kranz im Haar – wahrscheinlich auch, damit der Tänzer nicht „wegfliegt", sondern mit der Erde verbunden bleibt.

Heutzutage schmunzelt man über solchen Aberglauben. Aber in Zeiten, als unsere Sinne noch nicht von endlosen Unterhaltungsprogrammen, Maschinenlärm und technischen Ablenkungen gefangen genommen wurden, als das tägliche Naturerlebnis noch unmittelbarer war, da bedurfte es kaum starker psychedelischer Drogen, um die zarten Spuren des „Andersweltlichen", die ätherischen Hauchgestalten, wahrzunehmen. Da genügte wohl die herb-würzige Ausdünstung dieser Pflanze, um die seelische Wahrnehmung anzuregen. Physiologisch wirkt das Aroma ja bis ins limbische System unseres Hirns hinein. Auf jeden Fall trage ich, wenn ich Vorträge halte, gern etwas Gundermann hinter

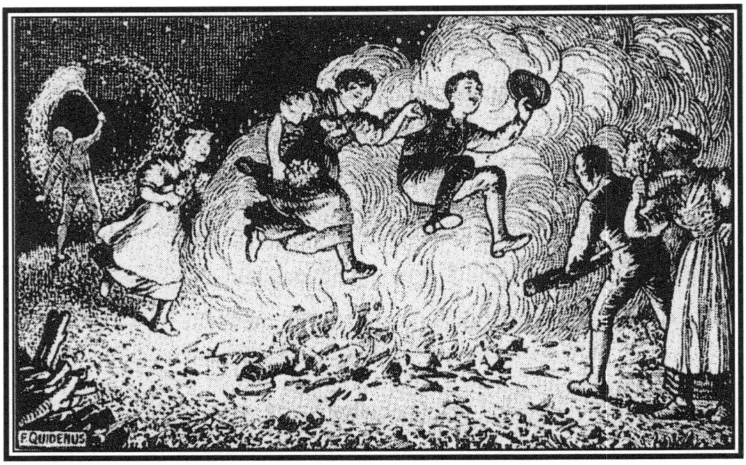

Der Sprung über das Johannisfeuer

dem Ohr oder ins Haar geflochten. Das gibt mir das Gefühl, auch in der Stadt, in einem sterilen Raum, umgeben von Elektronik, mit der Erde und den klugen erdbewohnenden Heinzelmännchen verbunden und ihren Eingebungen gegenüber offen zu sein.

Die **Gewöhnliche Wegwarte** *(Cichorium intybus)* mit ihren himmelblauen Blüten ist mir ebenfalls seit langem eine Weggefährtin. Schon in den alten Papyrustexten wird ihre Heilkraft gepriesen. Vor allem bei Leber- und Galleleiden ist sie eine Heilerin. Bei den Kelten galt sie als Braut der Sonne, die Verkörperung der Pflanzengöttin, die mit dem Sonnengott vermählt ist. Am Wegrand steht sie und hält ständig Ausschau nach ihm, wenn er am Morgen seinen Wagen auf den Zenit hinlenkt. Kurz vor Mittag schließt sie ihre Blüten, wobei jede Blüte nur einen Morgen lang blüht und dann verwelkt. Im Mittelalter sah man in ihr ein blauäugiges Mädchen, das weinend am Wegrand steht und nach Osten schaut, da ihr Ritter, im Kreuzzug nach Jerusalem, in diese Richtung geritten war und nie wieder zurückkehrte. Mit dieser Blume heilte man die Schwermut, Traurigkeit und Melancholie – die ja oft auch auf organischer Ebene mit der Leber zu tun hat (Scheffer/Storl 1995: 87).

Als Leberheilmittel lernte ich die schöne Pflanze in Indien kennen, als ich in einer kleinen Hütte am Ganges mit einer schweren Leberentzündung darnieder lag. Sie wuchs, feldmäßig angebaut, neben dem Haus. Die Inder brauen aus den Samen ein kühlendes Sommergetränk. Die Wegwarte – ich trank einen aus den Stängeln und Blättern hergestellten Tee – begleitete mich auf dem Weg der Genesung. Auf einem Bauernhof im Emmental lernte ich sie von einer anderen Seite kennen: Wegwartenwurzeln wurden im Herbst ausgegraben und dann im Winter in guter Erde zum Austreiben gebracht. Das Resultat war der heutzutage so populäre Brüssler Endiviensalat.

Den **Sanikel** *(Sanicula europaea)*, der in schattigen, feuchten Wäldern wächst und dessen Blätter leicht mit denen des giftigen Hahnenfußes zu verwechseln sind, lernte ich erst im Allgäu von den Bauern kennen. Beim armen Landvolk im Westallgäu, in Vorarlberg und Appenzell, das sich keine Ärzte leisten konnte, war dieser unscheinbare Doldenblütler ein Allheilmittel. Die würzige Pflanze wurde vor der Blüte gesammelt, gedörrt und dann zu einem Heilpulver verrieben, das bei Magen-Darm-Problemen, Lungenbeschwerden und zur Wundheilung verwendet wurde. Inzwischen ist „Saunigel" auch bei uns Teil der Hausapotheke.

Der **Kalmus** *(Acorus calamus)*, auch **Deutsche**[2] **Magenwurz** genannt, soll hier nicht vergessen werden. Es handelt sich um ein schilfähnliches Aronstabgewächs mit stark aromatischen Wurzeln, das an Teichrändern und feuchten Gräben wächst. Die Sumpfpflanze kommt ursprünglich aus Indien. Ihr Sanskritname ist *Vacha*, „Sprechen". Sie ist der Saraswati, der Göttin des schöpferischen Wortes, der Shakti des Schöpfergottes Brahma, geweiht. Diese jungfräuliche weiße Göttin mit dem Schwan ist die Muse aller Heiler, Dichter und Sänger. In diesem Sinne wird das Wurzelpulver „hirntonisch" als intelligenz- und gedächtnisförderndes Mittel verwendet, aber auch bei Störungen des Nervensystems, bei Hysterie, Epilepsie, Neuralgien und Ohrensausen, außerdem bei Bluthochdruck, Husten und Asthma sowie gegen Magersucht *(Anorexia nervosa)*. Für Männer ist ein Bad mit der beigefügten Abkochung einer fingerlangen Wurzel ein entspannendes Aphrodisiakum.

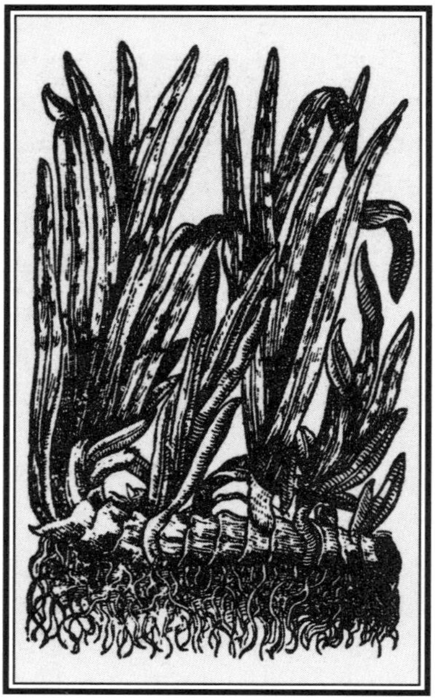

Kalmus
(Acorus calamus)

Nicht nur in Indien, sondern überall auf meinen Wanderungen bin ich dieser Pflanze begegnet. Die Cheyenne benutzen die „Bitterwurzel" *(Wi uhk is e eyo)* gekocht bei Magenbeschwerden, reiben sie bei fieberigen Erkrankungen zur Stärkung auf den Körper, hängen die getrocknete Wurzel den Kindern als Amulett um den Hals, um Nachtgeister zu vertreiben, rauchen das Wurzelpulver mit anderen Kräutern gemischt in ihren Pfeifen oder legen es während der Schwitzhüttenzeremonie mit auf die heißen Steine. Es ist eine heilige Pflanze. Krieger flochten die duftenden Blätter einst in ihre Haare und in die Mähnen ihrer Pferde. Die Teton-Dakota rieben sich die gekauten Wurzeln ins Gesicht, um angesichts des Feindes Ruhe zu wahren und die Furcht zu bannen.

Auch die Europäer kannten die magische Schutzwirkung der Pflanze. Sie wurde dem Vieh als Schutz gegen Verhexung gegeben, und als quasi heilige Pflanze streute man sie auf den Weg, auf dem die Fronleichnamsprozession entlangzog.

Vor allem aber ist die Deutsche Magenwurz ein Mittel bei hartnäckigen Krankheiten des Magen-Darm-Trakts, einschließlich der Leber, Galle, Milz und Bauchspeicheldrüse. Die große Kräuterfrau Maria Treben berichtet, dass ihre Mutter schwer krank war. Als der Arzt Darmkrebs diagnostizierte, war Maria Treben mehr als bestürzt, sie war kaum fähig ihrer Arbeit nachzugehen. Sie ging früh ins Bett und grübelte über die hoffnungslose Situation nach. Um sie abzulenken, stellte ihr Mann ein Kofferradio neben ihr Bett und schaltete es ein. Die Stimme im Rundfunk sagte: „Hier spricht der Hausarzt. Mit Kalmuswurzel wird jede Magen- und Darmstörung geheilt. Sie kann noch so hartnäckig, veraltet oder bösartig sein. Man nimmt eine Tasse kaltes Wasser, gibt einen gestrichenen Löffel Kalmuswurzel hinein, lässt es über Nacht stehen, wärmt es morgens leicht an, seiht ab und trinkt vor und nach jeder Mahlzeit einen Schluck." (Treben 2002: 28). Ein Pflanzendeva hatte zu der Kräuterfrau gesprochen, hatte ihr Gebet gehört und das Radio als Medium benutzt, um ihr die rettende Botschaft zukommen zu lassen! Die Mutter wurde geheilt. Für meine indianischen Freunde wäre diese Geschichte nichts Außergewöhnliches. Pflanzengeister sind eben Geistwesen und sie können auf vielerlei Art und Weise ihre Botschaften übermitteln, auch über Rundfunk. Aber es braucht eine Medizinperson, eine Schamanin mit reiner Seele, um die Botschaft zu hören.

Vor einigen Jahren kam der Bruder eines befreundeten Luzerner Künstlers zu mir. Er war höchst besorgt. Sein Bruder, sagte er, habe eine Bauchspeicheldrüsenfehlfunktion, er sei ganz apathisch und werde nicht mehr lange zu leben haben. Da erinnerte ich mich an Maria Trebens Geschichte und grub eine Menge Kalmuswurzeln an unserem Teich aus. Diese sollte er einnehmen, dazu schlug ich vor, noch Brennnesseltee zu trinken, der ja ebenfalls eine tonisierende[3] Wirkung auf den Pankreas hat. Auch sollte er auf seine Diät achten: viel Obst – insbesondere Papaya – essen, auch Zitrusfrüchte und Rettiche. Dann steckte ich einen Weidenzweig in den Boden und sagte: „Das ist für ihn.

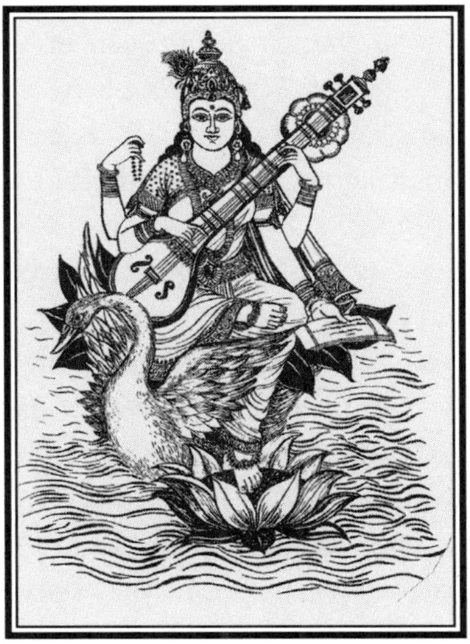

Die Göttin Saraswati, der der Kalmus geweiht ist

Wenn der Baum lebt, wird er leben. An dem Baum kann man erkennen, wie es ihm geht!" Nun sind etliche Jahre vergangen und der Baum ist prächtig gewachsen. Der Künstler ist wieder in seinem Beruf tätig und, entgegen jeder Erwartung, wohlauf.

Da ich einen großen Teil meiner Kindheit und Jugend in den Wäldern Ohios verbrachte, ist es verständlich, dass viele nordamerikanische Kräuter und Bäume zu meinen Vertrauten zählen. Wenn ich ihnen zufällig in irgendeinem botanischen Garten begegne, dann freue ich mich. Oft kümmern sie vor sich hin, als fehlte ihnen, so fern ihres natürlichen Lebensraumes, die rechte Lebensfreude. Immer aber wecken sie Erinnerungen: Die **Papau** *(Pawpaw, Asimina triloba)*, eine Verwandte des Rahmapfels und der Cherimoya, mit ihren süßen, weichen, nach Pudding schmeckenden Früchten erinnert an stickig heiße, subtropische Sommer und an die Palisadenburgen, die wir jungen Waldläufer aus ihren Stämmen an versteckten Stellen im Wald bauten. Der **Fieberstrauch** (*spicebush, Lindera benzoin*), ein Lorbeergewächs mit aromatischem Holz, der im Winter wie im Sommer am Lagerfeuer einen erfrischenden Tee ergab und dessen rote, feurig scharf schmeckende Beeren als Pfeffer unseren Gulasch würzte. Der **Hirschkolben-Sumach** *(Rhus hirta, R. thyphina)*, dessen rote Beeren sauer wie Zitronen schmecken und, in Wasser ausgezogen, eine vorzügliche rosafarbene Limonade ergeben. Erst später bei den Cheyenne erfuhr ich, dass dieser Essigbaum eine heilige Pflanze ist, dessen Blätter mit in die Rauchmischung der Friedenspfeife kommen und der als Heilpflanze bei Wunden, schlecht heilenden Geschwüren, Verpilzung, Durchfall, Geschlechtskrankheiten und anderen Leiden verwendet wird (Storl 2004b: 163).

Noch viele weitere Pflanzen, zu denen ich eine persönliche Beziehung habe, könnte ich auflisten. Etwa den **Kaffee**strauch *(Coffea arabica)*, ein Rötegewächs *(Rubiaceae)* mit dunklen lederigen Blättern, weißen Blüten und dunkelroten Beeren, das ich in Afrika und Ceylon bewundern konnte. Der Kaffee (aus dem arabischen *qahwa*, „Wein") beziehungsweise das Koffein, „die beliebteste Droge der Welt", befreit hirneigene Stimulanzien des zentralen Nervensystems (Rudgley 1999: 175). Folglich wäre ohne „Freund Kaffee“ dieses Buch wohl nicht entstanden. Der Ethnopharmakologe Christian Rätsch nannte mich zu Recht einen „Kaffee-Schamanen“. Für einen Sachsen ist das keine Beleidigung, sondern vielmehr so etwas wie ein Erkannt-worden-sein. Auch beim Lesen dieses Buches wird ein Tässchen Gift – „schwarz wie die Seele, heiß wie die Hölle und süß wie die Sünde“ (Arthur Hermes) – dem Geist auf die Sprünge helfen.

Da viele meiner Pflanzenfreunde in meinen anderen Büchern vorgestellt wurden, will ich mich hier nicht unnötigerweise wiederholen. Nur einigen meiner wichtigsten Verbündeten möchte ich die folgenden Seiten widmen.

---

[1] Zu diesem Thema siehe: W.-D. Storl: *Pflanzendevas* (Aarau: AT-Verlag, 2001) und W.-D. Storl: *Bekannte und vergessene Gemüse* (Aarau: AT-Verlag, 2002)

[2] „Deutsche“ ist in diesem Fall nicht eine Bezeichnung der Nationalität, sondern bedeutet: „volkstümlich“, „allgemein verwendet“.

[3] Fachausdruck der Phytotherapie; wirkt als Tonikum („Kräftigungsmittel“), steigert die Leistungsfähigkeit (den *Tonus* = Spannung) des betroffenen Organs.

Beinwell

Als Heilpflanze regt sie stark den Ätherleib zu regenerativer Tätigkeit an, entsprechend ihrer eigenen vital-plastischen Natur, hilft aber dabei, diese Tätigkeit mit gesunden Formkräften zu durchdringen, dank ihrer Kieselnatur.

Wilhelm Pelikan

Kein Zweifel, es kam so, wie es kommen musste: Der Hund rannte vors Rennrad, ich stürzte im hohen Bogen mit voller Wucht auf den Asphalt. Beim Aufprall der Schulter zersplitterte das Schlüsselbein wie eine Glasröhre. Da stand ich nun, unter Schock, neben der Straße und hielt meine linke Schulter. Beim Abtasten spürte ich die Knochensplitter unmittelbar unter der Hautoberfläche. Der Hund war nicht schuld. Nein, es war die ganze verflixte Situation. Nach sechs langen Jahren in Europa und Asien waren Ganga und ich zurückgekehrt, um endlich mal wieder meine Eltern in ihrer gutbürgerlichen deutschen Miniaturoase mitten im amerikanischen Mittelwesten zu besuchen.

Noch immer trugen wir indische Kleidung, Sari und Kurta-Pyjamas. Wir hatten uns einfach noch nicht wieder an die ungemütliche Enge westlicher Kleidermode gewöhnen können. Wie jede indische Landfrau hatte Ganga einen goldenen Ring im Nasenflügel, rote Glasreifen hingen an den Handgelenken und Silberringe schmückten die Zehen – dabei war sie gar keine Inderin, sondern ein waschechtes amerikanisches Cowgirl. Mit meiner Haartracht und dem langen Rauschebart sprengte ich jede Regel amerikanischen Anstands, und ein *OM*, das Sanskritzeichen des Urtons der Schöpfung, hatte ich mir auf den Handrücken zwischen Daumen und Zeigefinger eintätowieren lassen. So standen wir vor der Haustür. Eine Mischung aus Wiedersehensfreude und Entsetzen stand meinen Eltern ins Gesicht geschrieben, als sie die Tür öffneten. Unseren Pontiac – ein junger Schweizer hatte ihn uns in San Francisco mangels gültigen Fahrzeugbriefes spottbillig verkauft – mussten wir sofort in der Garage verstecken. Die Nachbarn hätten sonst was zu reden gehabt, wenn sie den alten Straßenkreuzer vorm Haus hätten stehen sehen.

Nun war ich schon über vierzig und im Gegensatz zu meiner braven Schwester hatte ich weder eine Anstellung noch regelmäßiges Einkommen. Wie ein Narr hatte ich damals meine unkündbare Stelle als Anthropologiedozent gekündigt und war wie Hans im Glück auf Reisen gegangen.

„Wie soll das weitergehen? Wovon wollt ihr leben?", wollte der besorgte Vater wissen. Dass wir, dank indischer Weisheitslehren, nun an geistige Führung und die Unabdingbarkeit des Karmas glaubten und uns keine Sorgen machten, konnte ich ihm nicht sagen. Das wäre für ihn ein weiterer Beweis gewesen, dass sein Sohn den Boden der Realität verlassen hatte.

Dem Alten auf der Tasche zu liegen kam uns gar nicht in den Sinn. Für unsere täglichen Mahlzeiten sammelten wir essbare Wildpflanzen: Kressearten, Seidenpflanzenschoten (von *Asclepias syriaca*), Wegeriche, Taglilien *(Hemerocallis)*, Malven, Portulak *(Portulaca sativa)* und viele andere, von denen es im Mittelwesten im Sommer eine reichliche Auswahl gibt. Auf den Feldern gab es außerdem milchreifen Mais. Wir kochten Wildkräuteraufläufe, -suppen und -gemüse, dazu gab es Salate und Nachtisch aus frischen Maulbeeren, Fußblattfrüchten *(Podophyllum peltatum)*, die wie reife Erdbeeren schmecken, Papaus *(Asimina triloba)*, Brombeeren und dergleichen. Sie kosteten nichts außer der Zeit, die man sich nehmen musste, um sie zu sammeln. Und Zeit hatten wir. Der Abfallcontainer hinter dem lokalen Supermarkt war voller Gemüse und Salate, die sich nicht verkauft hatten, altem Brot, und für den Hund gab es da, fein in Zellophan verpackt, pfundweise Hackfleisch, Steaks oder Würste, deren Verfallsdatum überschritten war. Die arme Mutter wusste nicht, was sie von unserer unkonventionellen Kochkunst halten sollte, und der Supermarktangestellte, der uns zufällig beim Ausplündern des Containers entdeckte, war offensichtlich schockiert. So was würden doch nur Schwarze machen.

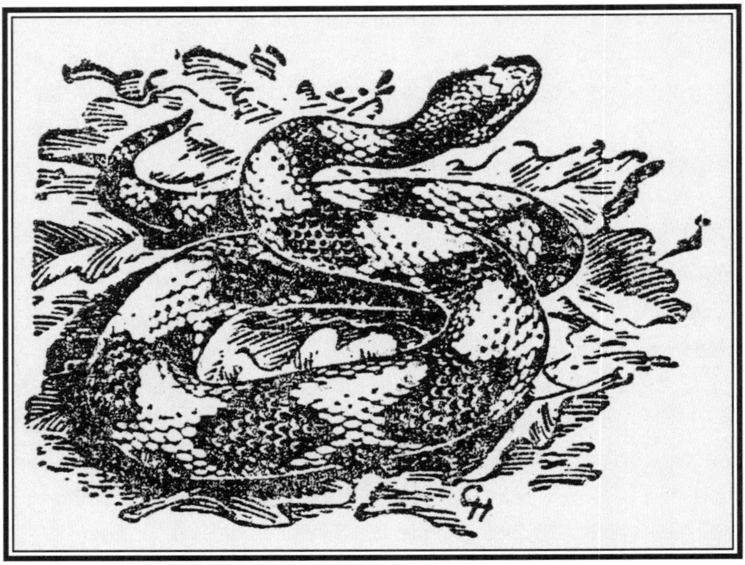

Copperhead-Schlange
(Agkistrodon piscivorus)

Was die Ernährung betraf, ging es uns also recht gut. Auch geistig ging es uns gut. Mit Ritualen, die wir in Indien gelernt hatten, stimmten wir uns auf die Natur ein. Jeden Tag zündeten wir am Fuß einer uralten Eiche Räucherstäbchen an und begrüßten die Sonne und alle Geschöpfe mit Gesang und Andacht. Oft kreiste ein großer Raubvogel überm Baum, als wüsste er um unser Tun. Als einmal eine *Copperhead*-Schlange[1] an uns vorbeischoss und ihre Haube wie eine Kobra ausbreitete, sahen wir das als kraftvolles Zeichen an. Ein Gruß von Mahadeva-Shiva! Ja, es ging uns gut; wir waren im Einklang mit dem Universum und mit göttlicher Energie gefüllt. Nur eben was das gesellschaftliche Umfeld betraf, da gab es Spannungen – Spannung mit der Familie wie auch mit der Nachbarschaft.

Eine Nachbarin, eine Lehrerin, lud uns ein, einen Vortrag in der Schule zu halten, nachdem sie erfahren hatte, dass wir gerade aus Indien zurückgekommen waren. Voller Begeisterung schilderten wir eine faszinierende alte Kultur und ihre geistigen Schätze, sprachen von heiligen Kühen, Tempeln, Wanderheiligen und ayurvedischer Heilkunst. Was die Zuhörer jedoch erwartet hatten, war ein Bericht über ein überbevölkertes, bedürftiges Drittweltland, voller Armut, Aberglauben und Krankheit, und zuletzt die Schlussfolgerung, dass es im fortschrittlichen Amerika, in *God's own Country*, viel besser sei als irgendwo anders auf der Welt. Nur: diese patriotische Schlussfolgerung kam nicht, und so hörte das freundliche *Smiling* uns gegenüber plötzlich auf. Eigentlich hätten wir meinen Eltern zuliebe vorsichtiger sein sollen. Wie wir uns verhielten, fiel schließlich auf sie zurück. Immerhin hatten sie hier ein Haus gebaut und mussten in dieser äußerst patriotischen und eng konventionellen Kleinstadt leben.

Auch unsere Fahrradausflüge, zwecks Wildpflanzensammeln oder einfach nur zum Spaß, wurden zum Stein des Anstoßes, ebenso wie die Tatsache, dass man uns nackt im Fluss baden gesehen hatte. Letzteres galt als unanständig – ein aufgebrachter Farmer hätte uns fast erschossen. Und was das Radfahren betraff: Im ländlichen Ohio radelten nur Kinder oder entmündigte Behinderte, niemals aber Erwachsene – die fuhren Auto, nicht aber auf Kinderspielzeugen. Die örtliche Polizei, der das verdächtig vorkam, folgte uns gelegentlich, langsam fahrend, mit dem Streifenwagen. Einmal hielten sie an und fragten, warum ich da durch die Gegend fuhr, beantworteten aber ihre Frage selbst: „Du trainierst wohl deinen Hund für Hundewettrennen?"

„Stimmt genau", antwortete ich, wissend, dass jede andere Erklärung nicht verstanden worden wäre.

Flucht aus dem Krankenhaus

Die Spannungen im Verhältnis zur Bevölkerung der kleinen Ortschaft und innerhalb der Familie nahmen also von Tag zu Tag zu. Wir spürten, dass sich die negative Energie wie ein kollektiver Abwehrzauber auf uns konzentrierte. Von wegen, Voodoo-Zauber ist ein afrikanisches Phänomen längst vergangener, dunkler, abergläubischer Zeitalter! Er wirkt, er trifft sein Ziel, und zwar gerade dann, wenn die Zielperson, die *persona non grata,* für einen Bruchteil eines Augenblicks nicht ganz geistesgegenwärtig ist. Dann passiert es, wie ein Blitz aus heiterem Himmel. Und so war es: Mit dem Fahrradsturz entlud sich die Negativenergie, die geballte Spannung.

Jemand rief die Notfallambulanz. In der Notfallklinik wurde ich sechsmal geröntgt. Die sechsmalige Durchleuchtung kam mir übertrieben vor. Dann erschien ein Arzt, die Röntgenbilder in der Hand, und zeigte mit fleischigem Finger auf die multiplen Frakturen der *Clavicula*. Das Schlüsselbein müsse unbedingt operiert und ein Metallstab eingesetzt werden, denn sonst werde die Schulter zeitlebens krumm bleiben. „Wenn wir das nicht machen", fügte er hinzu, „dann können Sie nie wieder einen Rucksack tragen, und ein Naturbursche wie Sie geht doch gern in den Bergen wandern, nicht wahr?"

Zögernd fragte ich ihn, was das Ganze kosten würde, denn seit ich mich von der Universität verabschiedet hatte, hatten wir keine Unfallversicherung mehr. Mit rund 2000 Dollar lasse sich das bewerkstelligen, antwortete er.

Er ließ ein Elektrokardiogramm erstellen, Blutgruppe, Blutdruck und weitere Biodaten ermitteln, dann ordnete er die Krankenschwester an, mir einen Notverband anzulegen, drückte mir starke Schmerzpillen in die Hand und bestellte mich für den nächsten Morgen um halb sieben ins Krankenhaus.

Der Schmerz hielt mich die ganze Nacht wach. Die Schmerztabletten habe ich dennoch nicht eingenommen. Wenn es geht, sollte man Schmerz nicht unterdrücken, und schon gar nicht bei Knochenbrüchen. Der Schmerz ist ein wichtiges Körpersignal, er ist der Anfang des Heilprozesses; er verhindert die unnötige Bewegung der ruhebedürftigen verletzten Gewebe.

Es war noch dunkel, als wir uns um halb sechs auf den Weg machten. Der Vater fuhr, Ganga und der Hund kamen auch mit. Da unser vierbeiniger Gefährte wegen möglicher Verschmutzung des Teppichs nicht im Haus geduldet wurde, hätten wir ihn die ganze Zeit an der Kette angebunden lassen müssen. Das wollten wir aber nicht.

Kein Wort wurde während der Fahrt gesprochen. Auf halbem Weg schaute der Vater auf die Armbanduhr und schaltete das Autoradio an. „Sechs Uhr“, sagte er kurz, „Nachrichten!“

„ … Präsident Reagan veranlasste den US-Kongress, einen Ausschuss zur Untersuchung unethischer medizinischer Praktiken einzuberufen, wie zum Beispiel unnötige Operationen …“, tönte es aus dem Lautsprecher. Insgesamt drei Mal erwähnte der Nachrichtensprecher die Phrase *unnötige Operationen.* Drei Mal! Die magische Drei. Wenn ich abergläubisch wäre, dachte ich, dann würde ich diese zufällig gehörte Aussage auf mich beziehen. Aber das Schlüsselbein war tatsächlich zersplittert und der Arzt, der es ja wissen musste, hatte gesagt, eine Operation sei unabdingbar. Ganga schaute mich an, auch sie hatte es gehört.

„Ruft an, wenn es vorüber ist“, sagte der Vater, als wir vor dem Krankenhaus ausstiegen, „dann hole ich euch wieder ab.“ Das würde voraussichtlich in drei oder vier Stunden sein.

Wir banden den Hund nahe dem Eingang an. Dann wurden wir in ein steril weißes Zimmer geführt, wo mir, nachdem ich mich ausgezogen hatte, ein Leibchen angelegt und ein Band am Handgelenk befestigt wurde, auf dem Blutgruppe und weitere unverwechselbare Daten aufgezählt waren. Das war notwendig, damit es zu keiner Verwechselung käme. Es soll ja gelegentlich passieren, dass man einem Patienten das falsche Organ operiert. Das dünne Leibchen war so kurz, dass es kaum Gesäß oder „Gemächt“ verdeckte. Und ich merkte, dass die Schwestern es nicht lassen konnten, hinzuschielen, wie es da bei mir zwischen den Beinen bestellt war.

Ich sollte mich schon auf die Rollbahre setzen, auf der man mich ins Operationszimmer befördern würde. Ganga nahm mir gegenüber auf einem Stuhl Platz. Sie durfte noch so lange bei mir sitzen, bis es so weit war.

„Glaubst du wirklich, dass das nötig ist?“, fragte sie mich zögernd.

„Leider ja“, antwortete ich. „Der Arzt hat es doch gesagt.“

„Aber“, fuhr sie fort, „was hat man denn früher gemacht, als es noch keine solchen Operationen gab?“

„Nun, da hatte man eben eine verkrüppelte Schulter.“

„Aber es gibt doch auch Möglichkeiten, die Schulter so zu verbinden, dass sie sich nicht bewegen und in Ruhe heilen kann. – Außerdem", fügte sie nach einer Weile hinzu, „würde ich dich trotzdem lieb haben, auch wenn du eine krumme Schulter hättest. Vielleicht ist es eine unnötige Operation. Vielleicht solltest du den Arzt noch einmal fragen, ob man den Bruch nicht anders ausheilen kann."

Möglicherweise hatte sie recht. Ich würde den Doktor noch einmal fragen. Außerdem, 2000 Dollar waren eine Menge Geld für uns; es machte mindestens die Hälfte unserer Ersparnisse aus.

Nach einer Weile erschien eine Krankenschwester, eine einsatzbereite, nach oben gerichtete Spritze in der Hand haltend, und befahl mir, mich zu bücken, „So, das wird Sie in einen Schlummerzustand versetzen, bis Sie dann die volle Narkose bekommen."

„Moment, dazu bin ich noch nicht bereit. Ich will erst noch einmal mit dem Arzt sprechen," sagte ich ihr und erwartete eine Widerrede, so in etwa: „Stellen Sie sich nicht so an; so ein großer Mann wie Sie braucht doch keine Angst vor einem kleinen Pikserchen zu haben. Das tut gar nicht weh!" Aber nein, es kam keine Widerrede. Sie drehte, die Spritze noch immer in Position haltend, auf der Stelle um und verschwand wortlos aus dem Zimmer. Ein Roboter in Menschengestalt, der für eine solche Situation nicht vorprogrammiert worden war! Und dann verging eine halbe Stunde, dann noch eine weitere halbe Stunde. Inzwischen setzte sich in mir der Gedanke fest, dass die Operation wahrscheinlich doch unnötig sein könnte. Also zog ich das Leibchen aus, legte das Armband ab und zog mich mit Mühe und Not – jede Bewegung verursachte stechende Schmerzen – wieder an. Den Arzt wollte ich nur noch fragen, wie man die verletzte Schulter am besten verbinden könne. Wenn ich der Spritze zugestimmt hätte, hätte ich die ganze Zeit im Dämmerzustand verbracht.

Eine weitere halbe Stunde verging. Da trat plötzlich der Arzt, zusammen mit dem Assistenzarzt und einer Krankenschwester, ins Zimmer. Er sah verkatert aus, wahrscheinlich hatte er in der Nacht zuvor zu tief ins Glas geschaut. Er war zornig wie der alttestamentarische Gott. Mit gewichtiger Stimme tönte er: „Was höre ich da? Sie verweigern die Operation?"

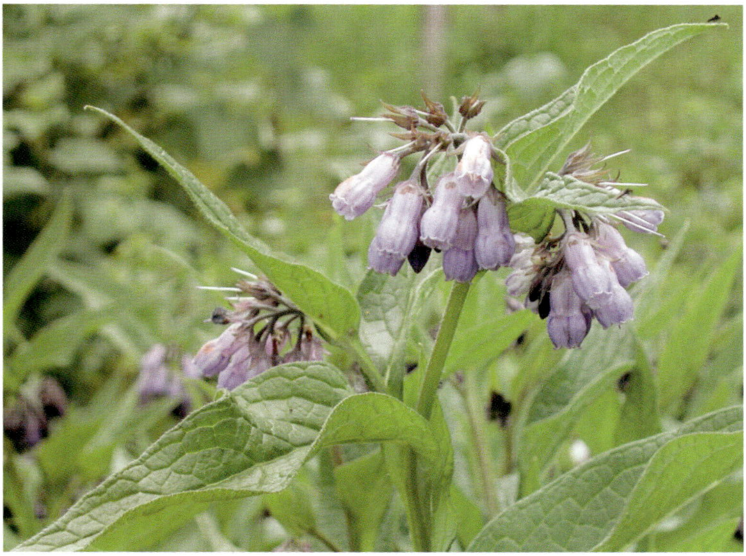

Beinwell, der Knochenheiler

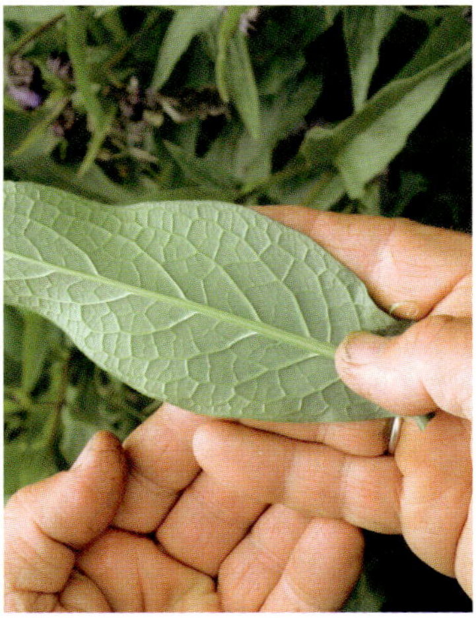

Das netznervige Blatt des Beinwells ähnelt dem Fasergewebe des Knochens

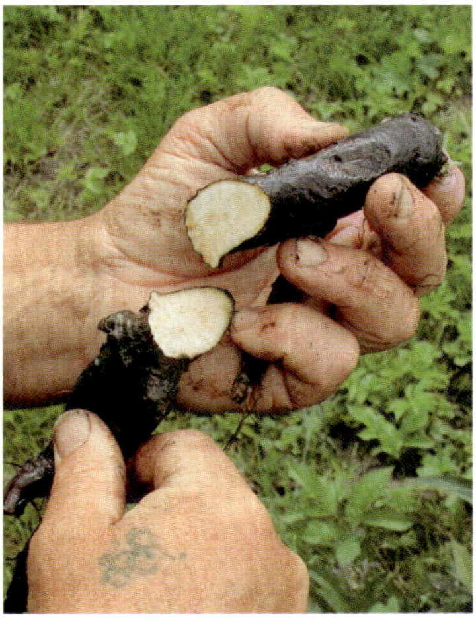

Die Beinwellwurzeln sind schleimig und strotzen vor Lebenskraft

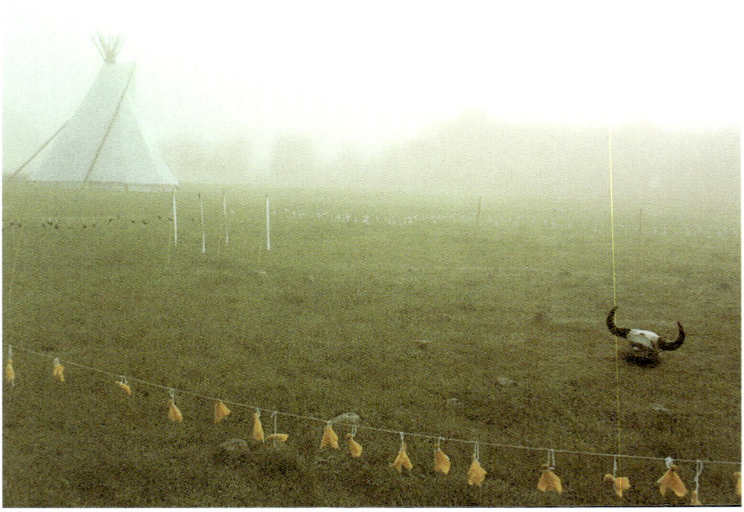

Der heilige Kreis des Medizinrads mit aufgehängten Tabaksopfern

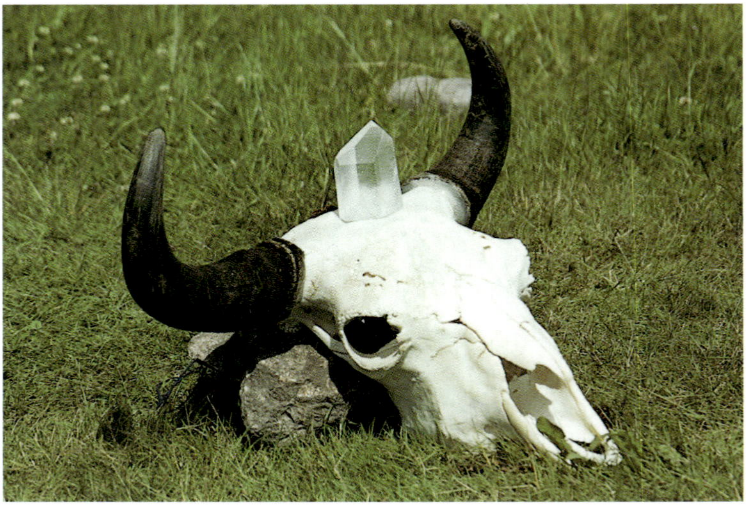

Der Büffelschädel mit dem Großvaterstein ist der Mittelpunkt des Medizinrads

„Nein, ich wollte mich nur noch einmal vergewissern, ob sie unbedingt notwendig ist. Was hätte man denn im Mittelalter getan, ehe es die moderne Chirurgie gab? Kann man es denn nicht mit einem Verband ..."

„Kommen Sie mir nicht mit dem Mittelalter! In Ihrem Alter wären Sie damals schon längst tot gewesen", fiel er mir erregt ins Wort. „Nur dank des medizinischen Fortschritts leben die Menschen heutzutage so lange."

„Das können Sie mir nicht erzählen, das ist Fortschrittsideologie", entgegnete ich ihm. „Ich bin nämlich Anthropologe und weiß, wie die Statistiken über durchschnittliches Lebensalter zustande kommen. Man behauptet ja auch, dass das Durchschnittsalter in der Dritten Welt nur rund dreißig Jahre beträgt. Aber das stimmt nicht. Die Säuglingssterblichkeit, die in diesen Ländern hoch ist, wird mit der Erwachsenensterblichkeit zusammengerechnet und das Resultat ist eine niedrige statistische Lebenserwartung. Das hat aber weniger mit medizinischer Rückständigkeit zu tun als mit mangelnder Hygiene, schlechter Ernährung und anderen Auswirkungen eines ausbeuterischen Weltwirtschaftssystems. Natürlicherweise würden die Menschen in der Dritten Welt ebenso alt werden wie hier in Amerika."

Der Assistenzarzt lächelte. Er war Filipino und freute sich, dass jemand diese enthnozentrischen Vorurteile gegenüber den so genannten „unterentwickelten" Ländern nicht teilte.

Wieder ging die Tür auf. Die Anästhesistin stürmte herein, fixierte mich mit finsterem Blick und sagte: „Ich könnte jemanden umbring ...[2]", hielt jedoch inne, ehe sie den Satz beendete. Ja, kein Zweifel, sie hätte die Fähigkeit gehabt mich mit ihren Anästhesiemitteln aus dem Leben zu befördern. Dann fügte sie, sich selbst bemitleidend, hinzu: „Wegen dieser Operation habe ich mein Golfspiel in Cleveland verpasst."

Ich wandte mich wieder an den Chirurgen: „Könnten Sie mir wenigstens sagen, wie man diese Verletzung sachgemäß verbindet, so dass die Knochen fixiert sind?"

„Ich sage Ihnen gar nichts! Machen Sie, dass Sie fortkommen!", schrie er. Er hatte die Kontrolle über sich verloren. Ich musste nur noch eine Erklärung unterschreiben, dass ich auf eigene Verantwortung, entgegen ärztlichem Rat, das Krankenhaus verlasse. Dann defilierten wir am ungläubig gaffenden Krankenhauspersonal vorbei, durch den Flur und den Ausgang hinaus ins Freie.

Der angebundene Hund begrüßte uns mit freudigem Schwanzwedeln. Als wir ihn freiließen, raste plötzlich ein anderer Hund auf ihn zu, attackierte ihn und biss ihm ins Ohr, so dass es blutete. Es war, als ob das eben Vorgefallene auf einer anderen Ebene weiter ausgetragen würde. Es war, als hätte der Zorn des Chirurgen oder der Anästhesistin in dem angreifenden Köter sichtbare Gestalt angenommen. Für die Schamanen der Naturvölker wäre das kein Zufall gewesen.

Wir riefen den Vater an, er könne uns nun abholen. „Die Operation hat ja nicht lange gedauert", sagte er erstaunt.

Freund der Hippies und Gärtner

Mit dieser Episode war das Problem noch nicht gelöst. Noch immer war der Knochen zersplittert und tat sehr weh. Meine Schwester erkundigte sich bei einem befreundeten Arzt, wie man sachgemäß einen Rucksackverband anlegte, so dass die Schulter sich nicht bewegen konnte. Und nun galt es die richtigen Heilkräuter zu finden, und zwar den Beinwell, auch Wallwurz genannt. „Bein" ist ein altes Wort für Knochen, und „Well" oder „Wall" beziehungsweise „wallen" ist ebenfalls ein altes Wort für Heilen oder Zusammenwachsen. In einigen Mundarten heißt er auch Beinbrechwurz, im Französischen ist er die *racine de consoude* (die „Wurzel des Zusammenwachsens") und im modernen Englisch ist er als *comfrey* bekannt – das ist eine Verballhornung des lateinischen *consolida,* „festmachen"; Hildegard von Bingen nannte die gepriesene Heilpflanze ebenfalls *consolida.* Schon seit vorchristlichen Zeiten wurde die äußerst schleimhaltige, saftige weiße Wurzel mit schwarzer Schale bei Knochenbrüchen, Prellungen, Knochenhautentzündungen und inneren Verletzungen mit Erfolg verwendet. Ihr wissen-

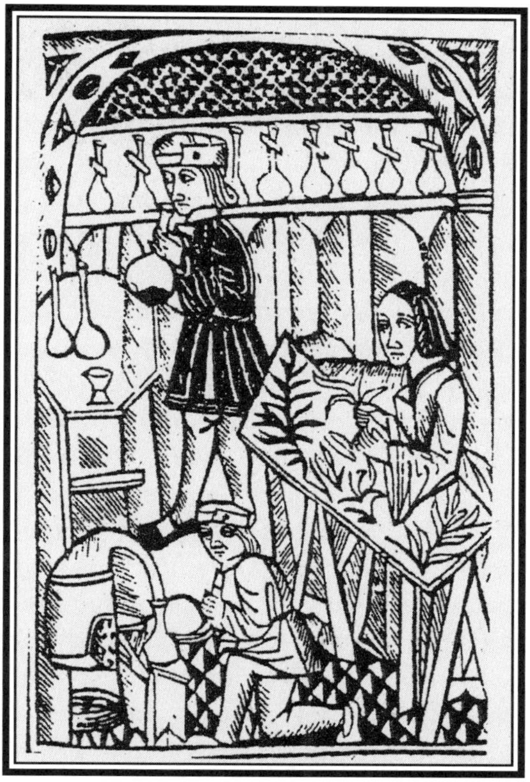

Mittelalterliche Apotheker
im Arbeitslabor

schaftlicher Name ist *Symphytum officinale. Symphytum* heißt übersetzt „zusammenwachsen“ und *officinale* deutet darauf hin, dass die Wurzel in der *officina,* dem Arbeitslabor der mittelalterlichen Apotheker, vorrätig gehalten wurde. Die mittelalterlichen Gelehrten stellten das Raublattgewächs unter die Herrschaft des Saturns. Dieser Planetengott, der oft als Knochenmann, als Skelett mit Stundenglas, dargestellt wurde, zieht seine Bahn tief im Himmel, am äußersten Rand der sichtbaren Planetensphären. Im menschlichen Mikrokosmos wirkt Saturn ebenfalls bis in die tiefsten Tiefen hinein, bis in die Knochen.

Für die Hippies in den späten sechziger und frühen siebziger Jahren war die Pflanze, unter dem Namen *Comfrey*, nichts Fremdes. Ein Schotte namens Lawrence Hill hatte sie bekannt gemacht, er war sozusagen der Prophet des Beinwells. Voller Enthusiasmus predigte er die frohe Botschaft der Pflanze: Sie sei nicht nur praktisch ein Allheilmittel, man könne die mineral- und vitaminreichen jungen Blätter auch als Viehfutter verwenden. Für die Menschen sei es auch ein wohlschmeckendes, gesundes Gemüse. Gärtner könnten die üppigen Blätter der äußerst vitalen Pflanze mehrmals im Jahr ernten, sie in Regenfässern und Bottichen mit Regenwasser verjauchen und damit Gemüse und Obstbäume düngen. Diese Jauche stärke die Abwehrkräfte der damit gedüngten Pflanzen dermaßen, dass man auf andere Schädlingsvertilger verzichten könne. Die abgeerntete Comfrey-Staude treibe immer wieder neu aus.

Biogärtner jeglicher Couleur ließen sich von der Comfrey-Begeisterung anstecken. Alternative Landkommunen bauten die Pflanze massenweise an, verfütterten ihre Blätter an die Ziegen und kochten sie als Spinat – und wie beim echten Spinat weigerten sich die meisten Kinder, das angeblich so gesunde Grünzeug zu essen. Zoodirektoren ließen das rauhaarige Kraut an Elefanten, Büffel und andere Zootiere verfüttern. Die Nonnen der Abtei Fulda sahen es als ihre Mission an, die Kunde vom Gottesgeschenk an die Gärtner schriftlich zu verbreiten (Abtei Fulda 1972).

Anfang der siebziger Jahre arbeitete ich mit dem Gärtnermeister Manfred Stauffer auf einem biologisch-dynamischen Hof in der Nähe von Genf. Auch er ließ sich von der Manie mitreißen. Nicht wissend, dass es sich bei der magischen Pflanze mit dem exotischen Namen Comfrey um den bekannten Beinwell handelte, bestellte er die Wurzeln direkt aus England. Der Gärtnermeister war gerade mit seiner Citroën-Ente in den Urlaub nach Spanien gefahren, um die Gärten in Andalusien zu betrachten – was tut auch sonst ein Gärtner in seinem Urlaub? – , als das Päckchen mit den schwarzen Wurzeln aus England eintraf. Ich packte sie aus, und da ich nicht wusste, was ich sonst mit ihnen machen sollte, schlug ich sie in einem leeren Beet in den Erdboden ein. Wenn er aus dem Urlaub zurück wäre, sollte der Meister selbst bestimmen, wo er sie anpflanzen wollte. Eine Woche später war er wieder daheim. Durchgerüttelt und -geschüttelt von der tausend Kilometer langen Nonstop-Fahrt, sprang er aus der Ente und, noch ganz vom Motorendämon besessen, fing sofort an, mit der Motorfräse die brachliegenden Beete zu bearbeiten. Dabei fuhr er schnurstracks über die eingeschlagenen Comfrey-Wurzeln und zerhackte sie in tausend Stücke. Ich konnte ihn nicht aufhalten, er war unzugänglich. Am Abend fragte er: „Wolf, sind die Comfrey-Wurzeln angekommen?"

„Ja, ich hatte sie in die Erde eingeschlagen, dort wo du vorhin gefräst hast."

„Warum hast du mir das nicht gesagt?", rief er verärgert. „Nun müssen wir sie erneut bestellen!"

Aber so weit kam es nicht. Innerhalb von einer Woche sprossen aus dem Beet tausende kleine grüne Spitzen hervor. Jedes Wurzelstückchen, auch das kleinste, schlug aus. Nun hatten wir mehr als genug Comfrey! Auf diese Weise lernte ich zum ersten Mal die unglaubliche Vitalität dieser Pflanze kennen. Die ganze Pflanze und vor allem die schleimhaltige Wurzel strotzt nur so vor lauter Lebenskraft oder – wie die biologisch-dynamischen Bauern sagen würden – vor ätherischer Energie. Inzwischen glaube ich, dass die zerriebenen Wurzeln (als Umschlag) weniger wegen ihrer Wirkstoffe – Gerbstoffe, Schleimstoffe, Alantoin – zerbrochene Knochen oder tief liegendes Gewebe heilen, sondern vor allem durch die Abstrahlung ihrer überschüssigen ätherischen Energie. So ähnlich wie bei Kartoffelpackungen, Umschlägen aus rohen Zwiebeln oder Kohlwickeln – auch diese Pflanzen sind ein Reservoir purer Lebenskraft. Ähnlich wirkt die Frischzellentherapie.

Ein Umschlag aus den geraspelten, vor Leben strotzenden Beinwellwurzeln hilft (um es mit den Worten Rudolf Steiners zu sagen) dem Ätherleib – dem „Energieleib", der das Muster oder den Organisationsplan des Körpers enthält –, die archetypische Form des jeweiligen verletzten Körperteils wiederherzustellen. Dass illustriert auch eine Geschichte, die mir einst ein Bergbauer erzählte, der einen Hof oberhalb des Vierwaldstätter Sees bewirtschaftete. Beim Heuen hielt er die Deichsel des Wagens und winkte dem Zugmaschinenfahrer zu, rückwärts zu fahren. Dabei geriet die

Hand zwischen Deichsel und Kuppel und wurde zerquetscht. „Die rechte Hand war nur noch Matsch“, erzählte er. Der Fahrer des Traktors wollte sofort den Rettungshubschrauber rufen. Er aber sagte: „Nein, ruf meine Frau. Sie soll mir zerriebene Beinwellwurzeln bringen, damit ich meine Hand darin einpacken kann.“ So geschah es auch. Nach drei Tagen, fuhr er fort, habe die Hand schon wieder ihre richtige Form angenommen und nach sechs Wochen habe er sie wieder frei bewegen können.

Es war also klar: Für meine Schulter war Beinwell angezeigt. Noch am selben Tag, kurz nachdem wir das Krankenhaus verlassen hatten, fuhren wir los, mit Ganga am Steuer, um die Beinwellwurzeln zu beschaffen. Wir fuhren auf den staubigen ländlichen Schotterstraßen kreuz und quer durch das nördliche Ohio. In den frühen siebziger Jahren wäre es leicht gewesen, die Heilpflanze zu finden, denn jeder echte Hippie, Country-Freak oder Aussteiger hatte die Pflanze bei sich wachsen lassen. Nun aber, in den achtziger Jahren, hatte Ronald Reagan die alte Ordnung restauriert, Hippies und Landkommunen waren „out“, Yuppies waren „in“ und der Flower-Power-Traum war ausgeträumt. Comfrey war ebenso aus den Gärten verschwunden wie die Marihuana-Stauden. Aber irgendwo musste er doch noch aufzutreiben sein.

Wir hatten fast schon die Hoffnung aufgegeben, als wir einen großen ungepflegten Garten mit einer riesigen Fläche verwilderter Beinwellstauden sahen. Mitten auf dem Grundstück stand ein heruntergekommenes Haus, eher eine Bretterbude, von der die Farbe abblätterte. Wir klopften an. Ein hagerer langhaariger Typ mit geröteten Augen, die aussahen, als hätte er nächtelang nicht mehr geschlafen, öffnete die mit Fliegengitter bespannte Tür und sagte freundlich grinsend: „Hey, *man*, wie geht's? Kommt rein.“

„Nein, danke“, sagte ich, „ich wollte nur fragen, ob wir einige von den Comfrey-Wurzeln ausgraben dürfen?“

„Klar, *man*, das verdammte Scheißunkraut! Nimm so viel, wie du willst! Bist du sicher, dass ihr nicht reinkommen und etwas rauchen wollt? Hab 'n gutes Kraut auf Vorrat.“

Wir schlugen das freundliche Angebot ab und gruben mehrere Pappkartons voll Wurzeln aus.

Der Knochenheiler

Zu Hause schaute ich mich auf dem Grundstück nach weiteren Heilkräutern um. Wie bei den Nachbarn bestand der Garten meiner Eltern vor allem aus einem gepflegten, kunstgedüngten, kurz geschorenen englischen Rasen; die Gehölze stammten aus einem Gartencenter. Nur die Braunelle *(Prunella vulgaris)* hatte das wöchentliche Mähritual überstehen können und trieb hier und da ihre braun-purpurnen Lippenblüten zwischen dem einheitlichen Grün aus. Aber das war schon etwas. Das Kraut, das im Englischen *heal all* (Allesheiler) heißt, kann als Auflage zerquetschte, geprellte Gewebe reinigen und „tonisieren". Am Rande des Rasens befand sich auch blühendes Schafgarbenkraut. Schafgarbe heißt auf lateinisch *Achillea,* benannt nach dem Helden des Krieges um Troja. Es ist ein Kraut der Krieger, wie Achilles einer war, und seit Urzeiten für seine Fähigkeit bekannt, Wunden und Prellungen zu heilen. An einem Bach nicht weit hinter dem Haus entdeckte ich noch Baldrian, ein Heilkraut, dessen Wurzel die Fähigkeit hat, Nerven zu beruhigen und eine tiefe Entspannung zu bewirken. Nun konnte die Kur beginnen!

Meine Frau zerrieb die saftige Beinwellwurzel auf einer Reibe, mengte das Eiweiß von einem frisch aufgeschlagenen Ei dazu und trug die klebrige Paste vorsichtig auf das Schlüsselbein auf. Dann wurde

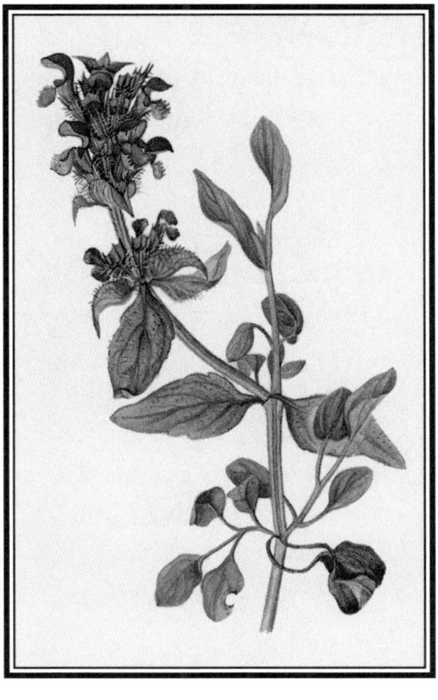

Braunelle
(Prunella vulgaris)

die Bandage angelegt, wodurch die Schulter absolut ruhig gestellt wurde. Zweimal am Tag, am Morgen und am Abend, wurde dieser Umschlag gewechselt. Und jedes Mal, wenn der Umschlag gewechselt werden musste, legte ich mich eine halbe Stunde lang in die Badewanne – so, dass das heiße Wasser auch die Schulter mit bedeckte. Die im Garten gesammelten Kräuter – jeweils eine Handvoll Braunelle, Schafgarbe und ein Esslöffel Baldrianwurzel – die vorher aufgebrüht wurden, kamen als Badezusatz mit hinein. Der Baldrian diente dazu, die Verspannung der Muskulatur zu lösen, damit das Gewebe nicht so sehr auf die scharfen Knochensplitter drückte. Das linderte nicht nur den Schmerz, sondern verhalf auch zu einem entspannteren Schlaf.

Innerhalb von einigen Tagen verschwanden die subkutanen gelben und blauen Flecken der Prellung allmählich – das war die Wirkung der Schafgarbe und der Braunelle – und ich konnte fühlen, wie sich die Knochensplitter, wie von einer Zauberhand geführt, langsam wieder zusammenfanden und sich zusammenfügten. Nach wenigen Wochen war das Schlüsselbein geheilt und so gut wie neu. Die Operation war also doch nicht nötig gewesen. Wir waren froh, unserer Intuition gefolgt zu sein. Wieder einmal zeigte sich, dass die *vis medicatrix naturae,* das natürliche Selbstheilungsvermögen, wie man es im Mittelalter nannte, ein weiser Heiler ist.

Beinwell

(Symphytum officinale, S. peregrinum)

Weitere Benennungen: *Beinheil, Beinbrechwurz, Wallwurz, Schmalzwurz, Schmerwurz* (wegen seiner „speckigen" Natur), *Honigblume, Honigglocke, Bienensaug, Tschutschalan* (bayrisch „tschutschen" = saugen; die Blüten sind äußerst nektarhaltig), *Hasenbrot, Milchwurz, Scheuerwurz, Schwarzwurz;* französisch: *consoude,* englisch: *bonewell, comfrey.*

Familie: Raublattgewächse *(Boraginaceae)*, verwandt mit Borretsch, Vergissmeinnicht, Lungenkraut, Hundszunge, Natternkopf.

Botanische Merkmale: Beinwell ist eine robuste mehrjährige Staude mit kräftigen, großen, lanzettlich-eiförmigen, rauhaarigen Blättern. Die dicken, fleischigen, äußerst schleimhaltigen Wurzeln sind innen weiß und haben eine schwarze Schale. Die glockenförmigen, 1–2 cm langen Blüten können je nach Unterart weiß, gelblich, purpurrot bis rotviolett oder himmelblau sein. Sie blühen den ganzen Sommer über und sind eine nektarreiche Bienenweide.

Planetarische Zugehörigkeit: Saturn.

In der mittelalterlichen Heilkunde und Botanik wurden Pflanzen, die dunkle, graue oder himmelblaue Blüten besitzen, dem Saturn zugeordnet. Der blaue Himmel am äußersten Rand der Schöpfung galt als „Saturnsphäre". Als ebenfalls

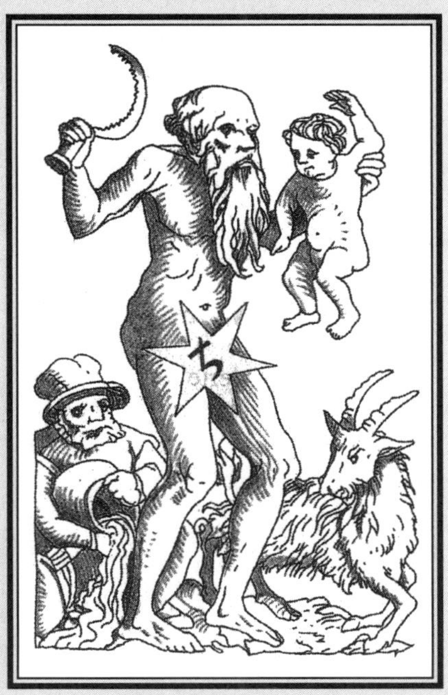

Der Planetengott Saturn

„saturnisch“ gelten Pflanzen mit kieselhaltigen, rauen „Haaren“, wie sie die Raublattgewächse besitzen, und solche, die im Menschen auf die innere „Saturnsphäre“, auf die Knochen oder auf die Milz, einwirken.

Signatur: Eine der bedeutsamsten Signaturen der Pflanze sind die Blätter. Die Blattvenen sind zusammengewoben wie ein Netz und ähneln beim näheren Betrachten dem Knochengewebe, wie man es gelegentlich an alten, verwitterten Knochen sehen kann. Das Fließen und Weben von ätherischen Energien in der Vegetation lässt sich deutlich an den Mustern der Blattvenen ablesen. Sie sind sozusagen die Spuren, die diese Energien in der Materie hinterlassen. Beim Beinwell sind diese Muster engmaschig verwoben. Als Heilmittel angewendet, werden diese pflanzlichen Energien auf den Mikrokosmos Mensch übertragen, wo sie ebenfalls ein heilendes „Verweben“ der Gewebe bewirken.

Inhaltstoffe: Gerbstoffe, Schleimstoffe, Allantoin, Cholin, Kiesel, Vitamin B12 und Spuren des Alkaloids Sympho-Cynoglossin.

Gerbstoffe wirken zusammenziehend, austrocknend und entgiftend, indem sie toxische Substanzen ausflocken und den Bakterien ihren Nährboden entziehen.

Schleimstoffe quellen im Wasser auf und haben eine schützende, umhüllende Wirkung. Schleime sind vor allem Träger von (ätherischer) Lebenskraft, wie etwa in den Sexualsekreten, im Eiweiß der Eier oder im „Schaum“ (Kuckucksspeichel), in dem sich die Zikadenlarven entwickeln.

Allantoin wirkt entzündungshemmend, regt die Zellbildung neu an, löst Wundsekrete auf und fördert die Granulation. Keine Pflanze enthält so viel Allantoin wie Beinwell. Diese Substanz kommt auch anderswo in der Natur vor, etwa im Kot der Schmeißfliegen *(Lucilia sericata)*. Wenn sich Hirsche, Rehe oder andere Wildtiere verletzen und offene Wunden haben, dann legen die Schmeißfliegen darin ihre Eier ab.

Bald schlüpfen die Maden aus und fressen heißhungrig das faulende, brandige (gangränöse) Fleisch, wodurch sie die Wunde säuberlich reinigen. In ihren Ausscheidungen befindet sich viel Allantoin, so dass die Wundheilung beschleunigt wird. Diese natürliche Wundheilung ist effizienter als alles, was die pharmazeutische Wissenschaft bis jetzt entwickelt hat.
Cholin stärkt den Kreislauf, erweitert die Gefäße und verbessert die Durchblutung, was natürlich einer Wundheilung zugute kommt, denn Blut ist der Träger des Lebens. Wegen des Cholins ist es auch vernünftig, Venenentzündungen und Krampfadernstau mit Beinwellsalbe oder Umschlägen aus der frischen Beinwellwurzel zu behandeln.
Kiesel (Silizium) vermittelt Lichtkräfte und stärkt das Gewebe.
Heilindikationen: Mit *Beinwellbreiumschlägen* aus frischen, zerkleinerten Wurzeln behandelt man Knochenbrüche, Knochenhautreizungen, Knochenhautentzündungen, Verstauchungen, Verrenkungen, Gelenkentzündungen, Venenentzündungen, Arthrosegelenke, Krampfadern, variköse Unterschenkelgeschwüre, chronische Ulzerationen, Gichtknoten, schmerzende Phantomglieder und Prellungen.
Tee aus Wurzeln und Blättern oder *Wurzelpulver* nimmt man bei Magengeschwüren, Darmgeschwüren oder Durchfallerkrankungen ein, *Tee* aus den Blüten bei Bronchitis und Katarrh.
Zubereitung: Frische Wurzeln werden zerraspelt und als Umschlag aufgelegt.
Der *Tee* wird am besten aus getrocknetem Wurzelpulver hergestellt. Ein Esslöffel pro Tasse. Aufbrühen.
Sammelzeit: Die Wurzeln können zu jeder Jahreszeit ausgegraben und verwendet werden.

Seit einigen Jahren wird vor der inneren Anwendung gewarnt. Wie der Huflattich (siehe Seite 84 ff.) enthält der Beinwell Spuren der so genannten Pyrrolizidinalkaloide, die sich in höheren Dosierungen in Tierexperimenten als lebertoxisch beziehungsweise Leberkrebs erregend erwiesen. Die Pflanze ist seit Jahrtausenden als Heilpflanze verwendet worden, auch innerlich bei zu starkem Blutfluss der Frauen, gegen schwachen Magen und Husten (Marzell 2002: 186). Auch wurden hin und wieder die Blätter in Teig gebacken und – wie in Luzern als *Chüechli* – verspeist. In Ostpreußen ließ man Lungenkranke und Schwindsüchtige täglich einen Pfannkuchen verzehren, der aus fein geriebenem, frisch ausgegrabenem Beinwell mit Mehl und etwas Honig zubereitet war. Übrigens haben auch wir des Öfteren junge, klein geschnittene Beinwellwurzeln unter die Bratkartoffeln in der Pfanne gemischt. Ich will die Giftigkeit der Pyrrolizidinalkaloide nicht verharmlosen, aber in diesen Dosierungen stellen sie kaum eine Gefahr dar. Wie Paracelsus sagte: „Alles ist Gift; allein die Dosis macht's, ob etwas ein Gift ist oder nicht." Auch Salz, Alkohol und andere Substanzen, die zur täglichen Nahrung gehören, können in hohen Dosierungen tödliche Gifte sein.

Die Mediziner Prof. Dr. Volker Fintelmann und Prof. Dr. Rudolf Fritz Weiß schreiben in dem wissenschaftlichen Lehrtext „Lehrbuch der Phytotherapie":

„Allerdings sind auch bei den Gruppen der Comfrey-Esser und der mit Comfrey gefütterten Tiere, die über lange Zeit dem vermeintlichen Risiko der karzinogenen Potenz vom Symphytum ausgesetzt waren, epidemiologisch bisher keine Daten über ein im Vergleich zu Normalpersonen höheres Krebsrisiko bekannt. Auch kommt das primäre Leberzellkarzinom unabhängig vom Vorliegen einer Leberzirrhose bei der mitteleuropäischen Bevölkerung außerordentlich selten vor" (Fintelmann/Weiß 2002: 337).

Die Panikmache gegen den Beinwell ist Teil eines Angriffs auf die traditionelle Kräuterkunde seitens bestimmter kommerzieller Interessen. Aber mehr davon, wenn wir uns mit dem Huflattich befassen.

---

[1] Die sehr giftige Baumwollmaul-Mokassinschlange *(Agkistrodon piscivorus)*

[2] Wörtlich: „I could kill somebody ..."

Engelwurz

Hye haben wir abermals der edlen unnd berümpten kreutter eins, welches wegen seiner tugend wider gifft und insonderheit wider die pestilenz nicht zu bezahlen ist, wie solchs mannigfaltige erfahrung bezeugt.

P. Mattioli, „Kreuterbuch", 1563

Bei Königsdorf in Bayern gibt es Wälder mit alten moosbewachsenen Bäumen und steilen Hängen, die zum munter dahinstrudelnden Lech hinabführen. An diesem idyllischen Ort trafen sich vor einigen Jahren rund fünfhundert Freunde und Anhänger des Ojibwa-Medizinmannes *Sun Bear*, um ein Medizinradritual zu zelebrieren. Das Medizinrad, ein Mandala aus Steinen, beruht auf einer Vision, die der Medizinmann von den hohen Geistwesen empfangen hatte. Der Steinkreis verbindet alle Geschöpfe – die Tiere, das „grüne Volk" (Pflanzen), die Steine, die Sterne, die Wolkengeister, die Menschen – miteinander und mit dem Großen Geist. In der Mitte des Rades befindet sich ein großer Stein, der als „Großvaterstein" den Schöpfer und den alleinigen Ursprung des Universums darstellt. Neben dem Großvaterstein befindet sich ein nach Osten gerichteter Büffelschädel. Vier mit Steinen ausgelegte Pfade strahlen von dieser Mitte aus und treffen auf den äußeren Steinkreis, der den gesamten Schöpfungskreis symbolisiert. Die Teilnehmer der Zeremonie werden mit Steppenbeifuß *(prairie sage, Artemisia trilobata)* beräuchert, die Hüter der vier Himmelsrichtungen und die anderen Geistwesen werden angerufen; die heilige Pfeife wird angezündet und kreist sonnenläufig, und zuletzt werden Tabak und kleine Geschenke am äußeren Kreis deponiert. Das Ritual, sagte Sun Bear, strahle Frieden, Harmonie und Heilung auf die gesamte Umgebung aus.

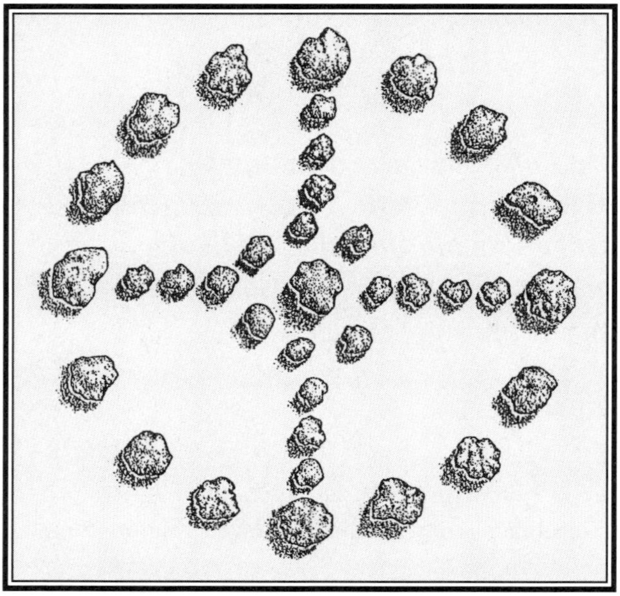

Das Medizinrad, ein Mandala aus Steinen, nach Sun Bear

Um beim Treffen die Rituale zu leiten und sakrales Wissen zu vermitteln, wurden indianische Medizinleute und Weisheitsträger aus Amerika eingeflogen sowie einheimische europäische „Schamanen“ und spirituelle Führer eingeladen. *Manitonquat* – auch *Medicin Story* genannt –, der Hüter der Tradition der Wampanoag-Indianer, war da, ebenso wie der kanadische Indianer *Luke Blue Eagle*. *Wabun*, die Frau des zuvor verstorbenen Sun Bear, führte eindeutig Regie. Sie ist zwar eine Weiße britisch-walisischen Ursprungs, wurde jedoch von den Ojibwa adoptiert und fühlt sich ganz indianisch. Trommelbauer, Händler mit Fellen, Tierschädeln, indianischem Schmuck, Glasperlen, Räucherkräutern und Lederbekleidung, und auch Verkäufer von Wildnis- und Indianerliteratur stellten ihre Stände auf. Große und kleine Tipis wurden errichtet und viele Campingzelte. Überall qualmten Lagerfeuer. Es herrschte eine fröhliche, erwartungsvolle Stimmung.

Geisterregen

Gleich zu Beginn, bei der Weihung des Medizinrades, gab es Meinungsverschiedenheiten. Eine der Organisatorinnen, eine engagierte Frauenrechtlerin, sah es als Affront gegen die Weiblichkeit an, dass ein männlicher Großvaterstein die Mitte des Kreises als Schöpfer einnahm. Es sollte doch eine Großmutter sein, die da sitze, schließlich seien Frauen die Gebärerinnen und Schöpferinnen. Das Argument, dass dieser Stein in der Mitte eigentlich alles, das Männliche wie auch das Weibliche, in sich trage, dass er androgyn sei, ließ sie nicht gelten. Kurzerhand schleppte sie einen anderen Stein herbei, eine „Steingroßmutter“, und setzte ihn auf den Großvater drauf.

Der etwas füllige, semmelblonde Häuptling der deutschen Sektion des „Bärenstammes“ wollte deswegen keinen Streit anfangen; er nahm die Großmutter einfach hin. Er bemühte sich, das Ritual, das Räuchern und die Anrufung, harmonisch und korrekt durchzuführen. Aber kaum hatte er begonnen, zog sich der Himmel zu und es fielen die ersten Regentropfen. Es wurden immer mehr. Bald regnete es so stark, dass viele Teilnehmer das Medizinrad verließen, um ins Trockene zu gelangen. Der Regen ließ nicht nach. Es regnete den Rest des Tages und die gesamte Nacht. Es tropfte durch den Rauchfang und von den Stangen der Tipis, kalte Feuchtigkeit drang in die Zelte, die Schlafsäcke saugten sich mit Wasser voll. In völlig durchnässter Kleidung nahmen die Bärenstammleute am nächsten Morgen ihr Frühstück in der Kantine zu sich. Einige hatten die ganze Nacht nicht geschlafen.

Am nächsten Morgen regnete es, bis auf kurze Unterbrechungen, munter weiter. Die Workshops im Freien, im Wald und am Fluss fielen aus. Schwer und grau drückte der Himmel und überall tropfte es. Wabun und die Indianer meinten, sie müssten etwas dagegen tun. Die *spiritual leaders* trafen sich unter Ausschluss der Öffentlichkeit im heiligen Tipi, in dessen Mitte eine „ewige Flamme“ für den verstorbenen Sun Bear loderte. Auch ich wurde in den erlauchten Kreis eingeladen.

„Wo immer ich bin, kommt die Sonne hervor. Ich kann mit den Wolkengeistern reden. Sie hören auf mich!“, erklärte Luke Blue Eagle, der sogleich den Häuptlingssitz gegenüber dem Tipi-Eingang einnahm. Mithilfe einer Adlerfeder ließ er Schwaden des heiligen Präriebeifußqualms aufsteigen, nahm die Rahmentrommel in die Hand und sang sein Medizinlied. „Heya, heya, ya, ya, ho“ oder so ähnlich klang es. Eine beeindruckende Performance – aber ohne Wirkung! Es regnete sogar noch heftiger. Nun kam der weißhaarige alte Manitonquat an die Reihe. Auch er räucherte und sang indianische Kraftlieder. Die Wolkengeister schienen nicht beeindruckt. Im Gegenteil, nun strömte es wolkenbruchartig herab.

„Wolf“, fragten sie mich nun, „kennst du etwas, was die Regengeister beruhigt?“ Eigentlich kannte ich nichts, außer dem Gewöhnlichen Wasserdost (Kunigundenkraut, *Eupatorium cannabinum*), mit dem die alten Kelten Wetterzauber betrieben haben. Das Kraut, das zufällig neben dem Tipi wuchs, war – so die Überlieferung – dem wettersensiblen Hirsch geweiht, dem geweihtragenden

Cernunnos – der Hirschgott
als Herr des Wetters

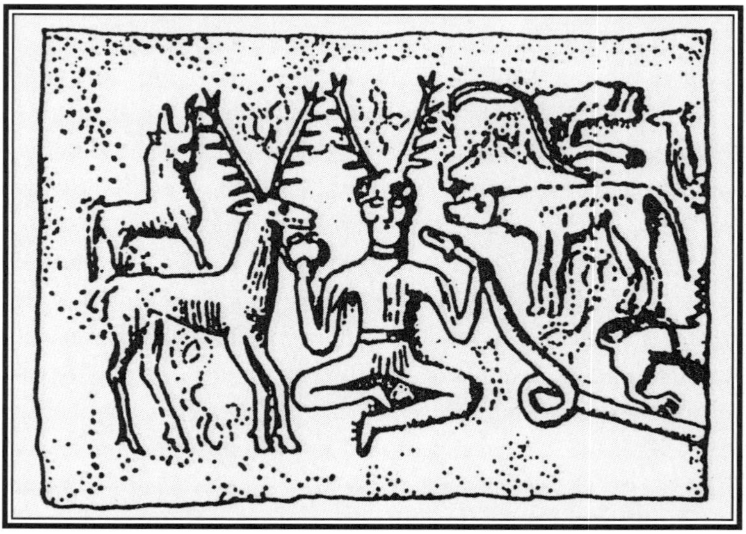

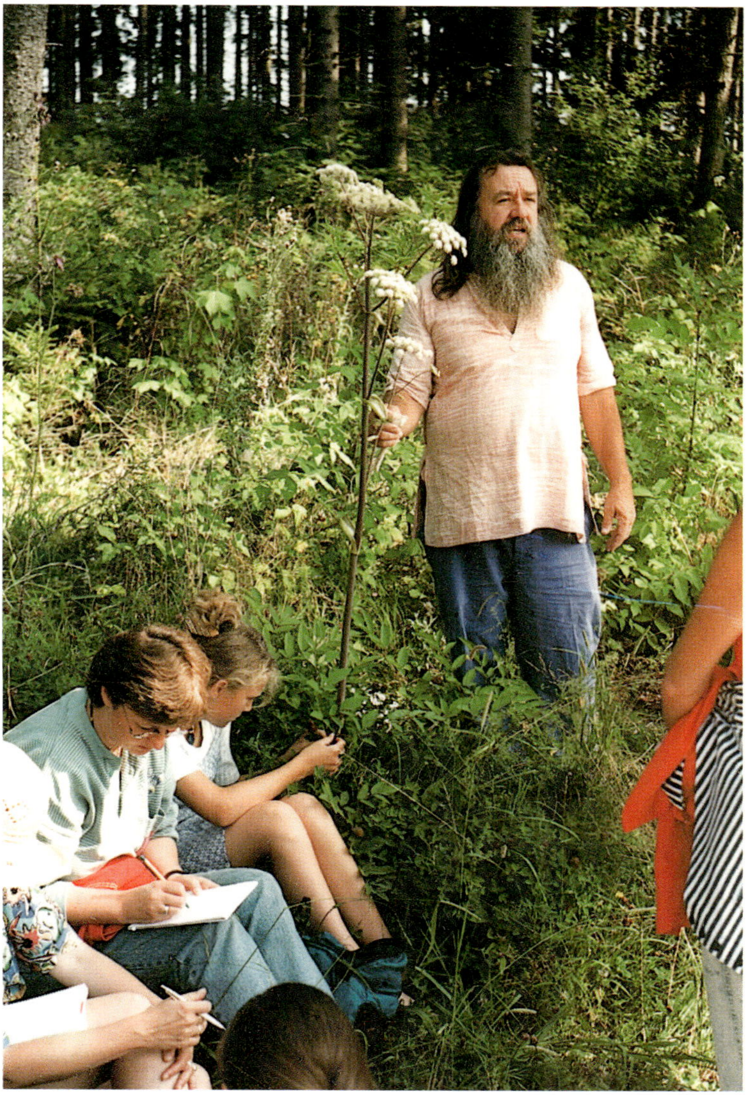

Bei einer Pflanzenexkursion mit
der Engelwurz

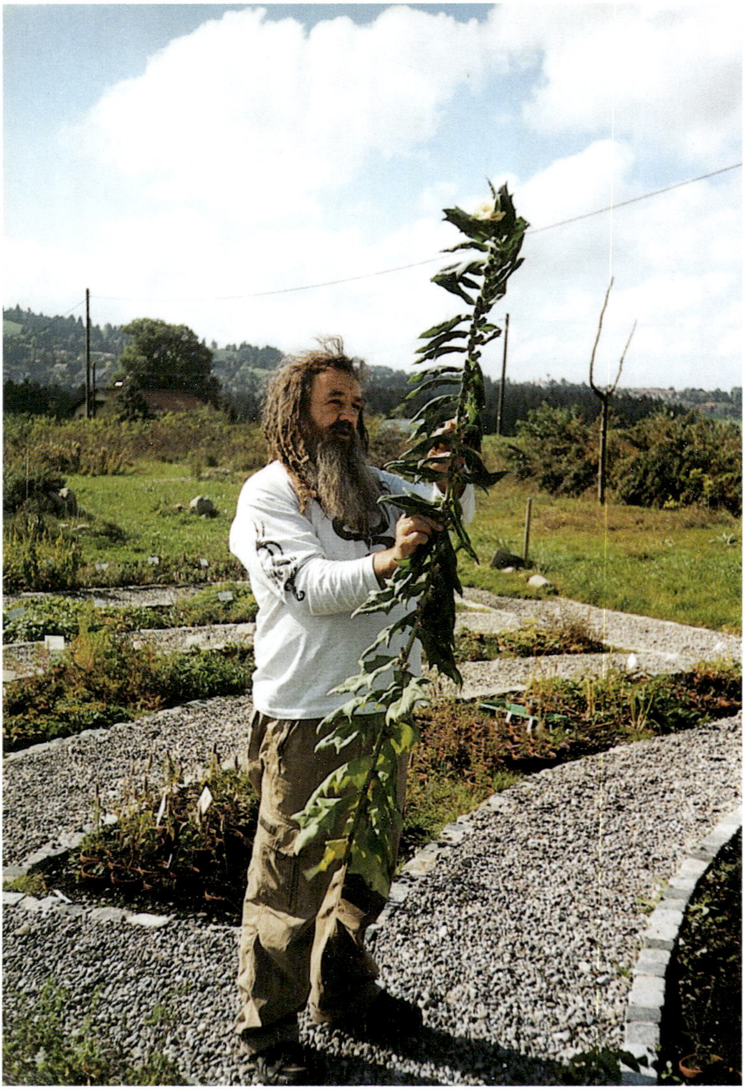

Im Kräutergarten Artemisia (Stiefenhofen im Allgäu) mit einem Bilsenkraut

Cernunnos, dem Sonnengott der Unterwelt. Nur wusste ich nicht, ob die heidnischen Kelten den Regen mit dem Kraut riefen oder ihn vertrieben, oder ob sie beides tun konnten. Es war den Versuch wert. Ich pflückte das hoch wachsende Kraut, wedelte damit in der Luft herum und steckte es neben dem heiligen Feuer in den Erdboden. Nun würde ich gern sagen können: ... und sofort hörte der Regen auf! Aber dem war nicht so.

Allgemeine Ratlosigkeit machte sich nun in der Runde breit. Da ergriff Wabun das Wort – schließlich war sie die Chefin. „Jemand sagte, hier auf diesem Platz sei einst ein Lager der Hitlerjugend gewesen“, sprach sie in bedeutungsvollem Ton. „Wir bringen Licht und gute Energie, aber die Geister der Nazis wollen das verhindern. Diese bösen Geister beabsichtigen, uns mit dem Unwetter zu vertreiben.“ Diese Erklärung schien den Anwesenden einleuchtend und zeugte von ihrer hohen spirituellen Begabung – das tat dem Regen aber keinen Abbruch. Mir schien die Erklärung ohnehin etwas weit hergeholt.

Ich hatte ja von den Cheyenne gelernt, dass ein Ritual, das die Geistwesen einem Medizinmann in seiner Vision kundtun, nie und nimmer, auch nicht im geringsten Detail, abgeändert werden darf. Ein Ritual setzt Kräfte in der Geisterwelt in Bewegung, die dann ganz konkrete Auswirkungen in der alltäglichen Wirklichkeit haben. Auch wenn man noch so gute Absichten hat, darf man nicht einfach das von den Manitus (Gottheiten) festgelegte Ritual ändern. Man darf nicht nach Gutdünken und aus politischer Korrektheit einen „Großmutterstein“ auf den Großvaterstein legen. Dadurch wird die ursprüngliche ruhende Mitte, die Ureinheit, geteilt, so dass polare Spannung und Zwietracht möglich werden. Aber „ho“, Wabun hatte gesprochen! Sie duldete keine Widerrede.

Es erschien mir wie die Bestätigung meiner Vermutung, dass Wabun irgendwie falsch liegen könnte, als mir am nächsten Tag der Meister der Heilpflanzenkunde, Sepp Ott, begegnete. Er habe vernommen, dass ich und auch die „Aschenbrennerin“ – die begabte bayrische Kräuterfrau Eva Aschenbrenner – bei dem Treffen dabei seien, deswegen sei er mal vorbeigekommen. Sepp Ott, ein Münchner Original und alter Naturbursche, der mit viel Witz und

Humor Kräuterwanderungen mitten in der bayrischen Hauptstadt durchführt, war in besonders guter Stimmung. „Es ist herrlich, hier zu sein, trotz Regen. Königsdorf weckt in mir wunderbare Erinnerungen, sag ich dir. Damals, als zwölf- oder dreizehnjähriger Bua, hab ich hier mit der Hitlerjugend gezeltet. Ja, mei, was hatten wir für eine Gaudi!"

Ich muss ihn wohl etwas skeptisch angeschaut haben, so dass er auf meine Gedanken einging: „Äh, so ein Schmarren, das hat mit Nazis überhaupt nichts zu tun gehabt. Wir waren einfach Buben, die mal aus den engen Gassen der Stadt rauskamen und die Gelegenheit nutzten, sich im Wald und unten am Fluss auszutoben und abends am Lagerfeuer zu sitzen. So richtig die freie Natur genießen, das war wunderbar!"

Auch am dritten Tag regnete es weiter. Nur bei meiner Kräuterwanderung gab es – wie der Zufall es wollte – eine kurze Pause, so dass ich den Leuten einheimische Heilpflanzen und essbares Wildgemüse zeigen konnte. In dieser Nacht hörte man verdächtige Geräusche: hastige Schritte zu den Latrinen, Würgen und Brechen. Überall, hinter den Zelten und im Gebüsch, wurde gekotzt. Es roch nach Durchfall und saurem Erbrochenen. Die ständige Nässe und Kälte hatten das ihrige getan – epidemieartig breitete sich eine Darmgrippe aus. Einer der Teilnehmer, mit dem ich mich angefreundet hatte, war ein junger Arzt. Er ließ öffentlich verkünden, dass er ein Ordinationszelt aufstellen und jeden, der von der Darmgrippe befallen sei, kostenlos behandeln werde.

„Was für Medizin hast du denn?", fragte ich ihn neugierig.

„Eigentlich nichts. Ich gebe kleine weiße Placebopillen aus. Das stabilisiert wenigstens die Psyche. Wir wollen ja keine Panik. Wieso, weißt du etwa ein pflanzliches Mittel?"

„Nee, mir fällt nichts ein", antwortete ich.

Trotz Bauchkrämpfen, Dünnschiss und Brechreiz blieb das Ordinationszelt praktisch leer. Die Naturmenschen, Ökofreaks und Indianerfans waren ja gekommen, um wenigstens für eine Woche mal aus der naturentfremdeten, verkabelten, übertechnisierten Konsumgesellschaft auszusteigen, sich der elektronischen Fesseln zu entledigen und die Generalprobe für die zukünftige naturnahe, harmonische und spirituelle Neusteinzeit zu proben. Sie gaben sich fast beleidigt, als man ihnen mit Pillen kam, die in irgendeinem Chemielabor produziert worden waren. Wild wachsende Heilkräuter, so wie sie die Indianer oder Kelten verwendeten, das wollten sie. Darauf bestanden sie.

Sie wandten sich an mich und drängelten: „Komm doch, Wolf, du kennst bestimmt irgendein Kraut, das bei Darmgrippe wirkt!"

Wie so oft stand ich ratlos da. Sicherlich hatte ich irgendwo mal, bei der Treben, beim Kräuterpfarrer Künzle oder beim Apotheker Pawlow, etwas über Kräuter gegen Darmgrippe gelesen, aber im Augenblick fiel mir nichts ein, außer Kamille. Doch plötzlich war es, als hörte ich die Stimme eines Geistes sagen: „Mach die Augen auf, du dummer Mensch! Die Lösung des Problems steht vor dir. Wisse, das Heil ist immer gegenwärtig." In diesem Augenblick sah ich sie: Da wuchs sie überall am Bach und auf der Wiese – die Wald-Engelwurz, der Engel des Waldes. Ich hatte bis dahin nur wenig Erfahrung mit der großen Pflanze gesammelt. In der Gemeinschaft in der Nähe von Genf, wo ich einst Gemüsegärtner war, hatten wir in der feuchtkalten Übergangszeit zwischen Herbst und Winter täglich zur Vorbeugung gegen Grippe und Erkältung den Engelwurztee getrunken. Es hieß, der herb würzige Aufguss stärke das Immunsystem. Die Pflanze selbst kannte ich damals noch nicht, da wir die trockenen, zerkleinerten Wurzeln aus der Apotheke bezogen. Der Tee schien aber zu wirken. Die eigentliche Pflanze hatte ich erst viel später kennen gelernt, als mir der Kräutermeister Sepp Ott bei einer Kräuterexkursion im Schwarzwald freudestrahlend ein fast zwei Meter hohes, blühendes Doldengewächs zeigte und sagte: „Schau her, ist sie nicht schön?" Er war ganz verblüfft, dass ich, der angebliche Kräuterexperte, die Engelwurz nicht kannte.

Ja, und nun hatte sie mich gerufen. Das hatte mir Bill Tallbull, der Cheyenne-Medizinmann, immer gesagt: „Nicht du suchst die Pflanze, sondern sie sucht dich!" Ich holte Eimer, mein Freund, der Arzt, trieb zwei Spaten auf und gemeinsam gruben wir im unablässig strömenden Regen die kräftigen weißen Wurzeln, eine nach der anderen, aus. Wir wurden bis auf die Haut durchnässt. In der Küche wuschen und bürsteten wir die Wurzeln sauber und schnitten sie in kleine Stückchen. Die kettenrauchende Köchin, die nicht Mitglied des „Bärenstammes“ war, schaute uns skeptisch zu. Als wir sie nach ihren größten Töpfen fragten, zögerte sie. Sie wollte erst einmal wissen, was das für eine Wurzel sei und wer es verantworten könne, daraus einen Tee zu brauen.

Ich konnte ihre düsteren Gedanken lesen. Sie hatte Angst, es könnte ein Giftkraut sein. In ihrer Vorstellung sah sie schon, in dicken schwarzen Lettern gedruckt, die Schlagzeile der Bild-Zeitung: PSEUDO-INDIANERSEKTE BEGING MASSENSELBSTMORD MIT GIFTPFLANZEN. Ja, hatte es da nicht mal die Jonestown-Sekte in Guyana gegeben, die durchdrehte und sich selbst mit vergiftetem Brausepulver umgebracht hatte? Hunderte Sektenmitglieder waren gestorben. Trotzdem gelang es mir, die Bedenken der Köchin zu zerstreuen. Sie zündete sich eine weitere Zigarette an und rückte mit den 50-Liter-Töpfen heraus. Bald standen die Leute Schlange nach dem labenden, scharf würzig schmeckenden Heiltrunk. Einigen ging es sofort wieder gut, bei anderen dauerte es etwas länger. Für viele war es eine wichtige Bestätigung, dass die unmittelbare Natur dem, der sich auf sie einstimmt, Heilung bieten kann. Man braucht nicht einmal teure exotische Pflanzen einzuführen. Alles, was wir brauchen, wächst hier.

Engelwurz

(Wald-Engelwurz, Wilde Engelwurz, *Angelica sylvestris*, Echte Engelwurz, *A. archangelica*)

Weitere Benennungen: *Brustwurz*, weil sie bei Husten und Bronchitis schleimlösend wirkt;
Luftwurzel, weil sie Blähungen lindert;
Bachrohr, Waldrohr, Pfeifenkraut, Blasrohr, Gügeli wegen der Verwendung des hohlen Stängels als Spielzeug;
Hans Kasperl bezieht sich auf ein Spiel zur Unterhaltung

von Kleinkindern: Ein Grashalm mit blühendem Kopf wird in den hohlen Engelwurzstängel gesteckt und als „Hans Kasperl“ auf und ab gezogen;
Bärenwurz, weil bei den Germanen und anderen nordeuropäischen Waldvölkern den besonders starken Heilpflanzen heilerische „Bärenkräfte“ zugeschrieben wurden. Im Gegensatz dazu waren Hundsgewächse nutzlose oder stinkende Pflanzen; Wolfsgewächse waren Giftpflanzen und Rossgewächse waren große, raue Pflanzen ohne besondere Heilkräfte;
Giftwurz aufgrund der Giftwidrigkeit; wurde zur „Ausleitung“ bei Blei- oder Schwermetallvergiftung verwendet;
Magenwurz, weil sie die Verdauung anregt;
Heiligengeistwurzel (französisch: *Racine du Saint-Esprit*);
Theriakwurzel;
Angelika (englisch: *angelica,* französisch: *angelique*).

Familie: Dolden- oder Schirmblütler *(Apiaceae)*, verwandt mit Sellerie, Möhren, Dill, Wiesenkerbel, aber auch mit Giftpflanzen wie Kälberkropf, Herkulesstaude oder Schierling.

Botanische Merkmale: Engelwurz ist eine zweijährige Staude, die im ersten Jahr eine starke Pfahlwurzel bildet und im zweiten Jahr bis zu zwei Meter aufstängelt und mit großen, halbkugeligen, grünlichen

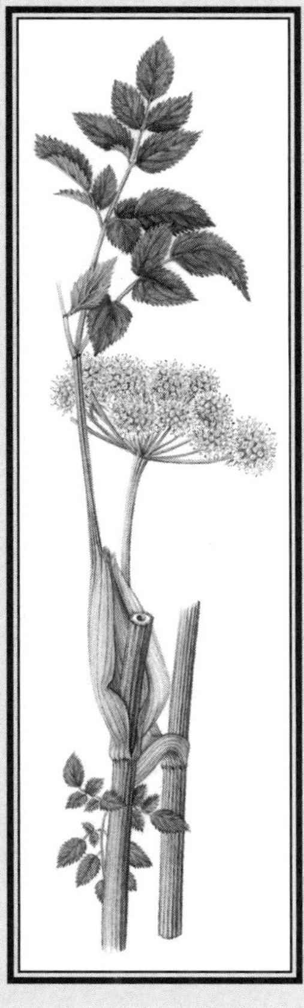

Wilde Engelwurz
(Angelica sylvestris)

Dolden erblüht. Die Stängel sind glatt, leicht violett angehaucht und weiß bereift. Die Blätter sind zwei- bis dreifach gefiedert, die oberen mit großen, blasig aufgetriebenen Blattscheiden. Als Heilmittel wird die würzig brennend schmeckende Wurzel verwendet, die sich nach dem ersten Jahr gebildet hat. Wenn die Pflanze aufstängelt und blüht, verliert die Wurzel ihre Heilkraft.

Planetarische Zugehörigkeit: Sonne, Merkur. Nicolas Culpeper (1616–1654), der berühmte englische Kräuterarzt und Herbalastrologe, stellt die majestätische Pflanze unter die Herrschaft der Sonne. „Die Pflanze ist wie die Sonne, wenn sie sich in ihrem Haus im Löwen befindet“, schreibt er. Zudem wirke sie gegen alle Krankheiten des Saturns: Verhärtung, Erkältung, Toxikosen (Vergiftungen) (Culpeper 1999: 8).

Signatur: Die Engelwurz ist mit ihren hohlen Stängeln und aufgeblasenen Blattscheiden offen für Luft- und Lichteinwirkungen; zugleich verrät die kräftige Pfahlwurzel eine solide Beziehung zu den Erdkräften. Die Signatur suggeriert eine ganzheitlich harmonisierende Wirkung. Ihre beschützende

Ein mittelalterlicher Holzschnitt des Planetengotts Sonne

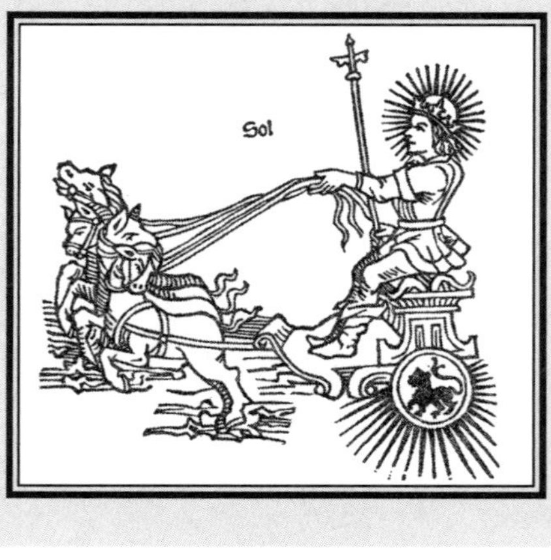

Eigenschaft zeigt sich an den Hüllblättern, die die Blütendolden vor Außeneinflüssen bewahren.

Inhaltsstoffe: *Ätherische Öle* bzw. *Terpenkohlenwasserstoffe* (wirken reinigend und schleimlösend auf Lunge und Atmungsorgane), *Angelikasäure, Cumarine* (Waldmeistergeruch!), *Bitterstoffe* (regen die Verdauung an), *Flavonoide, Gerbsäure.* Achtung: enthält auch *Furocumarin;* der frische Saft kann im direkten Sonnenlicht bei empfindlichen Personen Hautreizungen hervorrufen.

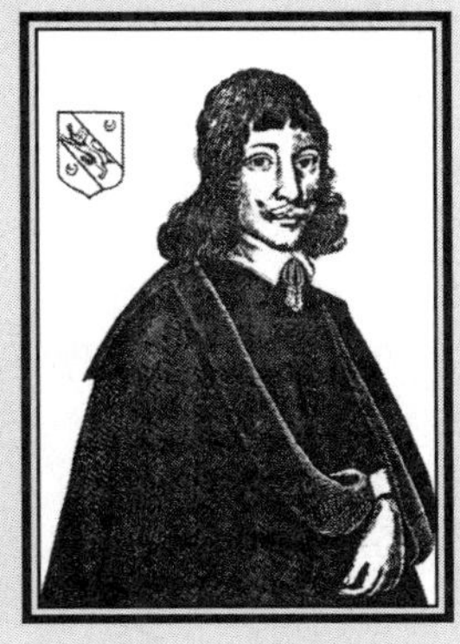

Nicolas Culpeper

Indikationen: Die Wurzel wurde einst gegen Pest, Cholera und Typhus eingesetzt, heute bei Lungenbeschwerden, Erkältungen, Grippe, Viruserkrankungen, Magenverstimmung, Appetitlosigkeit, Pfeifferschem Drüsenfieber, Verdauungsproblemen, Darmpilzen und Bauchspeicheldrüsenschwäche. Da sie die Darmdurchblutung fördert, ist sie auch bei Colitis, Enteritis, Gastritis und auch bei Galle- und Leberleiden angezeigt. Der Altmeister Tabernaemontanus (16. Jh.) schreibt:„Angelik-wurtzel erfreuet das Herz und treibet allen zähen Schleim und schädliche Materie aus dem Magen/ vertreibet Unlust zur Speis und bringt wieder den verlorenen Appetit.“ Als *Blütenessenz* (nach Dr. Edward Bach) lässt es die Seele Schutz und Führung durch geistige Wesen spüren, besonders bei Schwellenerfahrungen wie Geburt und Tod (Kaminski/Katz 1996: 273).

Da der Tee die Durchblutung des Unterleibs (Uterus) anregt, wirkt er ebenfalls leicht menstruationsfördernd. Als alkoholischer Auszug wird die Wurzel äußerlich als schmerzstillende Einreibung bei Rheuma, Muskel- und Nervenschmerzen angewendet, innerlich bei Magen-Darm-Beschwerden.

Zubereitung: *Heiltee:* Einen Teelöffel zerkleinerte Wurzel pro Tasse kurz aufkochen. Oder Wurzelstückchen oder Wurzelpulver in gleicher Menge über Nacht in Wasser einweichen und dann kurz erhitzen. Wer einen schwachen Magen hat, kann dem Tee zur Hälfte die schleimhaltigen, reizmildernden Eibischwurzeln *(Althaea officinalis)* beigeben (aus der Apotheke, weil sie unter Naturschutz stehen). Ungefähr 30 Minuten vor den Mahlzeiten warm trinken.
Alkoholischer Auszug: Zerkleinerte Wurzel in ein Schraubglas füllen, mit Wodka oder Korn übergießen, zwei bis drei Wochen ziehen lassen. 15 Tropfen pro Tasse, eine halbe Stunde vor den Mahlzeiten einnehmen.
Die jungen Stängel können auch als *Gemüse* zubereitet werden.
Sammelzeit: Die Wurzel der zweijährigen Pflanze wird im Herbst des ersten Jahres ausgegraben.

Eine christliche Heilpflanze

In den medizinischen Schriften der Antike wird Engelwurz nicht genannt. Sie gehört nicht zu den biotopfremden Kräutern – wie Anis, Basilikum, Estragon, Fenchel, Melisse, Origano, Rosmarin, Salbei oder Ysop –, welche die christlichen Mönche aus dem Mittelmeerraum mit in den kalten Norden brachten und in ihren ummauerten Klostergärten pflanzten. Die große Echte Engelwurz *(Angelica archangelica)* ist ein Kind des hohen Nordens, sie wächst nicht südlich der Alpen. Im Mittelalter wurde die Wurzel jedoch als kostbare Handelsware von Skandinavien bis ins Morgenland ausgeführt. Auch die etwas kleinere Wald-Engelwurz (Wilde Engelwurz, *Angelica sylvestris*), die wild in den Berg- und Auenwäldern Mitteleuropas wächst und eine ähnliche Wirkung wie ihre große Schwester hat, war den Ärzten der Antike unbekannt.

Bald aber wurde die Engelwurz in den Kosmos der „christlichen" Pflanzen mit aufgenommen und fand ihren Platz in den klein karierten Beeten der Klostergärten. Man weihte sie dem Erzengel Raphael (hebräisch „Heiler Gottes"), der angeblich Abraham von den Schmerzen heilte, unter denen dieser nach seiner Beschneidung litt. Man glaubte, der gnädige Erzengel habe die Heilwurzel den ratlosen, unvermögenden Ärzten höchstpersönlich offenbart, als in Europa die Pest wütete. Die christliche Symbolik erkannte die Signatur des Heiligen Geistes und der Heiligen Dreifaltigkeit in der Pflanze: Der Stängel wächst zwischen zwei einander umschließenden Häuten, die Blätter sind dreifiedrig zusammengesetzt und die ganze Pflanze weist drei Farben auf – Grün, Weiß und Purpur. Man traute dieser Engelspflanze zu, sämtliche bösen Geister zu vertreiben, Zauber aufzulösen und Hexen zu bannen. In Frankreich hängte man deswegen Kleinkindern ein Amulett aus der Wurzel um den Hals, um sie vor Zauberei und dem „bösen Blick" zu bewahren. Auch gegen angezauberte Impotenz sollte das Amulett wirken, ja, es hieß sogar, wer es bei sich trägt, der wird geliebt. Der Kräutermann Tabernaemontanus (16. Jh.) schreibt eher skeptisch: „Etliche Leute sind beredet (= bilden sich ein)/, wo sie diese Wurzel bei sich tragen/ soll ihnen keine Zauberey oder bös Gespenst schaden mögen/ und alle Fantasien und böse erschröckliche Träum und Nachtgespenst hinwegtreiben."

Die Mönche beließen es nicht nur beim Wurzelpulver oder -tee. Beliebt war ein Magenwein, bestehend aus Rotwein, in dem die Wurzel einige Wochen lang in der Sonne mazeriert[2] wurde. Dank des Studiums der – ursprünglich arabischen – Alchemie brannten die Klosterbrüder bald aus Angelika und anderen Kräutern magenwirksame, verdauungsfördernde Kräuterliköre, aus denen die noch heute bekannten Marken wie Boonekamp, Benediktiner, Chartreuse und andere Magenbitter hervorgingen. Ein „Cholera-Likör", als Schutz gegen den gefährlichen Brechdurchfall, wurde ebenfalls zubereitet. Auch der Tröster hysterischer Nonnen, die Melissentropfen der Karmeliterinnen, enthält neben der herzberuhigenden, krampflösenden Zitronen-Melisse *(Melissa officinalis)* auch etwas Engelwurz.

Schon bei den Heiden, lange bevor die Klostermedizin sich ihrer bemächtigte, war die Engelwurz ein heiliges Gewächs. Die nordischen Barden und Skalden, die ekstatisch inspirierten Dichter und Sänger, trugen Kränze aus Engelwurz auf dem Haupt. Der Duft, heißt es, vermittelte ihnen die Inspirationen *Bragis'*, des Gottes der Dichter. Und noch immer werden in Skandinavien Engelwurzblätter als Palmen am Palmsonntag getragen.

Auch als Nahrungsmittel war die Engelwurz im hohen Norden von Bedeutung. Angelika wurde in den Gemüsegärten angepflanzt. In Island war es gesetzlich verboten, bei anderen die Wurzeln auszugraben. Die jungen Blattstängel kamen mit in Suppen, Salate und Gemüse. In Norwegen wurde das Wurzelpulver als Gewürz mit ins Brot gebacken, so in etwa wie die Bayern Kümmel mit in den Teig tun. Später, als Zucker leicht erhältlich war, wurde es Mode, ein Konfekt aus kandierten Engelwurzstängelstückchen zuzubereiten. Die Lappen kochten die jungen zerhackten Blütendolden in Rentiermilch zu einer grützeartigen Konsistenz, füllten die Masse in gereinigte Rentiermägen und hängten sie zum Trocknen auf. Die einem Käse nicht unähnliche Speise galt als Delikatesse (Marzell 2002: 163). Sie wickelten Fische in Angelikablätter ein, um diese länger haltbar zu machen.

Auf der anderen Seite der Beringstraße wächst die Engelwurz ebenfalls. Ein ganz besonderer Leckerbissen für die Eskimos ist ein Kompott, das folgendermaßen hergestellt wird: Die Eskimofrauen kauen Speck und spucken das Zerkaute auf gehackte Engelwurzstängel. Zusammen bleibt es lange stehen, damit es gut durchzieht, und wird dann mit großem Genuss gegessen.

Ein immunstärkendes Pestkraut

Wenn man das breit gefächerte Wirkspektrum der Wurzel betrachtet – sie wirkt antiseptisch, appetitanregend, magentonisch, wind-, harn- und schweißtreibend (also ausleitend und entgiftend), krampflösend, galleanregend, schleimlösend, entzündungshemmend, menstruationstreibend und immunstärkend –, dann liegt man gar nicht so falsch, die Engelwurz als Verkörperung des Heilsengels anzusehen. Vor allem die Fähigkeit der Angelikawurz, die körpereigene Abwehr zu stärken, ist spätestens seit den verheerenden Pestepidemien bekannt.

Allein zwischen 1342 und 1452 raffte der Schwarze Tod um die 40 Millionen Menschen dahin, das war rund ein Drittel der Bevölkerung Europas. Neben Beten und Geißelung zur Selbstbestrafung für all die Sünden, die den zornigen, aber gerechten Gott veranlassten, den Racheengel auszusenden, wandte man sich an die Pestheiligen, insbesondere an den heiligen Rochus. Der fromme Mann, ein Einsiedler aus Montpellier, war selbst von der Pest befallen, wurde aber auf wunderbare Weise geheilt. Diesem Rochus – ikonografisch mit Wanderstab, Mantel, Schlapphut und einem Hund, der ihm die Pestbeule am Schenkel sauber leckt, dargestellt – weihte man alle Pestkräuter. Als „Rochuskräuter" gelten Vitamin-C-haltige Kräuter wie das Löffelkraut *(Cochlearia officinalis)* und die Rapunzel-Glockenblume *(Campanula rapunculus)* oder auch Duftkräuter, reich an ätherischen Ölen, wie Wacholder, Weinraute, Wermut, Knoblauch, Dill, Rosmarin, Baldrian und selbstverständlich die Engelwurz. Diese wurden als Abkochungen oder Tees eingenommen. Mit anderen Rochuskräutern – Lorbeer, Beifuß, Myrrhe, Diptam, Harz, Skabiosenköpfe und Teufelsabbiss – wurde gegen die Pest geräuchert.

Die Ärzte versuchten sich bei ihren „Sterbeläufen" (Patientenbesuchen) vor den „pestilenzialischen Lüften" zu schützen, indem sie sich in Wachstuchmäntel hüllten, Brillen trugen, die Taucherbrillen ähnelten, und das Gesicht mit Schnabelmasken verhüllten. In den „Schnäbeln" glimmten Wacholder und andere Kräuter mit ätherischen Ölen – eine vernünftige Maßnahme, denn die ätherischen Öle hemmen die Bakterien. Der kräuterkundige Leibarzt des Kaisers, Peter Matthiolius (1500–1577), der selbst Pestopfer wurde, empfahl den „Schnabeldoktoren", zusätzlich ein Stück Engelwurz in den Mund zu nehmen und darauf zu kauen. Auch Paracelsus empfahl die Engelwurz als Prophylaxe, ebenso wie der Brite Peter Hotton, „weil diese dem Würgeengel der Pest gewaltig widersteht".

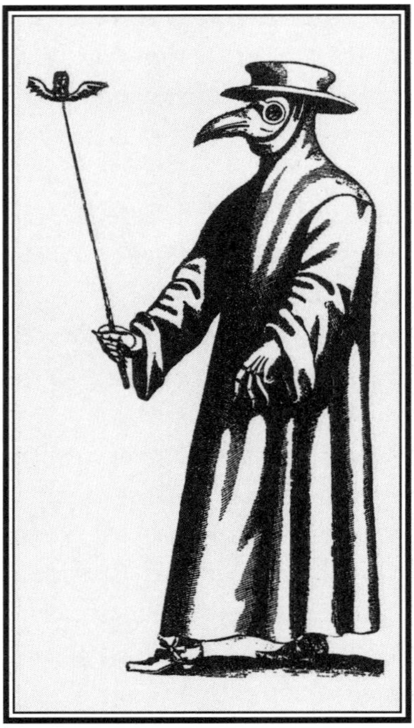

Ein „Schnabeldoktor" während der Pest

Eine Sage aus jenen Zeiten berichtet von Leichenfledderern, vier an der Zahl, die in Südfrankreich ihr Unwesen trieben und über viele Jahre hinweg die Pesttoten ausraubten und dabei Schätze anhäuften. Endlich wurden die Räuber gefasst und dem königlichen Magistrat überführt. Sie waren des Todes. Aber ehe man sie hinrichtete, wollten die Ärzte und Gelehrten wissen, wie es überhaupt möglich war, Pestopfer auszurauben, ohne sich selbst dabei anzustecken. Man stellte die Übeltäter vor die Wahl: Entweder sie verrieten ihr Geheimnis, dann würde man ihnen einen schnellen, gnädigen Tod mit dem Fallbeil gewähren; im Fall der Aussageverweigerung würden die Henker ihren Tod dagegen auf grausamste Weise hinauszögern. Sie verrieten ihr Geheimnis: Vor jedem Raubzug rieben sie sich mit Kräuteressig ein und tranken zudem einige Schlucke davon. Der Essig enthielt eine gute Portion Angelika sowie andere Kräuter mit ätherischen Ölen.

Das Geständnis sprach sich vor allem bei den geschäftstüchtigen Apothekern schnell herum – vielleicht war es die Apothekerzunft selbst, die diese Geschichte als eine Art Werbegag in Umlauf brachte. Auf jeden Fall warteten nun die Apotheker mit dem „Vier-Diebe-Essig" auf, wobei fast jede Apotheke ihr eigenes Rezept hatte. Ein französisches Rezept enthielt zum Beispiel neben Angelika noch Wermut, Raute, Wacholderbeeren, Lavendel, Rosmarin, Kalmus, Zimt, Muskat, Nelken und Knoblauch. Ein Rezept aus Baden enthielt 60 g Rosmarin, 60 g Salbei, 60 g Pfefferminz, 1,5 g Gewürznelken, 1,5 g Zitwerwurz *(Curcuma zedoaria)* und 20 g Engelwurz, die in einem Liter Weinessig mazeriert wurden.

Ein weiteres Mittel, ein Gegengift und Allheilmittel, hatten die Pharmazeuten und Apotheker gegen den „Würgeengel der Pest" zur Hand. Es war der *Theriak* (vom griechischen *theriakon, ther* = „wildes Tier") oder „Mithridates gülden Ei", das ursprünglich gegen den Biss giftiger Tiere entwickelt worden war. Es enthielt um die 70 verschiedene Zutaten, wobei die Engelwurz, die sogar den Namen „Theriakwurzel" trägt, ein wichtiger Bestandteil war.[3] Noch im 18. Jahrhundert mussten die Apotheker einmal im Jahr auf dem Marktplatz in aller Öffentlichkeit ihren Theriak herstellen. Die Ratsherren und Richter schauten zu, dass auch ja nicht bei den teuren Gewürzen und Zutaten gespart wurde. Erst 1882 wurde der Theri-

Öffentliche Theriakzubereitung, um 1500

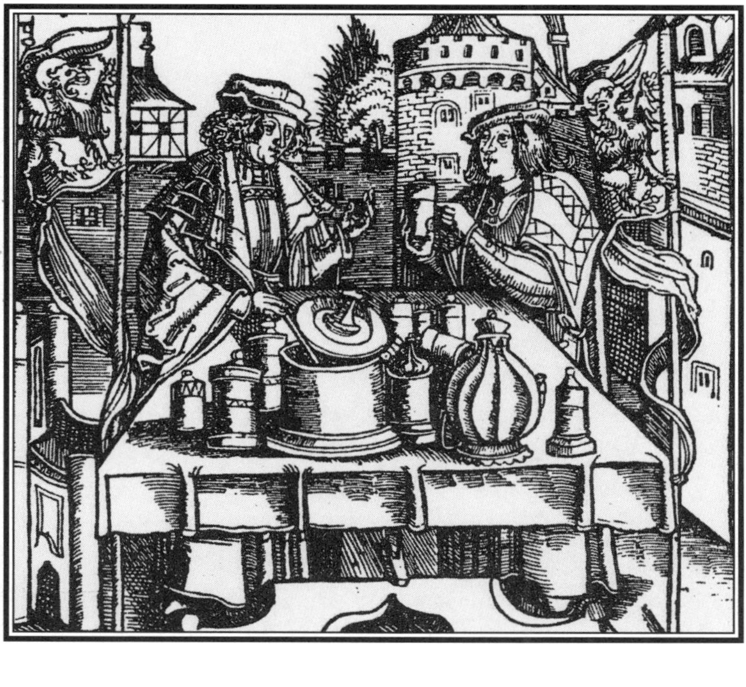

ak aus der Liste der offiziellen Arzneimittel gestrichen. In der Volksmedizin lebt der Theriak jedoch fort. Die „Schwedenbitter", die auch Engelwurz enthalten und die durch Maria Treben (1908 bis 1991) populär geworden sind, entstammen dieser Tradition.

Dass die Engelwurz die körpereigene Abwehr stärken und Ansteckung vereiteln kann, wusste auch der Schweizer Kräuterpfarrer Johann Künzle. Bei der weltweiten Grippeepidemie, die im Winter 1918, nach der Hassorgie des Ersten Weltkriegs, fast so viele Opfer forderte wie der Krieg selbst, behandelte Pfarrer Künzle seine Gemeinde prophylaktisch mit Engelwurz. Kein Einziger, der von ihm damit behandelt wurde, starb an der Seuche. Der bärtige Kräuterpfarrer war überzeugt, dass die Engelwurz nicht nur Ansteckung vorbeuge, sondern auch bei Vergiftungen (Schlangenbiss, verdorbene Speisen, Tollkirschenvergiftung usw.) helfe (Künzle 1945: 382). Bei Bronchitis empfahl er Engelwurz mit Feld-Thymian (Quendel), bei Leber- und Galleleiden Engelwurz mit Silberdistel (Karlsdistel).

Wo immer sie wächst, überall ist sie eine der wichtigsten Heilpflanzen. Die Indianervölker des Südostens kultivierten die Engelwurz *(Angelica atropurpurea)* neben Amarant, Mais, Bohnen, Kürbis und Tabak sogar in ihren Gärten. Auch bei ihnen galt sie als Allheilmittel. Sie kauten die Wurzel bei Erkältung, Fieber und Magenverstimmung, rieben sich bei Schlangenbissen ein, rauchten sie getrocknet mit Tabak bei Katarrh und Erkrankung der Luftwege und legten die gekochte, zerstampfte Wurzel auf schmerzende Körperstellen. Sie benutzten die Pflanze als schweißtreibendes Mittel, die Cherokee auch bei Menstruationsblockierungen und als „Tonikum" für nervöse Frauen. Bei der Jagd und beim Angeln trugen sie Anhängsel aus Engelwurz, denn – davon waren sie überzeugt – dann würden sie Glück haben. Nicht anders als die Europäer kannten die Indianer die Engelwurz auch als Mittel zur Vertreibung von Dämonen. Die Irokesen wuschen das Haus mit einem Tee aus Engelwurzwurzel, um „Geister" zu vertreiben.

Auch auf der anderen Seite des Globus, in Indien, wird die Engelwurz (*Angelica glauca*) als Tonikum für das Blut und für das weibliche Genitalsystem verwendet. Die chinesische Medizin sieht in der Engelwurz fast ein Universalheilmittel.

Sonne für die Seele

So wie Nicolas Culpeper, der berühmte astrologische Kräuterarzt aus London, charakterisiert auch Olaf Rippe von der Münchener Heilpflanzenschule *Natura Naturans* die Engelwurz als Pflanze der Sonne: „Engelwurz erhellt den Geist, erwärmt die Seele, reinigt die Aura und verbessert die persönliche Ausstrahlung." Sie stärkt unseren Willen, damit wir das, was uns zustößt, besser „verdauen" können. Das ist symbolisch wie auch ganz konkret gemeint. Olaf Rippe verschreibt sie bei Verdauungsschwäche, Altersmagen, Blähungen, Bauchspeicheldrüsenschwäche, Darmdysbiose und Darmpilzen – denn „alle diese gehen mit Willensschwäche einher" (Rippe 1999: 1312). Susanne Fischer-Rizzi sieht das ähnlich: „Ansteckung erfolgt, wenn der Mensch geistig und seelisch geschwächt ist." Die Kräuterkennerin verschreibt Angelikaessenz aromatherapeutisch als aufbauendes, stärkendes Mittel gegen das „Sich-Aufgeben" und zur Stärkung der Entscheidungskraft (Fischer-Rizzi 1994: 62). Nebenbei soll sich die aromatische Essenz auch bei Stirnhöhlenentzündung bewährt haben.

Es ist wohl auch diese die persönlichkeitsstärkende Kraft, die gemeint ist, wenn es in alten Kräuterbüchern und auch bei Johann Künzle heißt, „die Engelwurz stärke das Herz". Mit „Herz" meinte man in früheren Zeiten weniger das anatomische Pumporgan, sondern Lebensmut, Courage (französisch *coeur* = „Herz"), Lebensfreude, die einen herzhaft lachen, lieben und essen ließ, Güte und Großzügigkeit. Das Herz galt lange als Sitz der Seele, das „Herz" kann brechen, kann vor Freude hüpfen oder vor Angst stehen bleiben. Man ist herzlich, barmherzig, warmherzig und hat ein Herz für andere. All diese Eigenschaften werden von der Angelika gestärkt.

Die traditionelle chinesische Medizin kennt die Engelwurz *(Angelica sinensis)* als *Dang-gui*. Die Anwendung wird schon im ältesten chinesischen Kräuterbuch von Shen Nung, dem mystischen Kaiser und Erfinder der Heilkunde, erwähnt. Shen Nung wird mit Hörnern auf dem Kopf dargestellt – das ist meistens ein Zeichen, dass das Wissen uralt ist und paläolithische Wurzeln hat. Dang-gui ist eines der wichtigsten Heilmittel Chinas, es wird noch häufiger verwendet als Ginseng oder Lakritze. Dang-gui lässt sich als „richtige Ordnung" oder „Wiederherstellung der Ordnung" übersetzen. Es wirkt, indem es die vitale Energie *(Chi)* harmonisiert. Das ist übrigens genau das, was man im mittelalterlichen Europa als die Wirkung der „Sonne" beschrieb: Der Planetengott Sonne *(Sol)*, der eine harmonische berechenbare Bahn am Himmelszelt zieht und dessen Licht die Finsternis vertreibt, war der Inbegriff der Ordnung und gütigen Stärke.

Um das Wesen der Engelwurz zu beschreiben, wird in China die Legende von einem sanftmütigen jungen Mann erzählt, den raue Gesellen hänselten und dem sie vorwarfen, er sei kein richtiger Mann, sondern ein Waschlappen und Weichling. Um ihnen das Gegenteil zu beweisen, entschloss er sich, allein in die Wildnis zu gehen und ohne die Annehmlichkeiten der Zivilisation „seinen Mann zu stehen". Seiner Frau, die er sehr liebte, sagte er: „Wenn ich nach drei Jahren nicht wiederkomme, heirate einen anderen, denn dann bin ich tot." Trotz aller Entbehrungen überlebte er die drei Jahre im wilden Gebirge. Doch als er wieder heimkam, war seine Frau schon mit einem anderen verheiratet. Beide waren zu Tode betrübt und wurden daraufhin sehr krank. Sicherlich wären sie auch gestorben, hätten sie nicht die Wurzeln der Engelwurz gegessen. Dang-gui stellte sie wieder her und gab ihnen frischen Lebensmut.

---

[1] Mazerieren bezieht sich auf die Herstellung einer Mazeration (lateinisch *macerare* = einweichen). Das bedeutet, dass man die Pflanzenmaterie einige Stunden, Tage oder auch Wochen in Wasser oder anderen Flüssigkeiten bei Zimmertemperatur ziehen lässt.

[2] Als Erfinder des Wundermittels gilt der König *Mithridates* (1. Jh. v. Chr.). Der König, der in Pontes (Kleinasien) herrschte, trank seit frühester Kindheit täglich Blut von Enten, die mit verschiedenen Giften angereichert worden waren. Das sollte den König gegen Giftmord feien. In der Geschichte wurde er als Meister der Gifte und Gegengifte bekannt sowie – aus verständlichem Grund – der Leberheilpflanzen. Nachdem er sich erdreistete, sämtliche Römer in Ephesus umzubringen, bekam er die ganze Wucht des Imperiums zu spüren. Seine Armee wurde vernichtend geschlagen. Mit Gift konnte er sich nicht das Leben nehmen, um der Schmach der Gefangenschaft und des Triumphzuges zu entkommen. Er musste sich mit dem eigenen Schwert töten.

Goldrute

Die Goldrute verbindet, was getrennt wurde.
Roger Kalbermatten

Die Goldrute, sowohl die großen amerikanischen Arten als auch die delikatere europäische, begleitet mich schon lange auf meinem Weg. Ich muss etwa neun Jahre alt gewesen sein, da zeigte sich mir die kanadische Goldrute mit ihren hohen, goldgelben Blütenrispen zum ersten Mal. Sie wuchs im kleinen Gemüsegarten, den der „alte Groth" hinter unserem Haus angelegt hatte. Herr Groth bewohnte mit seiner erwachsenen Tochter ein kleines Kellerzimmer in dem mit Flüchtlingen voll gestopften Mietshaus in Oldenburg und teilte die Küche mit uns. Oft saß ich mit dem Alten, der mir den Großvater ersetzte, auf der Gartenbank und spitzte die Ohren, wenn er von seinen Abenteuern in den schlammigen Schützengräben in Flandern erzählte. Er war es wohl, der mir die Anregung gab, selbst ein Gärtchen anzulegen. Sorgfältig entfernte ich Schutt und Unrat neben der Hausmauer und pflanzte auf einer kaum einen Quadratmeter großen Fläche eine Kartoffel, einen Kohlsetzling und den Ausläufer einer Goldrute. Alles gedieh gut, vielleicht zu gut, denn die Hausbesitzerin beschuldigte mich, Humus aus ihrem Gartenbeet gestohlen zu haben. Hatte ich aber nicht. Mein Geheimnis waren die Pferdeäpfel, die ich auf dem Heimweg von der Schule in meinem Ranzen sammelte und später in mein Gemüsebeet hineinhackte. Der alte Groth wird mir nicht nur wegen der Goldrute oder wegen seiner Geschichten unvergesslich bleiben, sondern auch wegen der Art und Weise, auf die er starb. Eines Morgens sagte er zu seiner Tochter, ehe sie sich auf den Weg zur Arbeit machte: „Heute stehe ich nicht auf. Heute sterbe ich. Weine nicht zu sehr." Und so war es auch. Als sie am Abend zurückkam, hatte der alte Mann das Zeitliche gesegnet. Es gab keine Anzeichen dafür, dass er krank gewesen wäre.

Als ich elf Jahre alt war, wanderten wir nach Ohio aus. Dort begegnete mir die Goldrute wieder, diesmal nicht als selten anzutreffendes Gartengewächs, sondern in Form eines goldgelben Blütenmeers, das im Herbst – im Wechsel mit rotlila und purpurn blühenden Astern, Eisenkrautarten und dem weißen kanadischen Berufskraut – riesige Flächen bedeckte.

Die blühende Goldrute ist ein Teil des farbenprächtigen *Indian Summer*, der zugleich das Laub der Wälder zitronengelb, orange, korallenrot und purpurn auflodern lässt. Nachdem die Goldrute verblüht ist und ihre kleinen behaarten Früchte mit dem Wind davongeflogen sind, trocknen die Stängel aus. Diese eignen sich dann gut zum Basteln. Wochen und Monate verbrachte ich als Schuljunge damit, draußen am Waldrand aus diesen Stängeln kleine Häuschen zu bauen. Ganze Dörfer entstanden daraus, mit Straßen, Brücken und Türmen. Wenn meine Zwergensiedlung irgendwann endlich fertig war, kaufte ich mir Modellflugzeuge und Streichhölzer und spielte Bombenangriff, bis das hübsche Dorf in Schutt und Asche lag. Anschließend fing ich von vorne an und baute das Dorf wieder auf. Jedes Jahr spielte ich das eigenartige Spiel; wäre ein Psychologe dazu befragt worden, er hätte wohl eine psychische Störung diagnostiziert. Heute weiß ich, dass ich mich durch dieses Spiel aus der frühkindlichen Traumatisierung, die Krieg und Bombenangriffe in mir bewirkt hatten, frei spielte. Im Nachhinein kann ich sagen, die Goldrute hat mir dabei sehr geholfen.

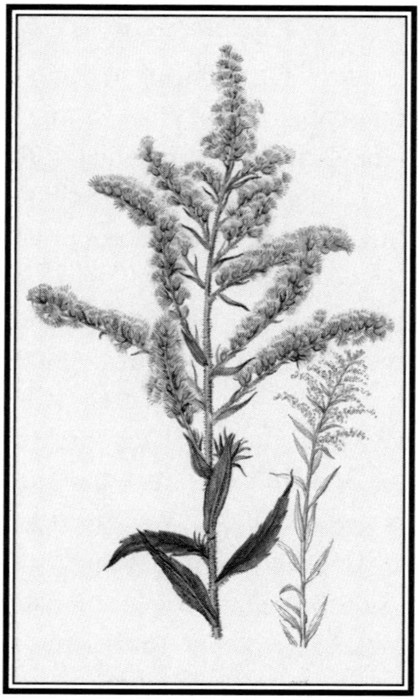

Kanadische Goldrute
(Solidago canadensis)

Goldrute (*Solidago* sp.)

Echte Goldrute *(S. virgaurea)*
Kanadische Goldrute *(S. canadensis)*
Riesen-Goldrute *(S. gigantea, S. serotina)*

Weitere Benennungen: Der Volksmund unterscheidet kaum zwischen den verschiedenen Goldrutenarten. Allgemeine Namen, die sich aber vor allem auf die europäische Art beziehen, sind: *Goldähre, Goldschwinge, Goldleiter* (Friesland), *Goldsternli, Gelbe Waddel, Goldne Jungfrau*, englisch: *golden rod, yellow weed*, französisch: *flocon d'or, chevelure dorée. Hirschwaddel, St. Petersstab.*
Heidnisch Wundkraut: Mit „heidnisch" bezeichnet die traditionelle Kräuterkunde jene Heilpflanzen, die besonders stark wirken und angeblich schon von den heidnischen Vorfahren benutzt wurden. Als „Heidnisch Wundkraut" werden in der jeweils regionalen Volksmedizin aber auch andere Pflanzen bezeichnet, etwa der Wald-Ziest *(Stachys sylvatica)* oder das Fuchs' Geiskraut *(Senecio ovatus, S. fuchsii)*.
Kanadische Goldrute: *Pastorenblume*, weil sie, wie so viele exotische Gewächse, oft in Pfarrgärten zuerst angepflanzt wurde; *Klapperschlangenkraut*, weil die Indianer sie angeblich gegen den Biss der Schlangen verwendeten.
Streuepest heißt sie im Thurgau, weil sie als kaum ausrottbares Wildkraut in Streuwiesen auftritt.
Schnupfengold wurde sie in Dresden genannt, weil man ihren Blütenstaub für Nasenschleimhautreizungen verantwortlich machte.
Familie: Korbblütler *(Asteraceae, Compositae)*. Unterfamilie: *Asteroideae*, Gattung: *Solidago*. Was dem oberflächlichen Betrachter wie jeweils eine Blüte vorkommt, besteht in Wirklichkeit aus vielen scheibenförmig angeordneten Röhrenblüten, die von einem äußeren Ring aus strahlenförmigen Zungenblüten umgeben sind. Daher der Name Korbblütler.

Botanische Merkmale: Alle Goldrutenarten sind Stauden mit unverzweigten, Blüten tragenden Stängeln. Die gelben Röhrenblüten sind in kleinen flachen Körbchen angeordnet und von sechs bis zwölf Zungenblüten umgeben.
Die einheimische europäische Goldrute ist ein ca. 50–100 cm hohes Waldkraut. Der runde Stängel trägt oben Blütenrispen und nach unten hin eiförmige, gestielte Blätter, die weiter oben lanzettförmig werden. **Vorsicht**! Nicht zu verwechseln mit dem Greiskraut oder Kreuzkraut, etwa dem Wald-Greiskraut *(Senecio sylvaticus)* oder dem Fuchs' Greiskraut *(Senecio fuchsii)*, das zur gleichen Zeit ähnlich blühen kann.
Die viel größere Kanadische Goldrute tritt an sonnigen Standorten in großen Horsten auf. Die Stängel sind kurz behaart und die äußeren Zungenblüten sind kürzer als die inneren Röhrenblüten.
Die später blühende, noch größere Riesen-Goldrute (*S. serotina,* von lateinisch *serotinus* = „spät kommend") besitzt einen rötlich kahlen, weiß bereiften Stängel. Im Gegensatz zur Kanadischen Goldrute sind bei ihr die Zungenblüten länger als die Röhrenblüten.
Die Blätter aller Solidagoarten haben einen seifigen Geschmack – den typischen Solidagogeschmack!
Planetarische Zugehörigkeit: Die Goldrute gehört dem *Jupiter* und der *Venus* an. Jupiter zugeordnet ist sie wegen ihrer gelben Blütenfarbe, ihres stattlichen Wuchses und der herbstlichen Blütezeit – die Erntezeit wird vom Erntegott Jupiter beherrscht, bis ihn dann im Spätherbst die saturnische Kälte ablöst. Der Venus gehört die Goldrute an, weil ihre therapeutische Wirkung sich vor allem auf die „venerischen" Organe, auf die von der Venus beherrschten Fortpflanzungs- und Harnorgane, erstreckt.
Signatur: Die Goldrute wächst im Frühling zögernd, dann geradezu emporstrebend, und ihr Blühen wird von Lesern der Signatur als überschäumend und fließend gedeutet. Die

mittelalterlichen Ärzte sahen in der gelben Blüte die Farbe eines gesunden Harnstrahls, aber darüber hinaus sahen sie darin das Bild eines Menschen, der sich im emotionalen Bereich zuerst eher zurückhaltend gebärdet, dann aber seine Gefühle frei fließen lässt.

Wirkstoffe: Saponine, Phenolglykoside, ätherisches Öl, Diterpene, Chlorogensäure, Polysaccharide, Flavonoide Rutosid und Quercitin.

Heilindikationen: Akute Nephritis, Anurie, Oligurie, Nierenschrumpfung (Bright'sche Nierenkrankheit), Harnsteine, Harngrieß; weiterhin Halsschmerzen, chronischer Schnupfen, Heuschnupfen, verschiedene Darmerkrankungen und Darmblutung. Solidago wirkt harntreibend (diuretisch), entzündungshemmend (antiphlogistisch), schmerzlindernd (analgetisch), pilzwidrig (antimykotisch), etwa bei Candida-Befall, steinlösend (antilithiatisch), antioxidativ (inaktiviert freie Radikale und beugt daher Tumorbildung vor), schleimhautabschwellend bei Heuschnupfen und bei äußerlicher Anwendung wundheilend.

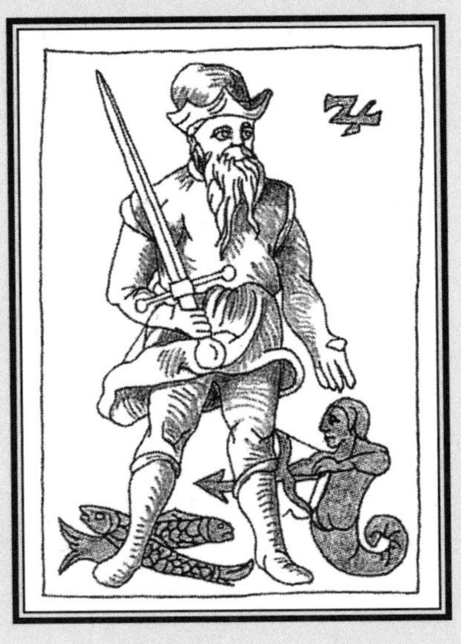

Der Planetengott Jupiter

Zubereitung und Dosierung: Nierenkranke sollen allgemein viel trinken um die Nierengewebe durchzuspülen. Rudolf F. Weiß verschreibt einen *Aufguss* (Tee) des Goldrutenkrauts, wovon der Patient auf nüchternen Magen anderthalb Liter trinken soll. *Dosierung*: ein gehäufter Teelöffel des Goldrutenkrauts pro Tasse.
Sehr gut wirkt, nach meiner Erfahrung, ein *Kaltwasserauszug*, der ungefähr zehn Stunden lang gezogen haben sollte. Vorteilhaft ist es, für den Auszug nicht nur die getrockneten Blüten und Blätter, sondern auch die Wurzeln zu verwenden. Günstig ist ebenfalls, abwechselnd einige Tage die europäische und dann wieder die amerikanischen Arten zu verwenden. Das schließt einen Gewöhnungseffekt aus. Solange die Niere krank ist, schmeckt das Gebräu dem Patienten so gut, dass er ein regelmäßiges Verlangen danach hat. Wenn es nicht mehr so gut schmeckt, ist die Erkrankung meist schon ausgeheilt.
Sammelzeit: Das obere Drittel der Pflanze, Blatt und Blüte, wird im August bis Anfang September gesammelt.

Der Nierenheiler

Von der außergewöhnlichen Heilkraft der Goldrute bei Nierenproblemen konnte ich mich viele Jahre nach meinen Kindheitserfahrungen mit dieser Pflanze überzeugen. Es war in einer Zeit, in der meine Frau und ich in einer winzigen Hütte in Oregon lebten und wieder einmal mit einem Minimaleinkommen auskommen mussten. Wir lebten – aus der Not eine Tugend machend – vegetarisch und tauschten bei der alternativen Hippie-Cooperative *(Co-Op)* Arbeitsstunden gegen die nötigsten Nahrungsmittel (Getreide, Zucker) ein. In unserem Garten säten wir, sobald es im Frühling warm genug war, Gartenmelde, Spinat, Schnittmangold, Senf und anderes schnell wachsendes Grünzeug. Leider war diese Kost zu einseitig und das grüne Gemüse enthielt zu viel Oxalsäure. Sie entzog dem Körper nicht nur den notwendigen Kalk, so dass unsere Zähne gläsern und kariesanfällig wurden, sondern bald machten sich bei uns Schmerzen in den Nieren bemerkbar. Nun hieß es, wie ich gelesen hatte, schon beim „Kräutervater" Tabernaemontanus (1522–1590), dass sich das Goldrutenkraut zum „Lösen des (Nieren-) Steins" und zum „Reinigen des groben Schleims aus den Harngängen" eigne. Der geniale Arzt Johann Gottfried Rademacher (1772–1850), der die Überzeugung hegte, dass die Natur für jedes Organ ein spezifisches Heilkraut bereitstellt, machte die europäische „echte" Goldrute als *das* Nierenkraut aus. Er verschrieb es bei Nierenentzündung, Urämie (Harnvergiftung bei Nierenversagen), Blasenhalsentzündung und Harngrieß. Von der aus Nordamerika eingebürgerten „falschen" Goldrute hielt er nicht allzu viel. Viele Kräuterexperten sind übrigens heute noch der Meinung, die Kanadische Goldrute habe wenig Heilkraft. Ein Trugschluss, wie ich selbst erfahren habe.

Ich besorgte mir von der Hippie-Cooperative, dem einzigen Laden, in dem es Kräuter zu kaufen gab, die Echte Goldrute. Sie wurde dort nicht als Heilpflanze, sondern – ohne Indikation oder Verwendungshinweise – als „Nahrungsergänzungsmittel" bzw. „Lebensmittelzusatz" *(food additive)* verkauft. Der freie Verkauf eines „pflanzlichen Heilmittels" wäre illegal gewesen. Die FDA *(Food and Drug Administration)* sah es damals als problematisch an, dass sich mündige Bürger mit pflanzlichen Medikamenten selbst behandeln könnten. Diese absurde Situation hat sich in den USA bis heute nicht geändert – im Gegenteil: Nun muss zusätzlich eine Warnung über die mögliche Gefährlichkeit des „Nahrungsergänzungsmittels" auf der Verpackung abgedruckt sein. Die Wirkung des Goldrutentees dagegen war wunderbar, die Nierenschmerzen verschwanden innerhalb kurzer Zeit.

Mitte der achtziger Jahre hielt ich am *Sheridan College* in Wyoming unter anderem Vorlesungen über Ethnomedizin. Da Heilpflanzen und die europäische Kräuterkunde seit langem mein Steckenpferd waren, räumte ich diesen Themen einen breiten Raum ein. Auch *Solidago virgaurea* fand als bewährtes Nierenheilmittel Erwähnung. Unter den Zuhörern war eine junge Frau, der es gesundheitlich recht schlecht ging. Sie war blass, abgemagert und hatte dunkle Ringe unter den Augen. Erst ein Jahr später traf ich sie in der Stadt zufällig wieder, wobei ich feststellen konnte, dass sich ihr Gesundheitszustand sichtlich gebessert hatte. Als ich sie darauf ansprach, entgegnete sie: „Ja, ich war damals schwer nierenkrank und litt an einer Schrumpfniere. Die Ärzte konnten mir nicht helfen. Da habe ich mir Ihren Rat zu Herzen genommen und habe mir Tee aus Goldrute gemacht. Ich habe das Kraut in kaltem Wasser eingeweicht, zehn Stunden ziehen lassen – genau wie Sie es beschrieben hatten – und täglich mehrere Liter davon getrunken. Nach einiger Zeit ging es mir besser, und nun habe ich überhaupt keine Beschwerden mehr."

Die Goldrute, die ihr das Leben rettete, war allerdings nicht die europäische gewesen, sondern die in Wyoming einheimische Kanadische Goldrute. Sie hatte bei der Vorlesung nur „Goldrute" gehört und nicht die Arten unterschieden. Seither habe auch ich diese kräftige Heilpflanze bei Nierenentzündung und anderen Nierenleiden angewendet. Und mittlerweile weiß ich auch, dass die amerikanischen Goldrutenarten schon für die Indianer wichtige Heilpflanzen waren.

Die Goldrute bei den Indianern

Indianische Medizinleute verwendeten fast alle nahezu hundert Goldrutenarten, die in Nordamerika wachsen. Die Heilkunde der Indianer bestand vor allem aus Kräuterheilkunde, Schamanentum und Schwitztherapie. Der größte Teil des immensen Wissens dieser Ureinwohner ist im Laufe ihrer zwangsweisen Akkulturation, also der Angleichung an die Kultur der Invasoren, der Verdrängung der Indianer aus

ihren angestammten Gebieten und vor allem durch das mangelnde Interesse der ethnozentrischen Siedler verloren gegangen. Vom Kräuterwissen der Ojibwa, einem Algonkin-Volk am Großen See *(Lake Superior)* in Nordamerika, das vor allem von Wild- oder Wasserreis *(Zizania aquatica)* lebte, ist jedoch mehr überliefert. Noch heute hüten die *Midewiwin,* die Medizingesellschaft des Stammes, das über viele Jahrtausende angesammelte Heilpflanzenwissen. Dieses Wissen, erklären sie, wurde ihnen von barmherzigen *Manitus* (Geistwesen) im Traum und in der Vision offenbart. Das Wissen ist so kompliziert, dass es über viele Jahre hinweg in einem System von vier Einweihungsgraden erworben werden muss. Der Midewiwin-Heiler lernt nicht nur, die Krankheitsgeister zu erkennen, sondern er muss auch Kräuter genau bestimmen können und die Sprüche und Rituale für die Pflanzenmanitus meistern lernen. Auch die komplizierten Rezepturen[1] der traditionellen Heilmittel, die oft mehr als ein Dutzend Pflanzenarten enthalten, muss er kennen und ihre Anwendungsweisen beherrschen.[2]
Es überrascht nicht, dass die Ojibwa-Midewiwin für die vielen Goldrutenarten, die im nordamerikanischen Gebiet der Großen Seen *(great lakes)* wachsen, eine regelrechte „Solidagologie“ entwickelten. Sie nennen die Goldrute *Giziso Mukiki,* „Sonnenmedizin“. Vor allem die Wurzel galt von jeher als wertvoll. Wenn der Heiler sie ausgrub, opferte er ihr immer etwas Tabak und sprach mit ihr.
Es würde zu weit führen, die vielen Anwendungen der Goldrute bei den Ojibwa hier aufzunehmen. Generell wurden Goldrutenblätterabkochungen bei fiebrigen Erkrankungen getrunken, die gekochten Blätter als Umschläge bei Verstauchungen und Prellungen aufgelegt und die in Bärenschmalz gekochten Wurzeln als Haarpomade verwendet. Vor der Rehjagd wurde mit dem Kraut geräuchert, damit der Jäger „wie Rehfüße rieche und das Reh nicht erschrecke“. Bei Vorsteher-

drüsenentzündung und Harnverhalten wurde eine Abkochung aus Goldrutenwurzeln als Klistier verabreicht. Das Instrument, das jeweils nur einmal benutzt wurde, bestand aus einer Rehblase und einem mit Ulmenbast daran befestigten Schilfrohr.
Bei Schlangenbiss legten die Ojibwa die „östliche" Medizin *(Wabunowuk)* auf die Bisswunde. Sie bestand aus dem angefeuchteten Pulver getrockneter Blüten: Blüten der Riesengoldrute, des Grünen Sonnenhuts *(Rudbeckia)*, der blau blühenden Duftnessel *(Agastache anethiodora)* und einer kleinen Sonnenblume. Die Medizin, die auch bei Verbrennungen verwendet wurde, sei so stark, dass „derjenige, der seine Hände damit behandelt, in einen Topf kochendes Wasser greifen kann, ohne sich zu verbrennen". Die Medizin wurde durch *Wabun*, den goldenen Adler und den Geisthüter des Ostens, offenbart, daher ihr Name. (In allen alten Mythologien, nicht nur der indianischen, ist der Adler ein Gegenspieler der Schlangen.)
Die Zuni in Neumexiko bereiten aus den zerstampften Blüten der Kanadischen Goldrute einen Kaltwasserauszug gegen „Schmerzen in der Nierenregion". Es handelt sich dabei um eine allgemein angewendete Medizin, nicht um Geheimwissen der Medizinleute. Bei Halsschmerzen werden die Blüten gekaut (Stevenson 1915: 26). Goldrute, wie auch andere Pflanzen, galten den Zuni als heilig. Sie wurden von den „Sternen-Leuten" auf die Erde gebracht und waren einst Menschen. Eingeweihte können noch mit ihnen reden.
Die kalifornischen Indianer verwendeten eine Abkochung des Kalifornischen Goldrutenkrautes *(S. californica)*, um Wunden und Geschwüre zu waschen. Getrocknete, zu Pulver zerriebene Blätter dienten als Wundpulver – auch für ihre Pferde (Sweet 1962: 60). Im heutigen Kalifornien wird aus der Blüte dieser Art eine Blütenessenz, ähnlich der *Bach-Blütenessenzen*, hergestellt. Die Tropfen sollen denjenigen,

die zu abhängig vom Sittenkodex der Familie oder von gesellschaftlichen Konventionen sind, dazu verhelfen, den Individualisierungsprozess erfolgreich durchzuführen – das dürfte übrigens ein typisch kalifornisches Anliegen sein. Auch bei Neid, Ängstlichkeit, Beziehungsproblemen und Essstörungen sind die Tropfen angebracht (Kaminski/Katz 1996: 300).
Die Azteken bereiteten aus der Goldrute und einem Greiskraut *(Senecio vulneraria)* eine Eitermedizin gegen Eiterbeulen und als Bestandteil eines Antisyphilitikums (Gall 1997: 97).
Die Alabamas tranken Goldrutenwurzeltee bei Erkältungen und verwendeten die Pflanze als Packung bei Zahnschmerzen. Die Cherokee räucherten mit den trockenen Blüten bei schamanischen Zeremonien und die Frauen benutzten die Riesen-Goldrute im Bad nach der Geburt oder als Waschung bei Scheidenpilz *(Candida albicans)* (Garrett 2003: 74).
Die in Minnesota lebenden Meskwaki verwendeten einen wässrigen Auszug aus zerstoßenen Goldrutenblüten bei Insektenstichen und Verbrennungen. Aus den tischtennisballgroßen Gallen, die sich durch den Stich und die Eiablage der Goldruten-Gallmücke an den Stängeln bilden[3], brauten sie – zusammen mit den Beeren der Amerikanischen Stachelesche (Gelbholz, *prickly ash, Zanthoxylum americanum*) – ein Nierenmittel.
Wenn ein Kind nicht reden lernen wollte oder nicht lachte, beschaffte sich der Meskwaki-Medizinmann einen Knochen von einem Tier, das gestorben war, während das Kind geboren wurde, und kochte ihn zusammen mit der Kanadischen Goldrute. Mit dieser Abkochung wurde das Kind gewaschen. Das Rezept mag auf den aufgeklärten Zeitgenossen eher befremdend wirken, aber auch unsere Vorfahren kannten ähnliche Rituale. Wenn ein Kind nicht recht gedeihen wollte, kränkelte und lustlos war, wussten unsere Großmütter, dass es „beschrien" oder „berufen" (verzaubert) war. Sie sammelten

dann bestimmte weiß, gelb oder lila blühende Kräuter – darunter das Berufskraut *(Erigeron)* und auch die Goldrute –, kochten diese ab, schütteten den Sud ins Badewasser und badeten darin das bezauberte Kind. Mit dem Badewasser gossen sie dann auch die böse „Berufung“ weg. Wer weiß, vielleicht kannten sie Zusammenhänge, die uns inzwischen nicht mehr bekannt sind?
Für alle Ureinwohner Nordamerikas war die Zeit der Goldrutenblüte ein markanter Fixpunkt im natürlichen Kalender. Wenn die Omaha im Herbst weit weg vom Dorf auf Büffeljagd waren, sagten sie: „Es blüht das gelbe Kraut; zu Hause reift nun der Mais“ (Gilmore 1977: 81).

Die Indianer kochen die Goldrute, vor allem ihre Wurzeln, um Heilmittel herzustellen. Die Ursache liegt in ihrer Philosophie. Als ich einem Cheyenne-Medizinmann vom Verlust ätherischer Öle und anderer Wirkstoffe durch das Kochen erzählte, sagte er: „Heilpflanzen sind wie Tierknochen: Man muss sie lange kochen, um das Mark, ihren kräftigsten Teil, herauszulösen.“ Auch einige unserer Kräuterbücher geben an, die Blütenrispen fünf Minuten lang zu kochen. Ich persönlich finde einen aufgebrühten Tee oder gar den Kaltwasserauszug besser.

Als ich letztes Jahr gerade im Garten war und bei den Kartoffeln jätete, erschien unangemeldet ein bärtiger, langhaariger, wohl beleibter Mann in Harley-Davidson-Rockerkluft. „*Hi*, ich bin Peter ‚Buffy‘ Davis und komme aus Oregon. Hab von dir gehört und wollte mal vorbeischauen“, sagte er. Dann berichtete er, er wohne mit Frau und Kindern im Klamath-Indianerreservat und sei Kräuterdoktor; er behandle die Althippies, Biker, Indianer, die ausgebrannten Vietnamveteranen, arbeitslose Holzfäller und die vielen mittellosen Leute, die durch das weitmaschige Netz des amerikanischen Fürsorgesystems gefallen seien und die sich keinen Arzt leisten könnten. Ich nahm ihn in meinen Garten und es stellte sich heraus, dass er tatsächlich eine Menge Praktisches über Heilpflanzen wusste. Wir fachsimpelten. Zum Helmkraut *(Scutellaria)*, das bei mir wie Unkraut wuchert, sagte er: „Gutes Mittel zur Entspannung, wenn man psychisch ausgebrannt ist! Aber vorsichtig dosieren, nur einen drittel Teelöffel pro Tasse!“ Ich dankte ihm für den Hinweis – nun wusste ich, warum ich nach dem Genuss des Tees wie in ein schwarzes Loch gefallen war und am nächsten Morgen alle Mühe hatte, mich wieder aufzurappeln.

Bei unserem Rundgang zeigte ich auf die Kanadische Goldrute und sagte beiläufig: „Bestes Nierenkraut!“

Er stutzte. „Gefährlich“, brummte er. „Ich kenne eine Familie, die es anwendete; es löste bei ihnen eine schwere Nierenkolik aus. Ich lass die Finger von der Pflanze.“

Ungläubig schüttelte ich den Kopf. „Das kann nicht sein. Wie haben die Leute es denn zubereitet?“

Als er erklärte, sie hätten – irgendein indianisches Rezept befolgend – einen Topf voll Goldrute so lange gekocht, bis die Hälfte der Flüssigkeit verdampft war, und dann den Sud getrunken, glaubte ich ihm. Es war viel zu stark gewesen. „Der simple Aufguss ist weniger gefährlich, du kannst ihn problemlos anwenden“, ließ ich ihn wissen.

„Übrigens, warum sprichst du so gut Deutsch, mit fränkischem Akzent?“, wollte ich noch wissen, ehe er ging. Er sei ausgewandert und habe, um ohne umständlichen bürokratischen Aufwand die Kinder seiner Frau adoptieren zu können, einfach ihren Nachnamen angenommen.

Die verschiedenen Goldrutenarten

Die Kanadische Goldrute erhielt ihren Namen, weil sie Mitte des 17. Jahrhunderts, zusammen mit anderen Pflanzen wie der Wilden Goldmelisse und der Agastache, aus Kanada nach Europa gebracht wurde. Bald darauf wurde die hohe Staude mit dem goldgelben Blütenschweif zur neuesten Gartenmode. Jeder Gartenbesitzer wollte diese Herbstblume haben. Der Neuankömmling ließ sich nicht lange bitten: Mit äußerst vitalen Kriechwurzeln überwucherte diese Pionierpflanze die Beetränder, und die zahllosen winzigen Flugsamen machten sich wie Fallschirmjäger zur Eroberung des europäischen Kontinents auf. Inzwischen hat sich die Goldrute – wie auch ihre Kusine, die später im Herbst blühende Riesen-Goldrute – an Bahndämmen, Wegrändern, Brachen, Schutt- und Erdhalden, Säumen und anderen besonnten, durchwärmten, tiefgründigen und nährstoffreichen Ruderalflächen dermaßen breit gemacht, dass Naturpuristen über „Überfremdung" und „Verdrängung einheimischer Flora" klagen. Sie würden sicherlich dem amerikanischen „Unkrautexperten" Edwin Rollin Spencer zustimmen, der in einem College-Lehrtext schreibt: „Auch wenn das Goldrutenkraut wegen seiner schönen Blüte von einigen US-Bundesstaaten zur *official state flower* ernannt wurde, so ist dennoch nichts Gutes an ihr. Sie ist ein schlimmes Unkraut und verursacht Heuschnupfen" (Spencer 1968: 261).

Bestimmungsbücher erwähnen meist nur die zwei amerikanischen Goldrutenarten, die inzwischen in unseren Fluren heimisch geworden sind. In Wirklichkeit gibt es jedoch ein riesiges Sortiment von Goldrutenarten. Hier und da finden wir bei uns, neben einer Vielfalt von Züchtersorten, noch etliche andere nordamerikanische Arten, die alle zu Spontankreuzungen und zur Bastardisierung neigen. Kein Botaniker kann sich anmaßen, alle schätzungsweise hundert Solidagoarten, die in dichten Beständen von der Ostküste bis nach Kalifornien wachsen, zu kennen oder zu benennen. Wahrscheinlich hat jede dieser Arten eine heilende Wirkung auf die Niere.

Inzwischen sind auch unsere Apotheker dazu übergegangen, die eher seltene und daher teure europäische Goldrutenart *(S. virgaurea)* mit amerikanischen Arten zu strecken. Die „Zeitschrift für Phythotherapie"[4] hat die Unterschiede zwischen der „echten" europäischen und den „falschen" Arten untersuchen lassen und stellte die selben oder auch ähnliche Wirkstoffe, aber in verschiedenen Dosierungen fest. Der Flavonoidgehalt ist bei den amerikanischen Arten bedeutend höher als bei der europäischen Goldrute. Dagegen enthält *S. virgaurea* mehr schmerzlindernde Phenolglykoside.

Vergleich der Wirkungen der drei bei uns wachsenden Arten

Eigenschaft/Art	*S. virgaurea*	*S. canadensis*	*S. gigantea*
antiphlogistisch	⊕	⊕	⊕⊕
analgetisch	⊕⊕	–	–
diuretisch	⊕	⊕	⊕⊕
antilithiatisch	⊕	⊕	⊕
antimykotisch	⊕⊕	–	–
antitumoral	–	⊕⊕	–

– = nicht wirksam, ⊕ = wirksam, ⊕⊕ = sehr wirksam

Die Kommission E, die den Versuch unternimmt, die wichtigsten Heilpflanzen nach wissenschaftlichen Kriterien zu untersuchen, bestätigt, dass alle Solidagodrogen, die europäische wie auch die amerikanischen, harntreibend, krampflösend und entzündungshemmend wirken. Sie eignen sich allesamt zur „Durchspülung bei entzündlichen Erkrankungen der ableitenden Harnwege, Harnsteinen und Harngrieß". Die Saponine haben zudem eine pilzhemmende Wirkung, insbesondere auf den Candida-Pilz, und da sie die Schleimhäute abschwellen lassen, eignet sich der Tee bei Halsschmerzen und chronischem Schnupfen („Triefnase", allergische Rhinitis). Die Goldrute vermag also den Heuschnupfen zu lindern, den sie angeblich mit verursacht (Chevallier 1996: 300).

Rudolf Fritz Weiß, ein emeritierter Medizinprofessor, der es sich zur Lebensaufgabe machte, die Phytotherapie wieder in die moderne Medizin einzugliedern, spricht von einer leistungssteigernden Wirkung *aller* Goldrutenarten und verschreibt sie bei praktisch allen Nierenleiden. Nebenbei erwähnt er die Untersuchungen des russischen Forschers Gnekow, der darauf hinwies, dass auch die Wurzel der Goldrute reich an wirksamen Inhaltsstoffen sei. Damit bestätigt er die praktische Erfahrung der Indianer (Weiß 1991: 305). Zudem erwähnt Professor Weiß, dass die Goldruten reich an Vitamin-P-aktiven Biflavoniden sind. Aus diesem Grund kommen sie als Krampfadermittel infrage.

Wenn einem etwas an die Nieren geht

Die Niere ist zuständig für die Ausscheidung von Abfallprodukten des Stoffwechsels und für die Regulierung des Salz- und Wasserhaushalts des Körpers. Es sind nicht nur Schadstoffe und vagabundierende Chemikalien, die diesem Organ zu schaffen machen. Auch Stress und Beziehungsprobleme können einem „an die Nieren gehen". Psychosomatiker sagen, dass die Nierentätigkeit auch mit dem Ausscheiden negativer Gefühle zu tun hat, insbesondere solcher, die mit zwischenmenschlichen Beziehungen, sozialen wie geschlechtlichen, zusammenhängen. Nierenerkrankungen stellen sich oft bei Verlust von Besitztümern, sozialem Rang oder eines Geliebten ein. Nierenprobleme haben mit aufgestauter Wut zu tun, die an die Stelle von Trauer und Traurigkeit tritt. Die Homöopathen erkennen in der Solidagopersönlichkeit jenen Typus, der dem Verlangen nach liebender Verbindung mit vernunftbestimmter Zurückhaltung begegnet. Derartige Probleme scheint es hierzulande viele zu geben. Warum sonst hätte uns Mutter Gaia so viele Goldruten geschenkt? Freuen wir uns also mit den Bienen und anderen Insekten, dass die Kanadische Goldrute zu uns gekommen ist.

Vor drei Jahren stand wieder einmal ein Fremder an meinem Gartenzaun. Aus einem vom Wetter gegerbten, ledrigen Gesicht schauten Augen, die aussahen, als hätten sie die Hölle gesehen. Wie ein lebender Toter kam er mir vor. Auf meine Frage, was er wolle, antwortete er, er sei auch ein Schamane und wolle Frieden und Harmonie durch die Welt schicken. Als Schamane bezeichne ich mich nicht, und von den vielen selbst ernannten „Schamanen", die sich in der „Erleuchtetenszene" tummeln, halte ich auch nicht viel. Wir kamen trotzdem ins Gespräch und ich erfuhr von einem harten Schicksal. Prägend für ihn war die Vertreibung aus Pommern, die er als kleiner Junge miterlebt hatte. Rückblickend kam es ihm vor, als hätte die Flucht nie aufgehört, als wäre er sein ganzes Leben auf der Flucht gewesen. Auch der engen, verkrampften Bundesrepublik kehrte er den Rücken zu und lebte zwölf Jahre lang mit den Alternativen, den Hippies und Aussteigern auf den Kanaren. Er wäre wohl dort geblieben, aber seine Nieren versagten. Hätte man ihn nicht sofort nach Deutschland zurückgeflogen und ihm eine Niere transplantiert, wäre er gestorben. Nun erkannte ich: Ja, er ist zum Schamanisieren berufen worden; er ist durch die Pforte des Todes gegangen und mit dem Organ eines Verstorbenen wieder zurückgekehrt. Damit der Körper das transplantierte Organ nicht abstößt, war er auf ständige Einnahme immunsuppressiver Medikamente angewiesen. Ob ich nicht eine Pflanze wisse, die ihm helfen könne. Ich wies auf die Goldrutenstaude hin, die zufällig neben uns stand, und sagte, sie wirke auf jeden Fall unterstützend.

Voriges Jahr leitete ich unweit des Donnersbergs in der Pfalz eine Kräuterwoche. Wir verbrachten die Tage in hautnaher Berührung mit der Natur, schliefen in Zelten und Tipis und nahmen auch unsere Mahlzeiten – darunter selbst gesammelte Pilze und Grünzeug – in einem Armeezelt oder am Lagerfeuer ein. Ich war erstaunt, dem Schamanen dort wieder zu begegnen. „Mit der Goldrute bin ich gut gefahren“, ließ er mich wissen.

Da es schon spät im Herbst war, gab es kaum blühende Wildkräuter mehr. Allein die Goldrute, die einheimische *Virgaurea*, die „goldene Jungfrau“, blühte noch in voller Pracht, und zwar in solchen Mengen, wie ich es noch nie erlebt hatte. So wurde die Kräuterwoche praktisch zur Goldrutenwoche. Ohne viel über sie zu reden und zu erklären, wollten wir erst einmal mit der schönen Pflanze meditieren. Jeder suchte sich „seine“ Goldrute aus, stellte die überflüssigen Gedanken ab und stellte seine Seele auf Empfang ein. Nur so ist es möglich, bewusst mit dem Solidago-*Deva*, dem archetypischen Geist der Pflanzenart, in Verbindung zu treten.

Von den Indianern hatte ich gelernt, dass jede Pflanze ihr eigenes Lied hat. Es ist ein magisches Lied, mit dem man den Deva herbeirufen kann, etwa um ihn zu bitten, beim Heilen oder bei der Zubereitung der Medizin zu helfen. Das Lied lernt man nicht, indem man wie der westliche Komponist die grauen Zellen des Hirns anstrengt und kompositorische Regeln befolgt. Man lernt das Lied, indem man still wird, sich auf den „Puls“, auf die „Schwingung“ der

Pflanze einstimmt und beginnt, den Körper dazu rhythmisch zu bewegen. Bald schickt der Pflanzengeist auch einfache Worte, die den Rhythmus begleiten.

Nun, das haben wir gemacht, und tatsächlich bekam Ulli, die sonst für uns kochte, ein Lied geschenkt:

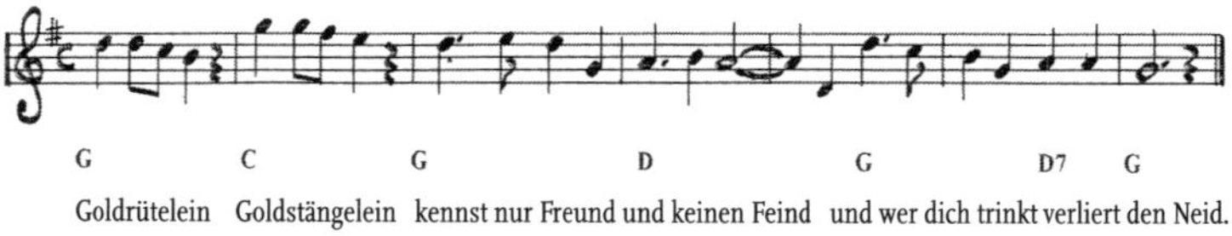

„Melodie und Text klingen verdammt deutsch," bemängelte jemand, „gar nicht indianisch!"

„Aber schließlich sind wir auch keine Indianer", antwortete ich, „und die Devas passen sich an: Sie verwenden die in den jeweiligen Menschenseelen vorhandenen kulturellen Muster, um sich auszudrücken".

Das Lied ist echt, denn, obwohl wir noch gar nicht über die Pflanze und ihre psychosomatische Reichweite gesprochen hatten, spricht es genau von den Emotionen (Neid), die einem an die Nieren gehen können.

[1] Dieser Midewiwin-Tradition entstammt wahrscheinlich auch der „Essiac-Tee", der heutzutage in der alternativen Heilerszene zur Stärkung des Immunsystems und als Krebsvorbeugungsmittel Furore macht. Angeblich erfuhr die Krankenschwester René Caisse 1922 von den Indianern das Rezept, bestehend aus einer Mischung von Klettenwurzel, Sauerampfer, Rotulmenrinde, Rhabarberwurzel, Brunnenkresse und etwas Löwenzahnwurzel sowie Königskerze und Fenchelsamen. Dennoch sind ethnobotanische Zweifel an dieser Rezeptur berechtigt, denn der Absud, der den Menschen wieder in Übereinstimmung mit dem Großen Geist bringen soll, besteht, bis auf die Rotulmenrinde, aus Pflanzen, die aus Europa kommen und die den Indianern vor der weißen Invasion gar nicht bekannt waren.

[2] Mehr über die Midewiwin-Heiler erfährt der Leser in meinem Buch „Kräuterkunde" (Aurum Verlag, Braunschweig 1996).

[3] Die Goldrutengallen finden wir in Europa kaum, da die entsprechenden Insekten fehlen.

[4] Hiller, Karl und Gerd Bader, „Goldruten-Kraut", in „Zeitschrift für Phythotherapie", 2/96, Stuttgart

Huflattich

*Wenn eine Pflanze wie der Huflattich selbst nach einem strengen Winter zeitig mit goldgelben, nach Honig duftenden Blüten erwacht,
dann können das selbstverständlich nur überirdische Kräfte bewirken.*

Otto Ludwig in „Der Thüringer Kräutergarten“

In Ohio nannten wir den Huflattich *colt's foot* („Fohlen-Fuß“). Seine sonnengelben, strahlenden Blüten auf schuppig kahlen Stängeln kündeten, wie ein Jubelgesang der sich erneuernden Erde, das Ende des eisigen Winters an. Kaum war der Schnee weggetaut, sprossen seine Blüten schon an Böschungen, Wegen und Feldrändern hervor. Im Wald blühte zur gleichen Zeit auch der Stinkkohl *(skunk cabbage, Symplocarpus foetidus)*, dessen gelbe Blüten so viel Wärme produzieren (bis zu 10 °C über der Außentemperatur), dass sich in den kalten Nächten oder während eines Schneegestöbers die ersten steifgliedrigen schwarzen Käferchen und Mücken Schutz suchend in den Kelchen verkriechen. Auch der aromatische Fieberstrauch[1] *(spice bush, Lindera benzoïn)* und die Hexenhasel *(witch hazel, Hamamelis virginiana)* schoben bereits im Winter, der Kälte zum Trotz, ihre Blüten hervor. Später im Frühling verwandelten sich die gelben Huflattichblüten in weiße kugelige Schöpfe, ähnlich denen der Pusteblumen, und aus dem Wurzelstock trieben nun die ledrigen, hufeisenförmigen Blätter hervor. Diese waren für uns Jungen, wenn wir wie Tom Sawyer und Huckleberry Finn in den Wäldern lagerten, ein gutes Wildgemüse. Wir kochten sie und anderes Grünzeug, zusammen mit selbst geangelten Fischen, in unserem Aluminium-Pfadfinderkochgeschirr.

Viele Jahre später, nach manchen Irrgängen im akademischen Labyrinth, saß ich auf einem eingeschneiten Bauernhof namens „Gänsemooshubel“ an meiner kleinen Reiseschreibmaschine und tippte wie ein Wahnsinniger an meinem ersten Buch in deutscher Sprache. Ein flotter junger Verleger aus einem ungarischem Adelsgeschlecht hatte mich überredet, für seinen Verlag ein Buch zu schreiben. „Warum plagst du dich mit langweiligem Zeug herum? Schreib doch mal über etwas, was dich wirklich interessiert!“, riet er mir. Eigentlich hätte ich die Daten einer Feldforschung im Emmental auswerten sollen, aber irgendwie schienen mir die Zahlenkolonnen über Energieverbrauch und -erzeugung nicht so dringend wichtig und interessant zu sein. Zu dieser Zeit hatten meine Frau und ich uns vorübergehend in dem schönen, aus Holz gebauten Bauernhof im Berner Schwarzenburgerland eingenistet. Der Besitzer befand sich auf einer viermonatigen Reise nach Nepal. Mir blieben also vier Monate, um das Buch über biologisches Gärtnern, die Alchemie des Komposts und den Einfluss der Sterne und Planeten auf die Erdscholle zu schreiben. Vom frühen Morgen bis spät in die Nacht tanzten meine Finger wie Derwische in Ekstase über die Tasten meiner Schreibmaschine. Ich nahm mir nicht einmal die Zeit, um meinen Pyjama auszuziehen. Meine Frau kochte das Essen und kümmerte sich um alles andere. Irgendwann rief sie mich aus meiner Schreibtrance heraus zum Mittagessen, das ich, ohne richtig zu merken, was ich da aß, in mich hineinlöffelte.

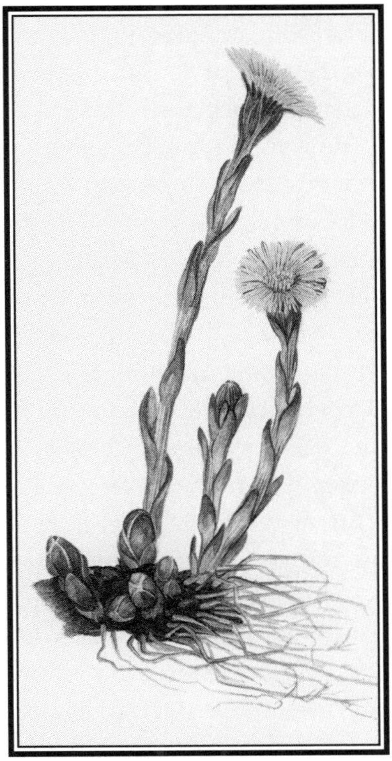

Huflattich *(Tussilago farfara)*

„Hier, zieh dich an, du brauchst frische Luft!“, befahl sie nach der Mahlzeit, reichte mir den Wollmantel und führte mich spazieren, wie man etwa den Bewohner eines Behindertenheims auf einem Spaziergang führen würde. Kalt war es, der Weg war tief verschneit und die Tannen trugen dicke weiße Mäntel. Ab und zu krächzte ein Rabe. Nach diesem Zwangsspaziergang setzte ich mich, einen Pott starken Kaffees und einen Haufen Notizen und Papiere neben mir, wieder an meine Schreibmaschine. Irgendwann zwischen zehn und elf Uhr abends erschlaffte mein Eifer. Meist waren die letzten zwei Seiten, die ich getippt hatte, ein regelrechter Wortsalat voller Fehler und landeten am nächsten Morgen im Papierkorb.

Nur am Sonntag machte ich Pause. In der Regel gingen wir zum Gottesdienst in die alte karge, weiß getünchte reformierte Kirche in Wahlern, ließen uns von ihrer Ausstrahlung verzaubern und schwelgten in längst vergangenen Zeiten. Die Kirche, auf einer Höhe oberhalb des Städtchens Schwarzenburg gelegen, war nämlich an einem starken Kraftort erbaut worden; einem Ort, der schon den Kelten und den Alemannen heilig gewesen war und an dem sich im Mittelalter eine Station des Jacobs-Pilgerwegs nach Santiago de Compostela (Spanien) befand. Unser Haus lag direkt an diesem Pilgerweg. Im Schwarzenburgerland hat es schon immer religiöse und schwärmerische Umtriebe gegeben. Viele *Amish People*, Mitglieder einer Wiedertäufergemeinde in den USA, die im ländlichen Raum in Ohio unsere Nachbarn gewesen waren, hatten hier ihre Wurzeln. Die hiesigen Bauern trugen dieselben Nachnamen wie die *Amish*. Auch einige Vorfahren meiner Frau gehörten dieser Wiedertäufergemeinde an und suchten, da sie von den Katholiken und den refomierten Christen verfolgt wurden, um 1700 in der Neuen Welt Zuflucht. Wer weiß, welcher karmische Kreis sich hier schloss? Auf jeden Fall spürte ich die kraftvolle Ausstrahlung des Ortes und sie beflügelte mein Schreiben.

Tatsächlich wurde ich mit dem Buch innerhalb der viermonatigen Frist fertig. Aber nach dieser Zeit war auch ich fertig. Nachdem ich den letzten Satz geschrieben hatte, kippte ich förmlich um. Alle meine Reserven waren erschöpft und ich bekam eine schwere fiebrige Lungenentzündung.

In der Nacht hatte ich jedoch einen kristallklaren Traum von einer kleinen Blüte, die wie eine Sonne am blauen Himmel strahlte. Am nächsten Morgen schaute ich zum Fenster hinaus. Es war Ende Februar und die Natur war noch weiß verschneit. Aber da, an der Südseite direkt neben dem Haus, leuchteten mir auf einer kleinen gelbbraunen Fläche, auf der der Schnee schon getaut war, kleine gelbe Blüten entgegen. Es war der Huflattich. Er kam mir vor wie ein alter Freund, den ich seit Jahren nicht mehr gesehen hatte. Noch wusste ich nichts von seiner starken Heilkräft. Ich las nach: *Tussilago*, so heißt die Gattung, aus dem lateinischen *tussis* = „Husten" und *agere* = „treiben, vertreiben". Hustenkraut, Hustenblüemli und Brustwurz sind weitere volkstümliche Namen dieses Krauts. Meine Frau sammelte eine Hand voll der Blüten und braute mir daraus einen Tee. Nachdem ich eine Kanne des heißen Tees getrunken hatte, spürte ich sofort die wunderbare Wirkung. Ich fühlte mich, als durchstrahlte eine warme Sonne meine winterlich durchkühlten, erkälteten Atmungsorgane. Nach drei Tagen, an denen ich täglich Huflattichtee getrunken hatte, war die Entzündung abgeklungen und der Tee half mir auch beim Abhusten.

Zum ersten Mal hatte sich mir eine Heilpflanze im Traum offenbart. Es war das erste Mal in meinem Leben, dass mir dämmerte, Pflanzen könnten jenseits des alltäglichen Verstandes mit unserem Unbewussten, mit unserer Seele, im Traum kommunizieren.

Der junge Verleger war sehr erstaunt, dass ich das dicke Manuskript mit dem Titel „Der Garten als Mikrokosmos" termingerecht ablieferte. Leider war sein Verlag inzwischen pleite. Der Mann war zu großzügig mit den Vorschüssen an seine Autoren gewesen und auch hatte er, so wurde erzählt, einen erheblichen Teil seiner Einkünfte in Form eines weißen Pulvers durch die Nase gejagt. Aber er versprach mir, er werde das „total abgefahrene" Manuskript bei einem anderen Verlag unterbringen. Dieses Versprechen hielt er auch ein. Ein esoterischer Fachverlag veröffentlichte das Buch und so landete ich vorübergehend bei den Esoterikern, den Anhängern des New Age und anderen Paradiesvögeln. Aber das ist eine andere Geschichte.

Huflattich

(Tussilago farfara)

Weitere Benennungen: *Hufblatt, Hoofbläder* (Holstein), *Rosshuf, Rosstappe,* schweizerdeutsch: *Füllifuess,* englisch: *colt's foot, foal's foot,* französisch: *ongle de cheval, pied de cheval,* niederländisch: *paardevoet, paardehoof,* italienisch: *zampa di cavallo;*
Märzblume, Sonnentürlein, Quirinskraut, weil die Pflanze im März blüht, wenn der Heilige Quirinus, ein bekehrter römischer Ritter und Patron der Pferde, seinen Namenstag hat;
Hustenkraut, Hustenblätter, Hustenblüemli, Brustblümle, englisch: *cough wort;*
Flatschkraut, Brandblätter, Heilblatt, Geschwulstblättle, da das große Blatt auf Brandwunden, andere offene Wunden und Geschwüre gelegt wird;
Tabaksblatt: Huflattich wird als Tabakersatz geraucht; Marihuanaraucher mischen es oft anstelle von Tabak mit Cannabis, um die Lungen zu schützen und die dem Cannabis entgegengesetzte Wirkung des Nikotins zu vermeiden;
Zundblättchen, denn das getrocknete filzige Blatt eignet sich als Zunder.

Familie: Korbblütler *(Asteraceae, Compositae).*

Botanische Merkmale: Der Huflattich ist eine Ruderalpflanze, die auf frisch aufgewühlten Böden und an Wegrändern wächst. Als Frühlingsbote treibt er – wie auch die verwandte Pestwurz – im Vorfrühling einen unbeblätterten, rötlich geschuppten und behaarten Blütenstiel direkt aus der Wurzel empor. Nach dem Verblühen der gelbstrahligen Korbblüten erscheinen die pferdehufförmigen, auf der Unterseite weiß behaarten Blätter.

Planetarische Zugehörigkeit: *Sonne* und auch *Merkur,* da die Pflanze einen hohen Schleimgehalt hat, in der Merkurzeit (Vorfrühling) des Jahreskreises blüht und insbesondere als

Lungenmittel (Lunge = Merkurorgan) wirksam ist. Nicolas Culpeper (siehe Engelwurz, Seite 54) stellt die Pflanze unter die Herrschaft der *Venus,* wahrscheinlich wegen ihrer angeblich kühlenden Wirkung auf die privaten Teile der Anatomie.
Signatur: Die Blüte gleicht einer hellen, warmen Frühlingssonne, sie vertreibt die Schäden des Winters auch im menschlichen Körper.
Wirkstoffe: Schleimstoffe (saure Polysaccharide), Gerbstoffe (bis zu 17 %), Carotinfarbstoff Taraxanthin (gelber Farbstoff in den Blüten), Flavonoide Rutin und Hyperosid, Phytosterole Arnidiol und Faradiol, Bitterstoffe, Zink (Huflattich wächst massiv auf zinkhaltigen Böden, so dass es sich für Bergleute lohnte, an diesen Stellen nach dem Erz zu graben).
Heilindikationen: Auswurffördernd, schleimlösend, reizmildernd bei Reizhusten, Bronchitis, chronischen Lungenleiden, Asthma, Brustfellentzündung, Silikose (Staublungenerkrankung), Raucherhusten und bei Magen- und Darmreizungen. Umschläge aus frischen Blättern helfen bei Hautentzün-

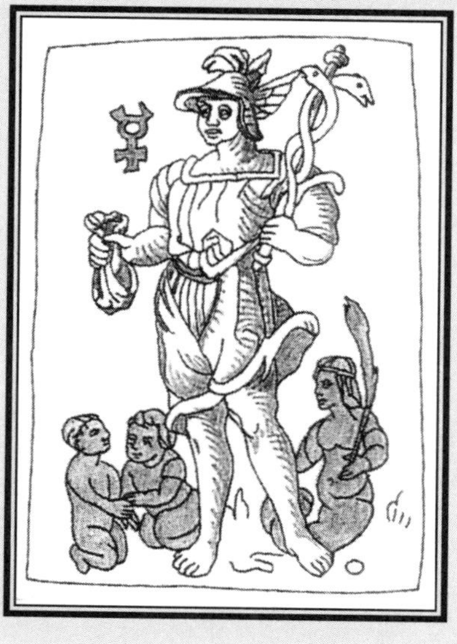

Der Planetengott Merkur

dungen und Hautausschlägen, Brandwunden, Venenentzündung, Schleimbeutelentzündung und entzündeten Gelenken. Zerquetschte Blätter oder frischer Saft wirken wundheilend und helfen bei Abszessen und Akne. Sie enthalten unter anderem Zink und wirken daher wie eine pflanzliche Zinksalbe. Gegen Kopfschmerzen helfen auf die Stirn gelegte Blätter.

Zubereitungsform: *Tee:* Einen gehäuften Teelöffel pro Tasse mit siedendem Wasser übergießen und zehn Minuten ziehen lassen. Mehrere Tassen täglich trinken. Kann als Tee gut mit anderen hustenlindernden Kräutern wie Malve, Gundermann, Quendel oder Spitzwegerich gemischt werden.

Umschläge: Frische Blätter zerstampfen und auflegen.

Dampfbad: Bei Erkältung und Lungenentzündung kann man mit einem starken Tee aus Huflattichblüten, eventuell zusammen mit Kamillenblüten, Dampfbäder machen.

Sirup: Bei meinen Nachbarinnen, den Allgäuer Bäuerinnen, gilt der Huflattichsirup, löffelweise eingenommen, als Wundermittel bei Bronchial- und Asthmaleiden. Bei Venenentzündung und Ohrenschmerzen wird er direkt auf die Haut gestrichen. Der Sirup wird wie folgt hergestellt: Die Blätter werden, abwechselnd mit einer Lage Zucker, schichtweise bis zum oberen Rand in ein Glas gefüllt. Wenn sich der Inhalt setzt, werden in abwechselnden Lagen erneut Blätter und Zucker nachgefüllt. Schließlich wird das Glas gut zugebunden und in einem Erdloch – wenn möglich im Pferdemist – vergraben. Der Huflattich soll zwei Mondläufe (zwei Monate) darin gären, ehe er ausgegraben wird.

Rauchmischung: Huflattich ist Hauptbestandteil von Asthmazigaretten.

Sammelzeit: Die gelben Blüten werden im Vorfrühling kurz vor ihrem völligen Aufblühen gesammelt und vorsichtig im Schatten getrocknet. Die Blätter sammelt man im Frühsommer.

Ein freundschaftlicher Wink

Seit einigen Jahren lebe ich nun schon mit meiner Familie und etlichen Tieren in den Allgäuer Bergen. Im Herbst sammle ich im Wald Holz, damit wir es in dem langen Allgäuer Winter warm haben und unser Essen kochen können, im Sommer pflege ich unseren großen Gemüsegarten. Diese Arbeit tut mir gut und hält mich fit. Im Winter dagegen schreibe ich Bücher oder Artikel. Dies bedeutet für mich stundenlanges Sitzen, viel Kaffeetrinken und dem Elekrosmog eines Computers ausgesetzt sein. Das ist weniger gesund. Beim Schreiben befindet sich das Bewusstsein in einer nichtmateriellen Dimension, so dass der Körper leicht in Vergessenheit gerät. Man muss sich daher bewusst Zeit nehmen, zu gehen, zu rennen oder sich auf andere Weise körperlich zu betätigen, um die Seele wieder mit dem Körper zu verbinden. Kreislaufbeschwerden gehören zu den Berufsrisiken der Schriftsteller – insbesondere wenn sie beim Schreiben auch noch Tabak rauchen.

Einmal, nachdem ich den ganzen Winter am Computer verbracht und auch viele Stunden im Auto gesessen hatte, um Vorträge oder Workshops zu halten, signalisierte mein Körper deutlich, dass ich ihn vernachlässigt hatte. Die Blutgefäße in einem Bein, das ich vor vielen Jahren einmal verletzt hatte, schickten SOS-Botschaften, die ich aber ignorierte. Wer nicht hört, muss fühlen! So kam es, dass sich während einer Kräuterwoche auf der schönen, über 1400 Meter hoch gelegenen Peer-Alm in Tirol die Venen im Bein entzündeten. Plötzlich wurden sie rot und dick wie Gartenschläuche. Sie schmerzten so sehr, dass ich nicht mehr still stehen konnte. Nur das Laufen und das Hochlegen des Beins half gegen die starken Schmerzen. Die alte Bäuerin, bei der wir zu Gast waren, hatte gleich ein echtes Bauernrezept zur Hand: Sie hieß mich, die geschwollenen Venen mit hochprozentigem Enzianschnaps einzureiben, mit Tüchern fest zu umwickeln und dann zum Trost noch einige Gläschen vom Hochprozentigen zu trinken. Als ich nach dieser Trinkkur wieder nüchtern war, merkte ich, dass die Therapie wenig, wenn überhaupt, geholfen hatte.

Eigentlich hätte ich die Kräuterwoche abbrechen sollen. Es waren immerhin noch fünf Tage zu bewältigen und eine solche Venenentzündung, eine Phlebitis, sei nicht ungefährlich, wie mir eine medizinisch ausgebildete Teilnehmerin versicherte. Ich solle mich gleich in ärztliche Behandlung begeben, denn es könnten sich Blutgerinnsel bilden, die häufig zu einer Thrombose, Lungenembolie oder sogar zum Schlaganfall führten. Keine schönen Aussichten! Aber ich wollte nicht kapitulieren. Als ich dann allein war, sammelte ich mich, schaute über die blühende Almwiese und sagte: „Ihr Pflanzen seid Heiler. Bitte helft mir! Du Pflanzenfreund, der mir helfen kann, bitte zeig dich!"

Auf einmal bewegte sich ein dickes Huflattichblatt, es wedelte hin und her, als ob es mir zuwinken wollte – und das, obwohl es eigentlich windstill war. Ich nahm den Hinweis an und sammelte eine große Hand voll der hufartig geformten frischen Blätter. In meiner Kammer zerstampfte ich sie mit Hilfe eines Steins zu einem grünen Brei. Dann zerriss ich einige der Leinentragetaschen, in denen ich sonst Bücher und Notizen verstaute, trug den Brei auf und wickelte das schmerzende Bein fest in diese Leintuchfetzen. Während der Nacht, manchmal aber auch tagsüber, behielt ich diese Umschläge an. Da auf der hohen Alm auch Bergwohlverleih (Arnika, *Arnica montana*) wuchs, mischte ich einige Arnikablätter mit in den Kräuterbrei. Nur wenige natürlich, da die Pflanze selten ist und unter Naturschutz steht. Die Umschläge schienen zu helfen; auf jeden Fall wurde die Entzündung nicht schlimmer und ich konnte den Kurs zu Ende führen. Zu Hause wollte ich dann nachschlagen, wie man eine Venenentzündung dieses Ausmaßes richtig behandelt.

Zuerst las ich bei Maria Treben nach. Zu dieser Kräuterfrau habe ich tiefes Vertrauen, denn ihr Wissen wird von hoher Inspiration getragen. Und siehe da, was stand in ihrem Buch, „Gesundheit aus der Apotheke Gottes"? „Bei Venenentzündung kann man aus frischen, zerstoßenen Blättern (des Huflattichs) und Obers (Sahne) eine salbenartige Masse bereiten, die man auf die entzündeten Stellen legt und mit einem Tuch abbindet" (Treben 2002: 24). Meine Wahrnehmung war also keine Täuschung gewesen. Wieder einmal hatte ein stiller Pflanzenverbündeter zu mir gesprochen. Nun machte meine Frau mir jeden Tag Wickel aus frischem Huflattich. Anstatt Sahne benutzte sie jedoch Quark und mischte zudem noch frisch gepflückte und zerstampfte Ringelblumenblüten *(Calendula officinalis)* mit in den Umschlag, denn diese wirken stark entzündungshemmend. Die Umschläge behielt ich die ganze Nacht über an. Um der Gefahr einer Thrombose entgegenzuwirken, trank ich jeden Tag blutverdünnenden Tee: einen Aufguss aus Mädesüß (*Filipendula ulmaria*, früher *Spiraea ulmaria*). Mädesüß, auch Spierstaude oder Wiesenkönigin genannt, ist ein natürliches *Aspirin*. Die Pflanze enthält Salicylsäurederivate und kann daher Schmerz stillen, Fieber senken und das Blut verdünnen. Im Unterschied zu der kleinen weißen Pille reizt sie aber die Magenschleimhaut nicht und verursacht keine Magenblutungen. Auch der Echte Steinklee *(Meliolotus officinalis)*, der ebenfalls stark blutverdünnend wirkt, hätte in meinem Fall gute Dienste geleistet.

Vielleicht aber gab es noch ein weiteres Mittel, das die Heilung beschleunigen würde. Also ging ich zur Apotheke und fragte nach einem Medikament für die Venen. Die chemischen Präparate, von denen ich nicht wusste, wie sie wirken, und deren Nebenwirkungen ich nicht kannte, lehnte ich ab. Kastaniensalbe für die Venendurchblutung fand ich in Ordnung, aber ich wollte etwas, das die Blutgefäße heilt, sie wiederherstellt.

„So etwas gibt es nicht", versicherte mir die Apothekerin mit dem ganzen Gewicht ihrer Autorität. „Wenn die Venenklappen einmal ausgeleiert sind, dann lässt sich das nicht heilen!" Aber ich schenkte ihren Worten keinen Glauben.

In diesem Sommer, wenige Wochen später, hatten wir eine Reise in die Staaten geplant. Mein Sohn sollte endlich einmal alle seine Verwandten – Großeltern, Tanten und Onkel, Vettern und Basen – kennen lernen, die zwischen der Nordwestküste und Minnesota bis nach Illinois verstreut lebten. Einer seiner Schulfreunde, der Sohn eines Arztes, wollte uns auf dieser Reise begleiten. Mir graute jedoch vor dem langen Flug, dem Eingepferchtsein in enge Sitze und vor der tagelangen Fahrt im Mietwagen kreuz und quer durch die USA. Das alles wollte ich meinem Bein nicht zumuten, die Strapazen würden bestimmt zu einer Verschlechterung meiner Beschwerden führen. Ich sagte die Reise also ab und verschob sie auf später. Der Vater des Schulfreundes war enttäuscht, wäre es für seinen Sohn doch eine gute Erfahrung gewesen, die USA zu durchqueren. „Machen Sie sich keine Sorgen um das Bein", riet er mir. „Tragen Sie Stützstrümpfe, nehmen Sie blutverdünnende Medikamente, und wenn Sie zurückkommen, werden sich die Kollegen in der Chirurgie darum kümmern."

Nun, den Rat hätte er sich sparen können. Ich wusste zwar, dass man Krampfadern leicht herausoperieren kann und dass andere Gefäße ihre Funktion übernehmen können. Aber damit wird die Ursache nicht behoben. Häufig treten andere Blutgefäße hervor, die sich wieder verkrampfen, bis zuletzt die Durchblutung ernsthaft gestört ist und man wirkliche Probleme bekommt.

Nach gut einem Monat war ich ausgeheilt. Das Bein war sogar in einem besseren Zustand als vor der Venenentzündung. Intuition, Heilkräuter, Selbstbeobachtung und der feste Glaube an das Selbstheilungsvermögen des Körpers hatten sich als richtig erwiesen.

Ein bisschen Teufel muss sein

In Hylestad in Norwegen steht eine einfache weiße Holzkirche genau an der Stelle, wo sich einst eine den alten nordischen Göttern geweihte Kultstätte befand. Im zwölften Jahrhundert wurde an diesem Ort eine Stabkirche gebaut, deren weltweit berühmtes geschnitztes Portal bis heute erhalten ist. Es zeigt Szenen aus Sigurds (Siegfrieds) Leben: wie er sein Schwert schmiedet und den Drachen Fafnir erlegt. Schon zu Wikingerzeiten besiedelte das Bauerngeschlecht, aus dem die väterlichen Vorfahren meiner Frau stammen, das Tal (Sedesdal) rund um diesen heiligen Kultort. Dies wäre ein wunderbarer Ort für die Taufe – die alte Wasserweihe – unseres erstgeborenen Kindes, fanden wir. Also packten wir unsere Sachen in den klapprigen alten Ford Transit und ab ging es nach Norden.

Ausschnitt aus dem Portal der Kirche Hylestad in Norwegen

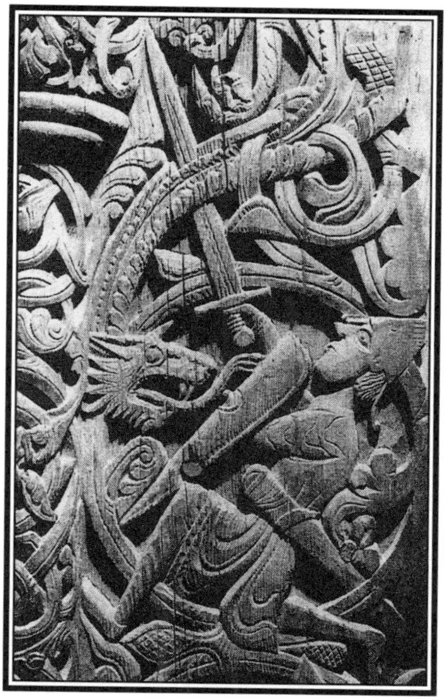

Freundlich empfingen uns ein Onkel und eine Tante meiner Frau mit einem Abendessen. Kleine norwegische Fahnen zierten Käse und Butter. Alles in dem schmucken Häuschen war penibel sauber; man hätte vom Fußboden essen können. Die beiden waren fromme und sehr ordentliche Leute, sie gingen so oft wie möglich in die Kirche und sprachen vor jeder Mahlzeit ein Tischgebet. Neben seiner recht beleibten Frau wirkte der Onkel eher schmächtig. Seit seiner Pensionierung hatte sich seine Atemnot derart verschlimmert, dass er ständig auf einen Ameisensäure-Inhalator angewiesen war. Er konnte kaum einen Satz ohne asthmatisches Hüsteln beenden. Es schien, als wäre er für seine vitale Frau, die Oberschwester im örtlichen Krankenhaus war, vor allem ein weiterer Patient.

Weder Arzt noch Gebet hatten der Gesundheit des Mannes bisher wirklich helfen können. Bis zu seinem Lebensende werde er sich wohl mit seinem Zustand abfinden müssen, hatte der Doktor ihm gesagt. Verstohlen fragte er mich, ob es nicht doch ein Kräutlein gegen sein Asthma gebe, aber spontan kam mir nichts in den

Sinn. Doch später, als ich bei Sonnenuntergang auf einem bewaldeten Hügel saß, auf dem einst ein Odin-Heiligtum gestanden hatte, und ein paar Raben krächzen hörte, kam mir eine starke Inspiration. Dieser arme Mann schien geradezu von der Tugend erdrückt zu werden! Von den moralisierenden Kirchenpredigten, von seiner dominierenden Frau und vom Zwang zur übertriebenen Ordentlichkeit. In einer solch erstickenden Atmosphäre konnte ein Mensch ja gar nicht atmen – einatmen, das ging vielleicht noch, aber das Ausatmen musste zwangsläufig stocken und zaghaft ausfallen, denn schon ein zarter Hauch hätte etwas unkontrollierbar in Bewegung setzen können, ein Staubkörnchen aufwirbeln, Unordnung stiften. Mir war klar geworden, dieser Kranke brauchte etwas Wildes, Chaotisierendes, etwas von Diabolos, damit er wieder ganz werden konnte, damit das wilde Tier, das in jeder Seele lebt, sich entspannen und wieder atmen konnte. Was wäre da besser als eine Rauchmischung mit einem zünftigen Hexenkraut, einem Nachtschattengewächs, etwa dem Bilsenkraut? Ich dankte Odin, dem Herrn der Winde, der einst in den Tagen der Schöpfung den ersten Menschen den Lebensatem einhauchte, und seinen Raben für diese Eingebung.

Eine altmodische Asthmazigarette würde dem Onkel sicherlich gut tun! In den frühen sechziger Jahren hatten sich die amerikanischen Hippies diese Zigaretten gekauft, wenn ihnen einmal das Marihuana ausging. Als die Behörden Wind davon bekamen, wurden die Zigaretten zum Leidwesen der Asthmatiker verboten und aus dem Handel gezogen. Soweit ich mich erinnern konnte, enthielten sie gedörrte Huflattichblätter, Minze und eine geringe Menge an Bilsenkraut *(Hyoscyamus niger)*. Ich würde ihm eine Mischung schicken, sobald wir wieder zu Hause wären.[2]

Da ich kein Bilsenkraut hatte, verließ ich mich auf den ähnlich wirkenden Stechapfel, der zufällig in meinem Garten als Unkraut wuchs. Folgende Rauchmischung stellte ich zusammen: Huflattichblätter – wegen ihrer die Bronchien entspannenden und schleimhautschützenden Wirkung – mit einem winzigen Teil Stechapfelblätter *(Datura stramonium)* zur Linderung der parasympatholytisch bedingten Bronchienverengung sowie zur Hem-

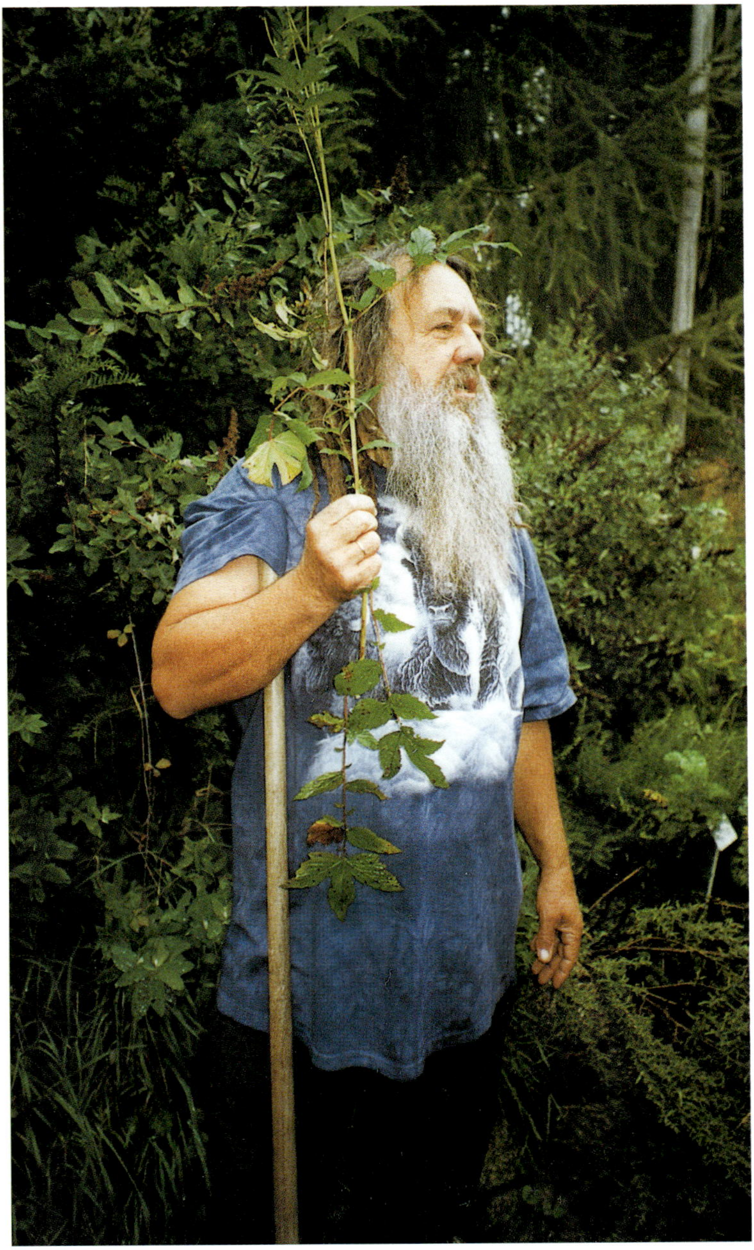

Inspiration vom Mädesüß

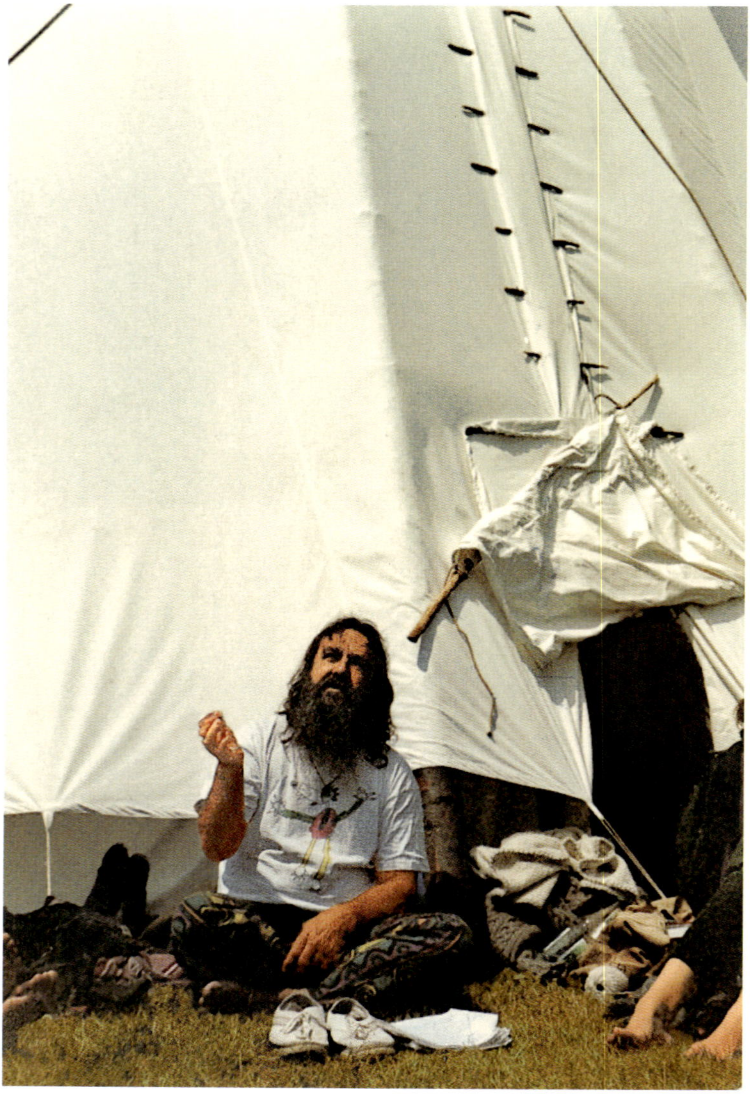

Vor einem Tipi während eines Medizinradtreffens

mung der Bronchialsekretion. Er sollte mit dieser Mischung eine Pfeife stopfen oder sich eine Zigarette daraus drehen und sie rauchen – aber nicht zu viel davon! Ein oder zwei tiefe Lungenzüge würden genügen. Sinn und Zweck der Übung war ja nicht, aus dem Leben zu scheiden oder auf dem Blocksberg tanzen zu gehen, sondern lediglich die Verspannungen zu lösen, die ihm die Kehle zuschnürten.

Er folgte den Anweisungen genau und schrieb einen Monat später, dass er völlig beschwerdefrei sei. Schon nach der ersten Woche hätten die Anfälle aufgehört, so dass er die Asthmazigarette nicht mehr zu rauchen brauche. Ein halbes Jahr später schrieb er erneut, er sei noch immer beschwerdefrei, aber nun habe seine kleine Enkeltochter, das Kind seiner Adoptivtochter, asthmatische Anfälle. Es schien, als wäre die Krankheit auf das schwächste Mitglied in der Familie übergesprungen.

Was sollte man da machen? Man konnte doch ein fünfjähriges Kind nicht die tropanalkaloidhaltigen Blätter des Stechapfels rauchen lassen! Zum Glück hatte sich Samuel Hahnemann schon vor über zweihundert Jahren mit derartigen Problemen herumgeschlagen und war auf die Idee gekommen, Giftsubstanzen vielfach zu verdünnen und durch andauerndes Verschütteln homöopathisch zu potenzieren. Meine Frau bereitete also eine niedrig potenzierte homöopathische Stramonium-Tinktur (D3) zu, die das Kind bei Bedarf tropfenweise einnehmen sollte. In weniger als einer Woche verschwanden auch bei ihr die Symptome vollständig und die Familie ist bis heute beschwerdefrei.

Diese Erfahrung bestätigte wieder einmal, was viele Heiler der Naturvölker und auch die alten Kelten und Germanen bereits gesagt haben, nämlich, dass Krankheiten als unsichtbare parasitische Entitäten angesehen werden können. Sie können innerhalb des Körpers von einer Stelle zur anderen wandern oder auch durch Ansteckung auf andere Lebewesen, Mensch, Tier oder Pflanze, überspringen. Schamanische Heilkunst besteht hauptsächlich darin, diese vampirhaften Entitäten zu orten und zu vertreiben. Im Fall des norwegischen Onkels, dem ein Angst- und Tugenddämon die Atemkraft genommen hatte, half die Kraft des Stechapfels.

Die Nachtschattenalkaloide hemmen den Parasympathikus und zugleich lösen sie die Seele aus ihrem körperlichen Gefüge. Daher ist die Verwendung dieser Alkaloide gefährlich, insbesondere weil ihre Dosierung schwer zu kontrollieren ist. Die Gifte machen es jedoch möglich, das Bewusstsein auf Organe oder Körperregionen zu richten, die krank oder energetisch angeschlagen sind oder Faszination auslösen. Da die Geschlechtsorgane das Interesse der meisten Menschen fesseln, reisen viele von ihnen unter dem Einfluss sorgfältig dosierter Nachtschattenalkaloide in die lustversprechenden Körperzonen. Deswegen gelten die Nachtschattengifte vielerorts (Nordafrika, Lateinamerika) als Aphrodisiaka, die aber im Handumdrehen äußerst unangenehm und sogar lebensbedrohlich werden können (Rätsch/Müller-Ebeling 2003: 679). Südamerikanische initiierte Schamanen *(Curanderos)* benutzen dieselben Gifte, um in die Körper ihrer Patienten zu reisen beziehungsweise sich mittels sensitiver Resonanz auf die Leiden der Erkrankten einzustimmen und den Krankheitsdämon zu erkennen. Im Fall des asthmakranken Onkels war es der ernsthafte Wunsch, von der Atemnot befreit zu werden, der dem Stechapfelgeist vorgab, wie und wo er zu wirken hatte. Eine andere Wirkung hatte die Pflanze in diesem Fall nicht. Auf diese Weise können auch dermaßen gefährliche Kraftpflanzen wie der Stechapfel oder das Bilsenkraut – richtig dosiert und vor allem im Verbund mit einer milderen Pflanze wie dem Huflattich – in den Händen eines kompetenten Therapeuten wertvolle Heiler sein.

Der älteste Lungenheiler

Der Huflattich ist eine altbewährte Heilpflanze. Marzell schreibt, die Pflanze sei vermutlich eines der ältesten und ursprünglichsten Hustenmittel unseres Kulturkreises. Der griechische Pflanzenkenner Dioskurides, der unter Kaiser Claudius und Kaiser Nero Militärarzt war und das erste westliche Kräuterheilbuch „Materia medica“ (1. Jh. n. Chr.) schrieb, empfiehlt das Einatmen des Rauchs angezündeter

Huflattichblätter bei trockenem Husten und Schweratmigkeit sowie die mit Honig zerriebenen Blätter bei Gürtelrose, Wundrose und allerlei Entzündungen. Aber schon Hippokrates, der „Vater der Medizin" (5. Jh. v. Chr.), kannte den Huflattich als auswurfförderndes Mittel. Der Römer Plinius empfahl bei hartnäckigem Husten, den getrockneten Huflattich *(farfarum)* mitsamt der Wurzel auf glühende Zypressenkohle zu legen und den Rauch mittels eines Schilfrohrs wie durch ein Pfeifenrohr einzusaugen und zu verschlucken (Höfler 1911: 255).

Nach der antiken griechischen Überlieferung soll der Huflattich den blutigen Hufabdrücken der Kentauren entsprossen sein, als diese mit den Menschen kämpften. Kentauren sind wilde, heilkundige Pferdemenschen. Ihr Oberkörper und Kopf sind menschlich, ihr Unterleib dagegen ist der eines Pferdes. In ihrer Gestalt symbolisieren sie die Verbindung des kühlen Verstandes mit den sicheren Instinkten eines Tieres – eine Eigenschaft, die jeder Heiler haben sollte. Chiron, einer der Kentauren, galt als Lehrer der Heilkundigen wie etwa des Arztes Äskulap oder des Helden Achilles.

Selbstverständlich kannten auch die Kelten und Germanen diese Heilpflanze, die den Sieg der Sonne über den dunklen Winter ankündigt. Die keltischen Völker weihten diese Pflanze ihren Pferdegöttinnen: der gallischen Epona, der irischen Macha und der walisischen Rhiannon. Wo immer Epona ritt, da entsprangen der Erde unter ihren Hufen Huflattichpflanzen. Das Pferd galt als Sonnentier. Die Menschen lebten damals mit der Vorstellung, die Sonne durchmesse mit einem Pferdegespann tagsüber den Himmel und nachts die Unterwelt. Durch Marcellus Empiricus, einen Gallier, der im vierten Jahrhundert im römischen Bordeaux lebte, lernen wir den gallisch-keltischen Namen der Pflanze kennen: *Calliomarcus,* „Huf des Pferdes" (*Marko, Marc* = Pferd).[3] Die Kelten, so schreibt er, sammelten die Pflanze bei abnehmendem Mond zur Ebbezeit an einem Donnerstag und atmeten bei Husten und Lungenerkrankungen ihren Rauch ein (Marzell 2002: 288).

Keltische Wurzeln hat wahrscheinlich auch der mittelalterliche Brauch, Pferden, die lange im Stall standen, Huflattichblätter mit in den Hafer zu mischen, um sie vor Schadenzauber und Krankheiten zu schützen.

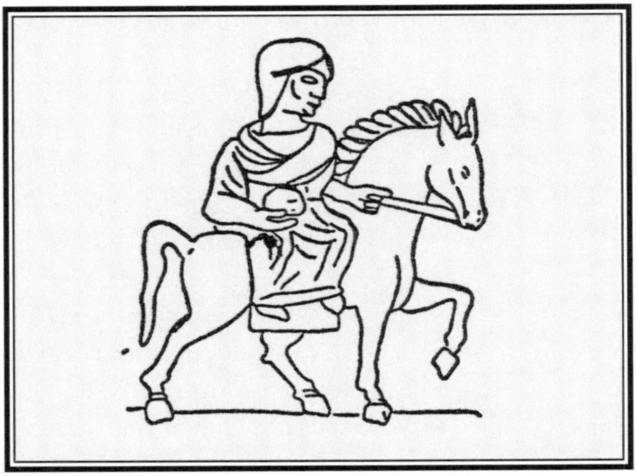

Epona – die keltische
Pferdegöttin

Die große Kräuterkundige Hildegard von Bingen erwähnt den „Huflatta minor"[4] als Zusatz zu Arzneigetränken gegen Leberleiden und Leberverhärtung sowie gegen Fieber und Magenkrankheiten. Das ist eine unerwartete Anwendung der Pflanze. Neuere Untersuchungen ergaben jedoch – ähnlich wie bei der Pestwurz – eine krampflösende und schmerzstillende Wirkung des Huflattichs bei neuro-vegetativ bedingten Magenbeschwerden und schmerzhaften Krämpfen der Gallenwege (Müller 1993: 119).

Nicht nur als Heilmittel steht der Huflattich seit alters in gutem Ruf, sondern auch als Wildgemüse. Im Allgäu wurden die jungen Blätter gern unter die Kartoffeln geschnitten. In Russland kommen junge Blätter und Knospen mit ins Gemüse – vor allem zu Kohlrabi –, in die Kräutersuppe, in den Kartoffeleintopf, ins Rührei oder sie werden klein gehackt als Brotbelag gegessen (Koschtschejew 1990: 201).

Inzwischen jedoch ist es mit dem guten Ruf des Huflattichs vorbei. Von offizieller Seite wird vor der innerlichen Anwendung als Heilmittel und vor der Verwendung als Nahrungsmittel gewarnt. Wie es dazu kam, soll nun berichtet werden.

Pyrrolizidinalkaloide

Mit einem Schreiben an über tausend größere und kleinere Arzneimittelhersteller kündigte das Bundesgesundheitsamt (BGA) im Sommer 1988 das Verbot von 14 Heilkräutern an. Es handelte sich um Kräuter, die seit Jahrtausenden zur Linderung und Heilung von Krankheiten dienen und die in über 2500 Naturheilmitteln zu finden sind (Schlebusch *et al* 1989: 12). Betroffen waren unter anderem Huflattich, Borretsch, Pestwurz, Beinwell, Kreuzkraut und Wasserdost *(Eupatorium)*. Tierexperimente in England, den USA und Japan hätten bewiesen, dass diese Pflanzen die Leber vergiften und Krebs auslösen würden (Foster 1993: 76)! Schon der Begriff „Krebs" ist für die meisten Menschen ein Schreckgespenst und nun sollten Heilpflanzen, die man ja mit Heilen und Gesundwerden assoziiert, diese schreckliche Geißel hervorbringen! Das Hippie-Wunderkraut Beinwell *(comfrey)* verschwand in den USA plötzlich von der Bildfläche und auch an den Huflattich wagte sich niemand mehr. Sogar Baldrian und Kamille gerieten vorübergehend in Verruf. Dies war auch beabsichtigt; die Öffentlichkeit sollte davon überzeugt werden, dass die Produkte der Pharmaindustrie viel sicherer seien als die natürlichen Heilkräuter. Wo kämen wir schließlich hin, wenn sich jeder seine Heilmittel selbst pflücken würde, so wie es angeblich ungebildete Leute, wie etwa die Kräuterfrau Maria Treben, propagieren? Das wäre ja wirtschaftsschädigend!

Das „Journal of Pediatrics", eine amerikanische Medizinzeitschrift, meldete: „In jüngster Zeit ist über den Todesfall eines Neugeborenen infolge eines Lebervenenverschlusses (Budd-Chiari-Syndrom) berichtet worden, dessen Mutter während der Dauer der Schwangerschaft huflattichhaltigen Tee getrunken hatte." Boulevardblätter brachten die Botschaft mit einfacheren Worten an die Massenleserschaft: „Säugling stirbt an Leberzirrhose. Mutters Kräutertee war tödlich!"

Dieser Schock saß tief. Daran änderte sich auch nichts, als sich später herausstellte, dass die junge Mutter aus der Drogenszene stammte und öfter lebertoxische halluzinogene Pilze zu sich genommen hatte. Außerdem war die Leber der Mutter nicht geschädigt, sondern nur die des Kindes, obwohl die fötale oder kindliche Leber wesentlich resistenter ist als die Erwachsenenleber. Der „Huflattichtee“, den die Mutter getrunken haben sollte, war zudem ein Teegemisch aus zehn verschiedenen Pflanzen. Der Anteil des Huflattichs betrug dabei nur neun Prozent. Nach weiteren Meldungen war man nicht einmal mehr sicher, ob überhaupt Huflattich in dem Teegemisch enthalten war (Schlebusch *et al* 1989: 16).

Ja, aber was ist mit den Tierversuchen, den Rattenexperimenten? Belegen sie nicht eindeutig, dass diese Pflanzen mutagen (erbgutverändernd) oder karzinogen (Krebs erregend) wirken? Bei den Untersuchungen handelt es sich doch um objektive wissenschaftliche Experimente, um genaue Messungen und richtige Schlussfolgerungen! Nun, wenn man sich die Tierversuche anschaut, sind sie bei weitem nicht so eindeutig. „Die Pflanzen wurden mit einem Futteranteil zwischen vier und 32 Prozent zwangsweise verabreicht, da sich die Tiere ab einem Huflattichanteil von 15 Prozent im Futter weigerten, diese Nahrung zu sich zu nehmen. Diese Stresssituation ist bekanntermaßen als karzinomfördernder Faktor zu bewerten“ (Schlebusch *et al* 1989: 19). Als die Ratten am Ende gar nicht mehr fressen wollten, wurde ihnen Huflattich oder Beinwell über Monate und Jahre hinweg durch Schlundsonden einverleibt. Auch ging man dazu über, ihnen den isolierten Wirkstoff der Pflanzen einzuspritzen. Endlich entwickelten sie die (erwarteten) Lebertumore.

Können die Ergebnisse eines solchen Tierversuchs überhaupt auf Menschen übertragen werden? Eine fundamentale Frage. Die Menge an Huflattichblättern, mit denen die armen Tiere zwangsgefüttert wurden, entsprächen, auf den Menschen übertragen, vier Apothekerpackungen, die er tagtäglich konsumieren müsste. Wer würde das schon tun?

Die therapeutische Dosierung, wie sie im Kräutertee gegeben ist – ich würde sogar sagen, wie man sie mit einer gelegentlichen Wildkräutermahlzeit konsumiert –, ist so gering, dass keine Gefahr zu befürchten ist. Die in der getrockneten Droge nachweisbaren Mengen an Pyrrolizidinalkaloiden sind so gering, dass sie praktisch vernachlässigt werden können (Weiß 1991: 261). Und übrigens: Aus all den Jahrhunderten, in denen man Huflattich und Beinwell als Heilmittel verwendet hat, ist nicht ein einziger Fall von Leberschädigung oder gar Tumorbildung bekannt geworden, der sich darauf zurückführen ließe (Foster 1993: 77).

Mit den Untersuchungstechniken moderner Labore könnte man wohl leberschädigende oder krebsauslösende Bestandteile in fast allen Heil-, Nahrungs- und Genussmitteln nachweisen. Kochsalz, Wein, Schokolade, Kaffee, Mandeln, Aufschnitt, Fisch, Konfitüre oder auch Fertiggerichte müssten nach demselben Maßstab, der an die Heilpflanzen angelegt wurde, wahrscheinlich verboten werden. Ebenso fast alle chemischen Medikamente – 58 000 Tote durch Arzneimittelschäden gib es pro Jahr allein in Deutschland (Ercivan 2004: 169). Die im Zigarettenrauch enthaltenen Nitrosamine gelten als tausendmal gefährlicher als die Pyrrolizidinalkaloide – dennoch wird legal weitergeraucht.

Man kann also getrost den Huflattich weitersammeln und als Bronchienheilmittel anwenden. Frau Dr. med. Veronika Carstens, die Frau des ehemaligen Bundespräsidenten und Vorsitzende der Naturärztevereinigung, drückte es so aus: „Wenn Huflattich verboten wird, pflanze ich Huflattich in meinem Garten an."

---

[1] Der Fieberstrauch ist ein aromatisch duftendes Lorbeergewächs, aus dessen Zweigen die Waldlandindianer einen schweißtreibenden Tee gegen Viruserkrankungen wie fiebrige Erkältungen und Masern kochten.

[2] **WARNUNG!** Bilsenkraut und andere tropanalkaloidhaltige Nachtschattengewächse wie Stechapfel oder Engelstrompete sind stark giftig. Symptome der Vergiftung sind unlöschbarer Durst, Kopfschmerzen, Übelkeit, Wahnsinn, Muskelstarre, Koma, Atemlähmung und schließlich der Tod. Vor Experimenten sei ausdrücklich gewarnt! Mehr zum Thema Bilsenkraut in meinem Buch „Götterpflanze Bilsenkraut" (Nachtschatten Verlag, Solothurn, 2004).

[3] Theokrit, ein griechischer Dichter aus dem 3. Jh. v. Chr. schreibt: „Huflattich treibt junge Hengste und schnellfüßige Stuten in den Wahnsinn."

4 *Huflatta minor* ist der kleine Huflattich *(Tussilago)*; als *Huflatta major* oder „großer Huflattich" bezeichnete Hildegard von Bingen die Pestwurz *(Petasites)*.

Karde

Ich danke Gott und der Zecke
für den Leidensweg der Erkenntnis.
Die Zeit ist reif für alte Wege.

Rudolf Müller nach der Ausheilung der
Lyme-Borreliose mithilfe der Karde

Das Schwitzen in der Schwitzhütte oder im Dampfbad ist eine gute Sache, denn dabei werden Toxine (Giftstoffe) und Schlacken gründlich aus Leib und Gliedern herausgeschwitzt. Das Schwitzbad wirkt wie ein künstlich induziertes hohes Fieber und dadurch unterdrückt es auch die Vermehrungslust der Viren und Bakterien. Nach der Schwitzhütte fühlt sich der Teilnehmer nicht nur körperlich gereinigt, sondern auch seelisch. Die Schwitzhütte ist, wie Urgeschichtler zeigen konnten, neben Heilkräutertherapie, Massage und schamanischer Behandlung eine der ältesten Therapieformen. Ihre Wurzeln gehen zurück auf die Steinzeit. Die Indianer Nordamerikas haben die älteste Form der Schwitzhütte bis heute beibehalten. Wenn sie sich mit den Geistwesen und Göttern verbinden wollen und eine tiefe Reinigung benötigen, wird so geschwitzt.[1] Betend und nackt wie am Tag ihrer Geburt, kriechen sie auf allen vieren durch die kleine Öffnung des mit Decken oder Fellen bedeckten runden Gestells. Unmittelbar auf der Erde, im völligen Dunkel hocken sie da, im engen Kreis mit den anderen Stammesmitgliedern, rund um eine Grube, in der glühende Wackersteine eine wohltuende Hitze ausstrahlen. Der Mensch sitzt, wie der Fötus im Mutterleib, im Bauch der Allmutter Erde. Die glühenden Steine sind ihr Herz, das tragende Gerüst aus Weidenschösslingen sind ihre Rippen, der Eingang ist ihre Vagina. Ein heiliger Ort. Der Ritualleiter ruft nun alle Gottheiten und alle Verwandten auf: die mächtigen Hüter der vier Himmelsrichtungen, die Tiergeister, das Pflanzenvolk, die Steinleute, die fernen Freunde und die in der anderen Dimension weilenden Ahnen. Dann gießt er Wasser auf die glühenden Steine, so dass es zischt und brodelt, während sich der Raum mit heißem Dampf füllt. Nun legt er harzigen Wacholder, süßes Mariengras, Beifuß und andere duftende Kräuter auf – sie verglühen wie ein Sternschnuppenschauer und spenden wunderbare Düfte, die gemeinsame Visionen stark werden lassen. Das Zeitgefühl schwindet und die Ewigkeit tut sich auf. Begleitet von heiligen Gesängen erscheinen nun, für alle sichtbar, die magischen Geisttiere, die Götterwesen und die Ahnen, um Heilung und Segen zu spenden. Vier solcher Aufgusszyklen, zwischen denen kurz gelüftet wird, folgen aufeinander – jede Runde heißer als die vorherige – und dann kriecht man erneuert und neu geboren aus dem Schoß der Mutter Erde hinaus ins Freie. Die Teilnehmer tragen nun so viel Glut in sich, dass sie sich anschließend im eiskalten Wasser eines Flusses, eines Sees oder im Schnee abkühlen müssen.

An einem solchen indianischen Schwitzhüttenritual nahm ich vor einigen Jahren teil. Es waren aber keine indianischen Stammesgenossen, mit denen ich nackt um die heißen Steine saß, sondern Weiße, Männer wie Frauen, von denen ich die meisten nicht wirklich kannte. Und die Hütte stand auch nicht in der Wildnis der Rocky Mountains, sondern auf einer Wiese unweit von kunstgedüngten Äckern und Weinbergen, irgendwo in der Nähe von Heidelberg. Man gab sich große Mühe, alles richtig zu machen. Der Ritualleiter rief die Geister auf – aber es waren indianische Geistwesen, die er beschwor: den weißköpfigen Adler des Ostens, den schelmischen Kojoten des Südens, der den üppigen Regen bringt, den Grizzlybär des Westens, der die trockene, kühle Luft bringt, und die weiße Büffelfrau des Nordens. Indianische Rituale beziehen sich immer auf die wirklich vorhandenen Kräfte und Wesen in der umgebenden Natur. Hier aber war alles abstrakt, nur in unseren Köpfen vorhanden, und die Worte klangen wie nachgeplappert. Anstatt eines Kojoten hätte der Schelm vielleicht wenigstens ein Fuchs sein sollen, und in Europa kommt aus dem Süden kein Regen, sondern trockene Hitze. Ja, und Büffel oder besser gesagt

Wisente hat es hier bei uns einst schon gegeben, aber heute ist uns die Wildsau oder der Hirsch als Krafttier sicher näher. Trotz geführter Meditation erschien keine Gottheit, kein magisches Tier in gemeinsam erlebter Vision. Im Gegenteil, das ständige Gequatsche störte nur, es ließ keine echte Meditation, keine wahre Versenkung in die Tiefen der geistigen Dimension zu. Aber auch ich selbst war während dieses Rituals nicht zentriert; mein Ego plusterte sich auf und prahlte mit indianischen Weisheiten, die es gar nicht besaß. Zudem zog kalte Luft durch die Ritzen der schlecht abgedichteten Schwitzhütte, so dass ich teils schwitzte, teils fror. Es herrschte also leider kein guter Geist in der Sache.

In der Morgendämmerung rollte ich anschließend im taunassen Wiesengras, um mich abzukühlen. Da geschah es: Eine Zecke biss sich unter meinem Bauch fest. Bemerkt habe ich das Spinnentier aber erst zwei Tage später. Es hatte mich in einer immungeschwächten Situation erwischt, denn ich war damals überarbeitet, übermüdet und gestresst. Bald darauf formte sich der typische rote, wandernde Ring, das so genannte *Erythema migrans* (Wanderröte), das erste Symptom der Lyme-Borreliose. Auch sonst fühlte ich mich nicht wohl, war schlapp und reizbar; bald bekam ich Kopfschmerzen, konnte schlecht schlafen, und der Lymphknoten in der Leiste schwoll etwas an. Dr. Häringer, ein bekannter Arzt, der sich sonst sehr für die Phytotherapie engagiert, diagnostizierte Lyme-Borreliose und redete mir eindringlich ins

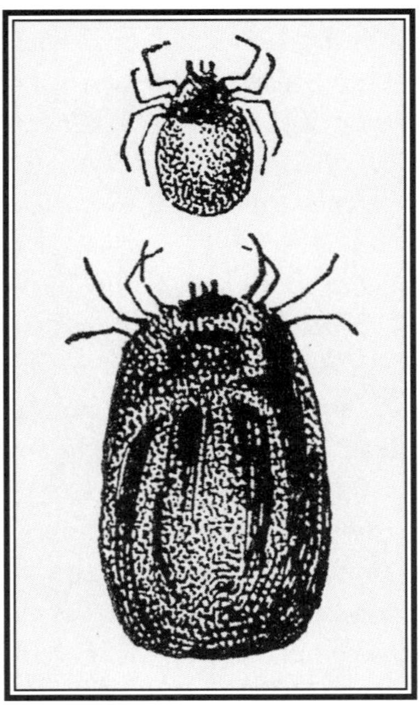

Zecke: oben normale Größe und unten vollgesogen

Gewissen: „Bei der Borreliose hört es mit den Kräutern auf, hier helfen nur Antibiotika – und zwar massiv!" In drastischen Bildern malte er mir den Verlauf der durch Zeckenbiss übertragenen Ansteckung mit dem Bakterium *Borrelia burgdorferi* aus: Wenn man nicht sofort mit einer Antibiotikakeule anrückte, werde es im zweiten Stadium der bakteriellen Infektion zu neurologischen Ausfällen, Lähmungen und Arthritis (Gelenkentzündung), eventuell auch zu Gehirnhautentzündung oder Karditis (Herzentzündung) kommen. Im dritten Stadium könne man im Rollstuhl landen, weil die Gelenke versagen, und im Endstadium könne es zu Störungen der Bewegungskoordination (Ataxie), wandernder Gelenkentzündung, Hirnnervenausfall und sogar schweren Psychosen kommen. Das Bakterium sei eine dem Syphiliserreger *(Treponema pallidum)* verwandte schraubenförmige Spirochäte. Und wie die schreckliche Geschlechtskrankheit verlaufe auch die Borreliose rezidivierend, das heißt, die Krankheit tritt in immer wiederkehrenden Schüben auf. Dabei setzen die Symptome zeitweilig aus, so dass der Patient glaubt, er sei auf dem Weg der Heilung, nur um dann noch heftiger zurückzukehren.

Diese Aussichten waren natürlich erschreckend. Im Allgemeinen kuriere ich meine Leiden vor allem mit Kräutern, Hitzeapplikation und Schlaf. Was aber sollte ich in diesem Fall machen – schließlich hatte ich eine Familie zu versorgen! Vor Jahren war es bei mir, infolge einer Behandlung mit Antibiotika, zu einer Superinfektion gekommen, an der ich jahrelang schwer zu leiden hatte. Auch grundsätzlich war mir bewusst, dass Antibiotika mit größter Vorsicht zu genießen sind, da ihre Einnahme einen massiven Eingriff in das körpereigene Immunsystem darstellt. Sie zerstören die symbiotische Darmflora, die ein wesentlicher Bestandteil der körpereigenen Abwehr ist; sie erzeugen ein pilzfreundliches Klima im Körper und begünstigen so die Ausbreitung von *Candida albicans* und anderen Pilzinfektionen, und sie können allergische Reaktionen bis hin zum seltenen, aber lebensbedrohlichen anaphylaktischen Schock auslösen. Das natürliche innere Ökosystem, das den Organismus normalerweise gegen Infektionen schützt, wird durch Antibiotika gestört.

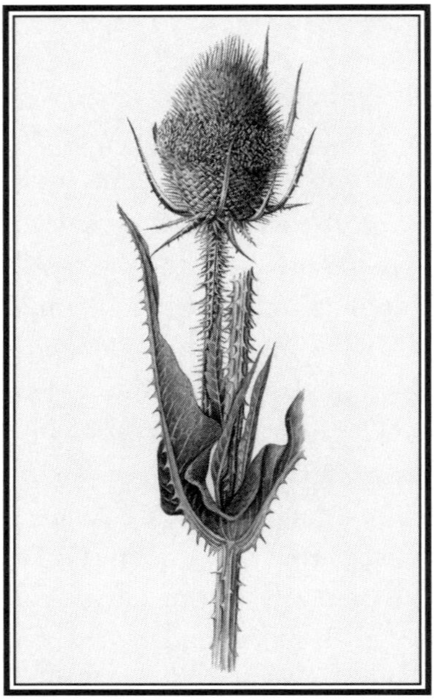

Wilde Karde
(Dipsacus sylvestris)

Ich war innerlich hin- und hergerissen. War ich denn etwa paranoid, dass ich nicht die Antibiotikakur machen wollte? War es wirklich so, dass in diesem Fall kein Kraut gegen die Krankheit gewachsen war? Ich hatte das Gefühl, dass die Zeit drängte. Jeden Tag – so stellte ich es mir vor – breiteten sich die Spirochäten weiter aus und würden irgendwann Gelenke, Gehirn und andere vitale Organe befallen. Ich las alles, was ich zum Thema finden konnte. Dabei stieß ich im ärztlichen Handbuch für Diagnose und Therapie, *Consilium Cedip Practicum* (1995), auf eine Statistik, die besagte, dass 23,8 % der Waldarbeiter in Deutschland Antikörper gegen die *Borrelia burgdorferi* aufwiesen, ohne dass sie überhaupt davon wüssten, jemals infiziert worden zu sein. Eine Studie der *American Medical Association* (1995) stellte zudem fest, dass nur die Hälfte der Patienten mit der Diagnose Borreliose tatsächlich unter den bekannten Symptomen dieser Erkrankung litt. Wenn das Immunsystem die Fähigkeit hat, Antikörper gegen diese Spirochäten zu produzieren, dann wäre es doch sinnvoll, dachte ich mir, das Immunsystem mit allen Mitteln dabei zu unterstützen. Da Antibiotika aber immunsuppressiv wirken können, also die körpereigene Abwehr dämpfen, schienen sie in diesem Fall – so meine Schlussfolgerung – nicht unbedingt die geeigneten therapeutischen Mittel zu sein. Ich machte mich also daran, geeignete Therapiemaßnahmen zur Unterstützung meines Immunsystems und zur Behandlung der Borreliose zu suchen.

Naturheilkundliche Hilfsmittel gegen Borreliose

Die Grundlage meiner Heilkur sollte darin bestehen, die Immunkräfte zur körpereigenen Abwehr der Erreger so gut wie nur möglich zu stärken. Folgende Maßnahmen sollten mir dabei hilfreich sein:

1. Genügend Schlaf.
2. Bewegung an frischer Luft und im Sonnenschein.
3. Eine ausgewogene Diät mit viel frischem Obst und Gemüse, vor allem Möhren und Roter Bete, die viele Carotinoide enthalten. Diese sind wichtig bei der Bekämpfung von Infektionen. Ebenfalls viel Knoblauch, Bärlauch oder Zwiebel, deren schwefelhaltiges ätherisches Öl (Allicin) eine antimikrobielle Wirkung aufweist und zugleich die Aktivität der Killerzellen des Immunsystems erhöht.
4. Weitere Stärkung des Immunsystems durch Anwendung des Purpurnen Sonnenhuts (*Echinacea purpurea*). Als Unterstützungstherapie bei Borreliose verschreibt der bekannte amerikanische Phytotherapeut Dr. James A. Duke eine dreiwöchige Kur, während der die Patienten pro Tag jeweils sechs Kapseln zu je 450 mg des abwehrstärkenden Wurzelpulvers einnehmen (Duke 1997: 88).

Solche naturheilkundlichen Maßnahmen sind vernünftig. Sie wirken bei der Behandlung unterstützend. Ich glaubte allerdings nicht, dass sie in einem so gravierenden Fall wie einer Borrelien-Infektion ausreichen würden. Also ging ich zu meinem Freund und Nachbarn, dem eher unorthodoxen, aber sehr erfolgreichen Naturheiler Dr. rer. nat. Gerhard Orth. „Ja“, sagte dieser, „ich habe schon eine ganze Reihe Patienten gehabt, die sich trotz hoch dosierter Behandlung mit Tetrazyklin, Penicillin, Erythromycin, Cephalosporin und anderen Antibiotika im Rollstuhl in meine Praxis schleppten.“ Als er sah, wie erschrocken ich war, fügte er hinzu: „Keine Sorge, so weit braucht es nicht zu kommen! Wir werden mit den kleinen Teufelchen schon fertig!“

Dr. Orths Therapie bestand aus folgenden Maßnahmen:

1. Erstens: zweimal täglich fünf Tabletten *Multiplasan* mit reichlich Flüssigkeit einnehmen. *Multiplasan*, hergestellt aus mehreren zu Pulver verriebenen und zu Pillen gepressten Kräutern, war ursprünglich – ich sage es hinter vorgehaltener Hand – ein veterinärmedizinisches Mittel zur Behandlung von Verdauungsstörungen bei Pferden. Ich analysierte den Inhalt dieser „Pferdemedizin“: Die Pillen bestanden fast ausschließlich aus Pflanzen, die den Leberstoffwechsel anregen, von der Schafgarbe bis zur Wegwarte. Dies war zweifellos eine sinnvolle Therapie, denn es ist richtig, bei Infektionskrankheiten die Leber in ihrer entschlackenden und stoffwechselfördernden Funktion zu unterstützen. Das inzwischen auch in der Schweiz erhältliche indische Präparat *Liv. 52*, bestehend aus Kräutern aus dem hohen Himalaja, welche die Leberfunktion unterstützen, wäre meines Erachtens ebenso gut gewesen. Auch Schafgarbentee (drei Tassen pro Tag), Löwenzahnwurzel, Durchwachsener Wasserhanf *(Eupatorium perfoliatum)* oder Mariendistelpräparate hätten eine ähnliche Wirkung gehabt.
2. Neben den Lebertabletten sollte der Patient jeden Tag bis zu einem Liter Goldrutentee, am besten eine Mischung aus der Europäischen Goldrute *(Soldiago virgaurea)* und der Kanadischen Goldrute *(S. canadensis)*, trinken. Ein Esslöffel des Krautes wird mit einem Liter Wasser heiß aufgebrüht oder, als Kaltwasserauszug, acht Stunden lang mazeriert, ehe er dann getrunken wird. Das regt die Nieren an und schützt sie vor einer Reizung, die eventuell durch die Wacholderbeeren im *Multiplasan* entstehen könnte.
3. Dreimal täglich sollte der Körper, vor allem in den Kniekehlen und Armbeugen, mit dem aromatischen *H-14-Öl* eingerieben werden. Das Öl besteht zu drei Teilen aus Olivenöl und zu zwei Teilen aus ätherischen Ölen (Wacholderbeeren, Pfefferminze, Kalmus, Anis, Rosmarin, Kümmel, Fenchel, Eukalyptus, Zitrone, Melisse, Salbei, Citronella, Thymian, Zimt, Nelken). Das Öl

wurde von Dr. Orth auf Grundlage der Forschung des französischen Mediziners und Pioniers der Aromatherapie, Dr. Jean Valnet, entwickelt. Diese ätherischen Öle werden über die Haut aufgenommen und entfalten im Körper unter anderem eine bakteriostatische (keimhemmende) Wirkung (Valnet 1992, Orth 1996: 158). Auch die Vermehrung der Borrelien wird durch das Öl gehemmt.
4. Zusätzlich verschrieb Dr. Orth 0,5 g *Propolis*-Pulver (ein Bienenharz, reich an Benzencarbon- und Phenylacrylsäuren, Benzyl- und Phenylalkoholen sowie Flavonoiden) mit 0,5 g Zimt, einzunehmen in Apfelbrei oder Joghurt. Auch hierdurch wird eine antimikrobielle Wirkung erzielt.

Ich folgte Dr. Orths Rat und merkte auch schon bald, dass es mir besser ging. Dennoch hatte ich das Gefühl, dass die Borrelien noch immer in mir lauerten und nur darauf warteten, sich erneut ausbreiten zu können, sobald mein Immunsystem wieder einmal geschwächt wäre.

Zu einem späteren Zeitpunkt ließ mir Monika Falkenrath ihr aufschlussreiches Buch „Volkskrankheit Borreliose“[2] zukommen. Dieses Buch, in dem es um ihre persönliche Erfahrung mit der Borreliose und möglichen naturheilkundlichen Behandlungsmaßnahmen geht, bestätigte meine intuitiven Bedenken gegen die Antibiotikakur. Frau Falkenrath zitiert den amerikanischen Mediziner Richie C. Shoemaker[3], der die These vertritt, dass es nicht die Borrelien selbst sind, die die verschiedenen Symptome und Beschwerden hervorrufen, sondern die von ihnen ausgeschiedenen Abfallprodukte, die „Bio- oder Neurotoxine“. Neurotoxine aktivieren die übermäßige Ausschüttung von entzündungsfördernden Stoffen im Körper, den Zytokinen. Trifft das zu, dann erweisen sich die Entgiftungstherapien – also die den Leberstoffwechsel anregenden pflanzlichen Mittel, wie Dr. Orths *Multiplasan, Liv. 52* und insbesondere die Kardenwurzel, von der ich gleich berichten will – als eine durchaus vernünftige Behandlungsweise.

Shoemaker schreibt, dass Antibiotika zwar die Borrelien bekämpfen, nicht aber die Neurotoxine, die diese produzieren:

„Wir verwerfen alte nutzlose Diagnosen, etwa der ‚Fibromyalgie', und alte nutzlose Vorstellungen wie die, dass die Lyme-Borreliose durch eine dreiwöchige Antibiotikagabe ausgeheilt werden kann." Zudem weisen Spirochäten Perioden der Inaktivität auf, während der die eingenommenen Antibiotika unwirksam sind.[4] Auch kapseln sie sich ab (zystische Form), wenn das Milieu für sie schädlich oder gefährlich wird. Frau Falkenrath kommt zu dem Schluss, dass eine ganzheitliche Kombination von mehreren naturheilkundlichen Methoden als Therapie sinnvoller ist als die gegenwärtigen schulmedizinischen Methoden.

Gegen jede Krankheit ist ein Kraut gewachsen

In meinen Studien als Ethnologe wurde ich immer wieder darauf aufmerksam gemacht, dass bei den meisten Völkern – wie auch einst bei den Europäern – die Überzeugung besteht, dass gegen jede Krankheit ein Kraut gewachsen sei. Dieser Glaube wurde in der westlichen Welt erschüttert, als sich die von Kolumbus aus der Karibik eingeschleppte Lustseuche (Syphilis) epidemisch verbreitete. Weder die Kräuter der alten Kräuterfrauen noch die der Klosterbrüder konnten der schrecklichen Seuche Einhalt gebieten. Weder die erweichenden, lindernden „Venuspflanzen", wie Malve oder Leinsamen, noch die konträr eingesetzten zusammenziehenden, blutreinigenden „Marspflanzen", wie Eichenrinde, Klettenwurzel oder Brennnessel, konnten diese venerische Krankheit aufhalten. Schließlich griff man zu den giftigen Quecksilberpräparaten der arabischen Alchemie. So wurde die chemische Medizin geboren. Die toxische quecksilberhaltige „sarazenische Salbe", die ursprünglich gegen Ringwurm, eine Pilzerkrankung der Haut, und Hautparasiten eingesetzt wurde, drängte zwar tatsächlich die Syphilis zurück, aber ihre Nebenwirkungen waren fast so schlimm wie die Krankheit selbst (Storl 1996: 147).

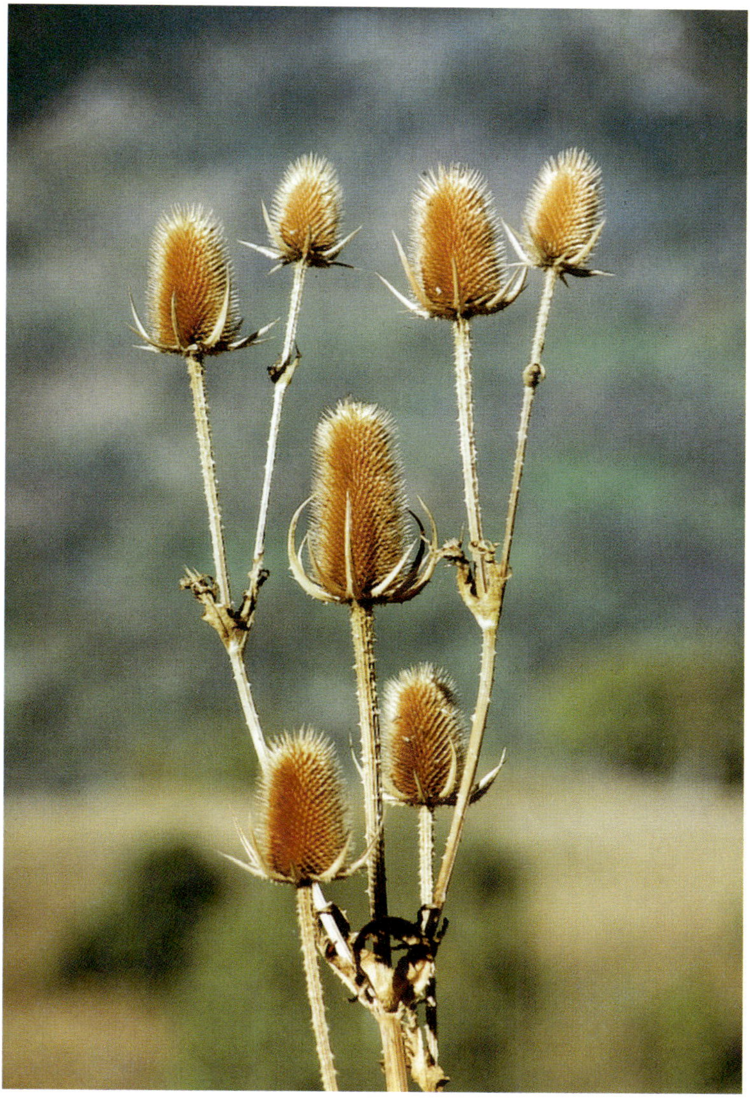

Die Blütenköpfe der Karde

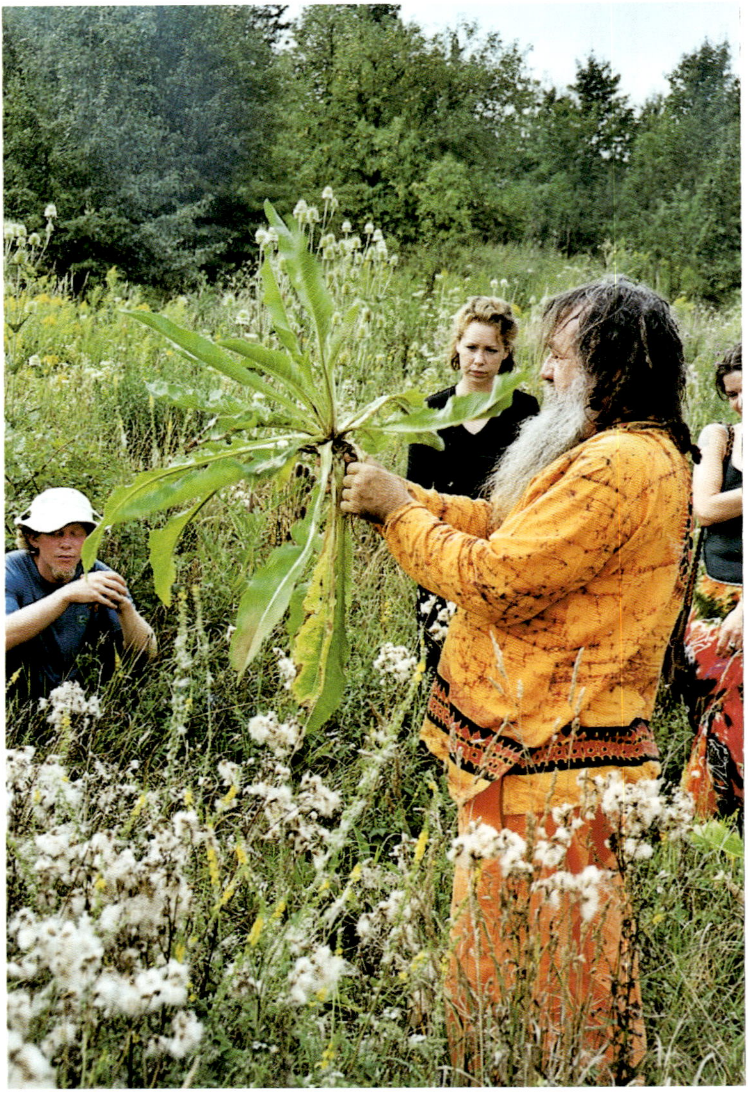

Beim Ausgraben der Kardenwurzel während einer Kräuterexkursion in Ungarn

Trotz alldem gab es keinen wirklichen Grund zur Ablehnung einer pflanzlichen Therapie, denn die Indianer der Karibik behandelten die Syphilis mit einer Kombination aus heißen Schwitzbädern, besonderer Diät und Abkochungen aus dem Harz des Pockenholz- oder Guajak-Baumes *(Guajacum officinale)*. Der kaiserliche Leibarzt Nicolas Poll berichtet (1517), dass auf diese Weise 3000 Seeleute und spanische Jünglinge kuriert wurden. Inzwischen haben Studien gezeigt, dass Schwitzbäder, die die Körpertemperatur bis auf nahezu 42 °C steigern, und das Trinken großer Mengen der Guajacum-Abkochung durchaus imstande sind, die Syphilis-Spirochäten im Körper abzutöten (Griggs 1997: 37). Dem damals vom Handelshaus Fugger eingeführten und zur Behandlung der Syphilis verwendeten Guajak-Holz fehlte jedoch das wirkstoffhaltige, braun-grüne, zähflüssige und herbbittere Harz des Baumes. Zudem verzichtete man auf die anstrengende Überhitzungstherapie und auch diätetische Maßnahmen wurden nicht zur Unterstützung eingesetzt. Es ist also rückblickend nicht verwunderlich, dass die naturheilkundlichen Maßnahmen nicht anschlugen und man sich endgültig von phythotherapeutischen Heilmitteln verabschiedete.

Theoretisch könnte man diese Syphilistherapie (Guajak-Harz, Schwitzbad, Diät) auch bei der Borreliose einsetzen, da es sich um eine ähnliche, ebenfalls durch Spirochäten verursachte und remittierende Erkrankung handelt. Die Amerikaner bezeichnen diese Krankheit nicht ohne Grund als „Reh-Syphilis" *(deer syphilis)*. In der heutigen Phytotherapie wird das Pockenholz gelegentlich noch bei Gelenkrheuma, Arthritis und Hautkrankheiten eingesetzt (Dosierung: 1 g Harz auf 250 ml Wasser, schluckweise trinken oder von einer Tinktur 20–30 Tropfen täglich einnehmen). Leider ist Guajak-Harz von guter Qualität immer noch schwer zu bekommen.

Vielleicht, so überlegte ich, gibt es ein anderes Kraut, das der Krankheit gewachsen ist, ein Kraut, das bei uns wächst und leichter zu handhaben ist.

Die Reh-Syphilis

In dem sachkundigen Buch des amerikanischen Phytotherapeuten Matthew Wood, *„The Book of Herbal Wisdom"*, wurde ich fündig. Wood, ein Experte der überlieferten alten chinesischen Pflanzenmedizin, erkannte, dass die Chinesen die Karde (*Dipsacus asper, D. japonica*) bei einem Symptomkreis anwenden, der ganz ähnlich ist demjenigen der Borreliose (Wood 1997: 233). Sie nennen das Skabiosengewächs *Xu Duan* („Wiederherstellung dessen, was zerbrochen ist") und benutzen es bei traumatisierten Gelenken und Muskeln. Es gilt als eines der besten Mittel für die Stärkung der „Nierenessenz" (*Jing*) und des „Leberbluts". Wenn das *Jing*, dessen Sitz die Niere ist, schwach wird, dann werden unterer Rücken und Kniegelenke schwach, steif und beginnen zu schmerzen. Bei mangelhaftem Leberblut werden Muskeln und Sehnen geschwächt, sie verspannen sich und werden anfällig für Entzündungen. Nach Ansicht der chinesischen Medizin zerstört die Syphilis die Nierenessenz. Das wiederum führt zur Zerstörung der Knochen, Gelenke und des Knorpels. Psychisch hat das zur Folge, dass der Mensch seinen Halt verliert: „Er bricht auch seelisch zusammen."

Nach Matthew Wood ist die Lyme-Borreliose, die *deer syphilis,* eine moderne Form des „syphilitischen Miasmas" (nach Hahnemanns homöopathischer Miasmalehre)[5]. Nach Wood regen die von den Zecken übertragenen Spirochäten bei den Rehböcken das Wachstum des Geweihs an, beim Menschen jedoch wirken sie wie eine syphilitische Infektion; sie produzieren eine chronische Entzündung der Muskeln und Gelenke.

Diesem Hinweis aus der chinesischen Medizin folgend, entwickelte Wood eine alkoholische Tinktur aus der Wurzel der einheimischen Karde *(Dipsacus sativa, D. fullonum, D. sylvester)*. Damit behandelte er die Borreliose-Patienten in seiner Praxis.

Der erste mit dieser Wurzeltinktur der Karde behandelte Fall verlief dramatisch. Eine Frau mittleren Alters, die fünf Jahre nach ihrer Ansteckung arbeitsunfähig und Invalide war, reagierte nach zweiwöchiger Einnahme der Tinktur zuerst mit einem genitalen

Ausschlag. Schon nach dreieinhalb Wochen der Behandlung fühlte sie sich bedeutend wohler. Alle vier darauf folgenden Blutuntersuchungen erwiesen sich als negativ, mit anderen Worten: Es waren keine Spirochäten mehr nachweisbar. Die Patientin sprach die Vermutung aus, dass die Wirkung der Karde auch ihr Immunsystem aktiviert habe.

Beim zweiten Fall handelte es sich ebenfalls um eine bereits arbeitsunfähige Frau mit diversen Symptomen, die von heftigen Muskelschmerzen und Vaginitis bis zu Depressionen reichten. Auch hier löste die Tinktur zuerst einen Ausschlag aus, dem die vollständige Heilung folgte.

Als dritten Fall behandelte Wood eine Frau, die seit sechs Jahren infiziert war und alle typischen Symptome der Borreliose zeigte: Muskel- und Gliederschmerzen, chronische Müdigkeit und Verlust an geistiger Klarheit. Das Einnehmen der Tinktur führte, wie auch bei den anderen Patientinnen, zunächst zu einer Verschlechterung der Symptome, gefolgt von einem Hautauschlag und anschließender Besserung der Krankheitssymptome. Alle weiteren Fälle, die Matthew Wood in seinen Berichten erwähnt, verliefen ähnlich.

Der Bericht Woods faszinierte mich. Im Spätsommer 2001 hielt ich einen Phytotherapiekurs im ländlichen Ungarn, den die „Schule für angewandte Naturheilkunde Zürich“ organisiert hatte. Da auf den dortigen nährstoffreichen Lössböden viele kräftige Karden wuchsen, ließ ich die Studenten die Wurzeln ausgraben und die von Wood entwickelte Tinktur herstellen. Dabei ließen wir die „Nebensächlichkeiten“ nicht außer Acht: In der indischen Gesundheitslehre Ayurveda wie auch in anderen Heiltraditionen wird darauf geachtet, dass man das Heilmittel in einer guten geistigen Gesinnung, verbunden mit Bittgesang und Opfer, herstellt. Wir dankten dem „Geist“ der Pflanze und räucherten mit dem alten Schamanenkraut Beifuß.

Zu Hause gab ich die in Ungarn gewonnene Tinktur einigen Borreliose-Patienten, die mir bestätigten, dass es ihnen daraufhin viel besser ging. Vor allem aber probierte ich die Tinktur im ayurvedischen Selbstversuch aus. Die indischen ayurvedischen Ärzte studieren die Wirkung eines Arzneimittels nicht in Tierversuchen, sondern am eigenen Leib, mittels sehr genauer Selbstbeobachtung. Mein guter Freund Hky Eichhorn, der ebenfalls mit *Borrelia* infiziert war und an Gelenkschmerzen litt, schloss sich dem Selbstversuch an. Über eine Woche hinweg aßen wir nur wenig und nahmen jeden Tag einen Teelöffel voll von der äußerst bitteren Wurzeltinktur ein. Dann praktizierten wir meditative Selbstbeobachtung, wobei wir das Bewusstsein ganz auf unseren Körper sowie die psychosomatischen und energetischen Reaktionen richteten. Den äußerst bitteren Geschmack empfanden unsere Körper als Schock. Reflexartig regten sich als Erstes die Verdauungsdrüsen; dann – auf einer eher energetischen Ebene – kam es mir vor, als strahlte eine Energie zentrifugal, von innen her aus mir hinaus, bis über die Hautoberfläche. Es war, als schössen spitze Energiepfeile in alle Richtungen aus dem Körper heraus. Hky, der in der Tiefenmeditation sehr erfahren ist, bestätigte dieses Körperempfinden auch für sich. Wahrscheinlich ist es diese von innen wegstrebende Energie, die für den von Wood beschriebenen Ausschlag, als Vorbote der Besserung, verantwortlich ist. Wir hatten beide den Eindruck, als würden alle schädlichen Keime förmlich aus uns herausgedrängt. Plötzlich kam mir auch die Physiognomie der Kardenpflanze in den Sinn: ihre Stängel, die Unterseite der Blattadern, ja selbst die Blüten sind mit spitzen Stacheln übersät. Nach Rudolf Steiner und den anthroposophischen Botanikern sind Stacheln und Dornen sichtbare Äußerungen angestauter, nach außen strahlender ätherischer Kräfte: „Manchmal zieht sich dieses Ätherische in Stachel- oder Dornenbildung in sich zusammen und behält als freie Ätherkräfte in seiner Region, was es nicht in die Blatt- oder Sprossbildung hat hineinschießen lassen. Heilmittel aus solchen Pflanzen können darum die menschliche ätherische Organisation stark anregen und dadurch vitalisierend wirken“ (Pelikan 1975: 222).[6] Und genau so schien es auch zu sein. In der meditativen Selbstbeobachtung erlebten wir, wie diese ätherischen Energien im Mikrokosmos des Leibes befreit wurden und, indem sie nach außen strahlten, die pathogenen Organismen energetisch „hinausdrückten“.

Wilde Karde *(Dipsacus sylvestris)*

Andere Arten, die ebenfalls wirksam sind: *Weberkarde (Dipsacus fullonum, D. sativus);* bei ihr handelt es sich um die zum Zweck des Wollkämmens weitergezüchtete *Wilde Karde; Behaarte Karde (D. pilosus), Schlitzblättrige Karde (D. laciniatus).*
Weitere Benennungen: *Raukarde, Walkerdistel, Weberdistel, Strähl, Webersträhl, Igelkopf, Kratzkopf, Tuchkart, Kämme, Krempeltestel, Kardätschendistel,* englisch: *teasel* (von *tease* = „necken", also die Wolle necken), *brushes and combs,* französisch: *chardon à foulon.* Die meisten dieser Namen beziehen sich auf die Verwendung der getrockneten Blütenköpfe in der Textilverarbeitung. Diese werden eingesetzt, um Wolle und andere Textilfasern zu strählen („krempeln", „kardätschen"; Kardätsche[7] = Fachausdruck für „Wollkamm"), damit sie dann gesponnen werden kann. Auch zum Noppen (Aufrauen) von Lodenstoffen werden die Blütenköpfe der Karde benutzt. Aus diesem Grund wird sie seit über tausend Jahren in Europa angebaut. Das Wappen der englischen Tuchmacherzunft besteht aus drei überkreuzten Karden.
Venusbecken, Frau Venus' Bad, Immerdurst, Unserer lieben Frau Waschbecken; diese Bezeichnungen beziehen sich auf die am Grunde paarweise miteinander verwachsenen Stängelblätter, die eine Art Becken bilden, in denen sich Regenwasser sammelt.
Familie: Kardengewäschse *(Dipsacaceae).* Zu dieser Familie gehören die Witwenblumen, der Teufelsabbiss und die Skabiosen.
Botanische Merkmale: Die Karde, die gern auf Schuttplätzen oder an sonnigen Böschungen als Ruderalpflanze wächst, ist trotz ihres stacheligen Aussehens keine Distel, wie viele glauben mögen. Sie ist zweijährig; im ersten Jahr sammelt sie als Rosette die Kraft, um im zweiten Jahr dann ein bis zwei Meter hoch in die Blüte zu schießen. Zahlreiche Blüten setzen sich zu dem eiförmig-zylindrischen Blütenstand zusammen. Der

Blütenkopf hat trockene, lange, an der Spitze hakenähnlich gekrümmte Blütentragblätter. Der biologische Sinn dieser noch lange nach der Blütenreife erhalten bleibenden, langen, mit Häkchen versehenen Tragblätter ist es, dass sie nach der Berührung vorbeistreifender Tiere elastisch zurückfedern, wobei die Samen meterweit aus den Blütenköpfen herauskatapultiert werden.

Planetarische Zugehörigkeit: Wegen der stachelartigen Auswüchse, welche die Stängel, die Blätter und die Blüte bedecken, und ebenso wegen ihrer rötlich violetten Blüten gehört die Karde dem *Mars* an. Nicolas Culpeper stellt sie jedoch unter die Herrschaft der Venus, da sich in ihrem „Venusbecken" Wasser ansammelt, das als Gesichtswasser schön machen soll. Für Dioskorides (1. Jh. v. Chr.) war es das „Bad der Aphrodite", der Liebesgöttin. Auch die reinigende Wirkung der Wurzel

Ein mittelalterlicher Badebetrieb. Nach einer Darstellung des Planetenkinderbildes der Venus

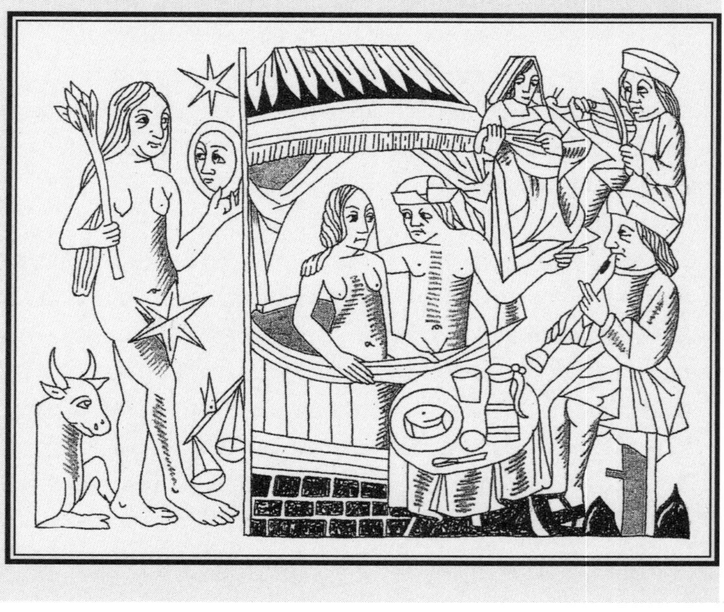

gilt als venerische Wirkung. Culpeper verwendete die in Wein gekochte Wurzel in den venerischen Teilen des Unterkörpers, in den „Spalten", gegen Warzen und Fisteln.

Signatur: Die Karde besitzt folgende Merkmale (Signaturen), die sich geradezu anbieten, sie auf die Borreliose zu beziehen: Ungewöhnlich ist die Folge des Abblühens der unzähligen kleinen lilarötlichen Blüten des zusammengesetzten Blütenkopfes: Auf halber Höhe des eiförmigen Köpfchens beginnt eine ringförmige Zone zu blühen. Dieser rötliche Ring teilt sich und wandert dann, im Zuge des Abblühens, gleichzeitig nach oben und nach unten. Hierin zeigt sich eine klare Signatur, ein überzeugendes Abbild der wandernden Röte, des *Erythema migrans,* die als erstes Symptom der Borreliose erscheint!

Der lateinische Gattungsname *Dipsacus* beruht auf dem griechischen *dipsan akeomai* („ich bekämpfe den Durst"). Die gegenständigen Blätter verwachsen nämlich an ihrer Basis und formen dadurch Becken, die sich mit Regenwasser füllen. Schon die Römer nannten dieses Becken das „Venusbecken" *(labrum veneris)*. Man benutzte das angesammelte Wasser – sofern es nicht von ertrunkenen Insekten[8] verseucht war – als Schönheitsmittel, als Gesichtswasser, Sommersprossenmittel oder Augenwasser. Wie andere Ärzte des Mittelalters und der Renaissance glaubte Nicolas Culpeper an die „reinigende Qualität" *(cleansing faculty)* dieses „Venuswassers".

Mein persönlicher Eindruck ist, dass diese reinigende Qualität mehr auf energetischer (ätherischer) Ebene zu verstehen ist als auf einer mechanisch-physikalischen Ebene. Wie auch bei den Bach-Blüten-Essenzen wird das Wasser energetisch aufgeladen und wirkt somit reinigend auf die persönliche Ausstrahlung. Matthew Wood sieht in dem „Venusbecken" die Signatur der Niere. Das „Venusorgan" ist lebenswichtig, weil es unter anderem toxische Schlacken und Giftstoffe aus dem Körper ausleitet. Wie oben erwähnt, produziert die Niere – nach

Auffassung der chinesischen Medizin – aber auch die „Nierenessenz“, welche die Nieren- und Leberfunktion reguliert und Knochen, Bindegewebe und Knorpel nährt.

Inhaltsstoffe: Die Wirkstoffe der Karde sind wenig erforscht. Sie enthält das Glykosid Scabiosid, Iridoide, Saponine, organische Säuren (Kaffeesäurederivate) und Kalisalze.

Heilindikationen: Harn-, gallen- und schweißtreibend, entschlackend, verdauungsfördernd. Wirksam gegen Gicht, Arthritis, Rheuma und Wassersucht, aber auch bei Hautkrankheiten wie Dermatose, Furunkulose und Akne, die von einer schlechten Funktion des Verdauungsapparats herrühren. Borreliose.

Zubereitung: *Tee:* Einen Teelöffel zerkleinerte Wurzel oder Wurzelpulver pro Tasse kurz aufkochen, auf nüchternen Magen trinken;

Tinktur: Die frisch geerntete Wurzel samt Blattherz wird gesäubert (aber nicht geschält, da die Wurzelrinde die meisten Wirkstoffe enthält!), dann sorgfältig zerkleinert, dicht gepackt in ein Schraubglas gefüllt und mit Korn oder Wodka übergossen. Nach dreiwöchiger Mazerierung der Wurzel im Glas an einem warmen Ort ist der Auszug fertig. (Schneller geht es, wenn man die frische Wurzel im Mixer zerkleinert und dann übergießt. In dieser Form kann man die Tinktur schon am nächsten Tag einnehmen.)[9]

Dosierung: Matthew Wood sieht die Tinktur, dank seines homöopathisch orientierten Ansatzes, vor allem als „Information“ an den Organismus. Aus diesem Grund gibt er eine sehr niedrige Dosierung an: dreimal täglich drei Tropfen. Meiner Ansicht nach ist eine höhere Dosierung, etwa **dreimal täglich drei Esslöffel** vor den Mahlzeiten, wirksamer.

Am besten ist es, wenn der Patient seine Tinktur selbst herstellt oder eine sichere Bezugsquelle nutzt. Berichten zufolge sind die in manchen Apotheken hergestellten Tinkturen einfach zu schwach, denn sie enthalten zu wenig Wurzel und zu viel Alkohol.

Auch sollte die Kur mit gesunder Ernährung, vernünftigem Lebenswandel und dem Einreiben des Körpers mit ätherischen Ölen in Olivenöl unterstützt werden. Vor allem aber sollte eine Überhitzungstherapie (Sauna, Schwitzhütte, heiße Moorbäder, Schlenzbäder oder ähnliche Maßnahmen, die die Körpertemperatur vorübergehend auf 42° C erhöhen) die Kur begleiten. Diese künstliche Hyperthermie („Übertemperatur“) wirkt schweißtreibend und anregend auf das Immunsystem. Das Schwitzen kann durch Trinken eines Lindenblüten- oder Holunderblütentees unterstützt werden. Nach dem Schwitzen und Abkühlen sollte der Patient sich in Decken einpacken und Bettruhe halten.

Sammel- und Erntezeit: Die Wurzel der zweijährigen Pflanze wird im Herbst, Winter oder Frühling, ehe sie aufstängelt, geerntet. Die Karde lässt sich gut im Garten anbauen.

Die Wurzelkur

Bei einem Heilpflanzenkurs in der Schongauer „Blumenschule“ erzählte ich von der vielversprechenden Kardenwurzeltinktur zur Behandlung der Borreliose. Da meldete sich eine stämmige ältere Kräuterfrau zu Wort. Sie sagte, sie wisse das schon seit langem. Sie benutze die Wurzel als Tee, um Arthrosen und rheumatische Gelenke zu behandeln. Sogar bei Spondylarthritis (Entzündung der Wirbelgelenke) habe sie damit Erfolg. Ihre dreiwöchige „Rosskur“ beginnt mit einer Woche Fasten, eventuell mit Rohkost. Während dieser Zeit wird der äußerst bittere, reinigende Tee (einen Teelöffel pro Tasse überbrühen, ziehen lassen, nicht süßen) schluckweise, bis zu drei Tassen am Tag, getrunken. Nach einer Woche beginnt der Patient wieder Mahlzeiten zu sich zu nehmen, trinkt aber den Tee noch über zwei weitere Wochen hinweg. Bei Borreliose, meinte sie, sei es angebracht, vorsichtshalber jeden Monat mit einer ein- bis dreitägigen Wurzelteekur nachzubehandeln. Bei dieser Nachbehandlung müsse nicht unbedingt gefastet werden. Die Spirochäten seien auf die Mondrhythmen eingestimmt und hätten alle 28 Tage einen Vermehrungsschub.

Angeregt durch den Bericht der Kräuterfrau, forschte ich nun in der überlieferten europäischen Heilkunde. Dabei fand ich heraus, dass die Kardenwurzel schon seit langem als reinigend und entgiftend bei Gicht, Arthritis, Rheuma, Wassersucht, Dermatose, Furunkeln, Lebersucht und Akne gilt. Innerlich angewendet, wirkt die Kardenwurzel stark harn-, gallen- und schweißtreibend sowie den Leberstoffwechsel anregend. Die italienische Volksmedizin verwendet zu diesem Zweck ein Dekokt (Abkochung), für das die zerkleinerte Wurzel (2 g auf 100 ml Wasser) kurz aufgekocht und am Morgen auf nüchternen Magen getrunken wird. In der Renaissance wurde die Wurzel in Wein gekocht, zu Brei zerstampft und „in den Spalten des Unterkörpers gegen Warzen und Fisteln" äußerlich appliziert.

Weitere Forschung und klinische Untersuchungen zur Behandlung der Borreliose mit der Karde sind vonnöten. Selbstverständlich hätte ich nach meiner Kur mit der Kardentinktur eine Blutuntersuchung machen lassen sollen, um zu sehen, ob sich Antikörper gebildet haben oder noch Spirochäten nachweisbar sind. Mir ging es aber dann so gut, dass ich das auf die lange Bank schob. Dieser Beitrag soll lediglich einen möglichen Weg zur phytotherapeutischen Behandlung der Lyme-Borreliose aufzeigen. Ich für meinen Teil bin der Karde sehr dankbar.

Hilfe der Ahnen

Dass ich die Weberkarde zur Heilung meines Leidens überhaupt in Erwägung zog, ist sicherlich nicht nur Zufall. Die Karde kannte ich nämlich schon lange, sie gehört mit zu meiner Familiengeschichte. Soweit ich es zurückverfolgen kann – nachweislich seit dem 15. Jahrhundert – waren die Vorfahren meines Großvaters mütterlicherseits Tuchmacher und Weber und haben auch innerhalb ihrer Zunft geheiratet. Bis ins 19. Jahrhundert transportierten sie die in mühsamer Arbeit gewobenen Stoffballen auf „Schiebeböcken“ (lange Schubkarren) die Pleiße entlang, zur großen Messe nach Leipzig. Mit der Industrialisierung wurde aus der Familienmanufaktur eine Volltuchfabrik und aus Armut Wohlstand. Und all die Jahrhunderte über begleitete das stachelige Skabiosengewächs diese Familie. Mit der Karde kämmten die Frauen die Fasern, die sie anschließend am Spinnrad zu dem Garn spannen, das die Männer am Webstuhl zu Tuch webten.

Als ich noch ein kleiner Junge war, nahm mich mein Großvater oft bei der Hand und ich durfte ihn auf seinem morgendlichen Rundgang durch die Tuchfabrik begleiten, die mein Ururgroßvater 1843 in der sächsischen Textilstadt Crimmitschau im Zwickauer Land gegründet hatte. Zuerst ging es in den Heizraum, eine fast schon glühende Hölle, wo rußige Arbeiter ständig Kohle in einen feurigen Schlund schaufelten. Dann gingen wir durch Werkstätten und Lagerhallen, wo riesige Haufen Wolle, Lumpen und Baumwolle lagerten – ich war damals felsenfest davon überzeugt, dass die Wolken im Himmel aus riesigen Baumwollanhäufungen bestünden. Unser Weg führte uns weiter in die Halle mit den Krempelmaschinen, wo die Fasern zur Vorbereitung auf die Spinnmaschinen gekrempelt oder „kardiert“ wurden. In der sich anschließenden Spinnerei summten und surrten die Fäden, dass man meinen konnte, wir wären mitten in einem riesigen Bienenkorb. Daneben befand sich eine weitere riesige Halle, in der die mechanischen Webstühle so laut ratterten, dass die Arbeiter schreien mussten, um sich zu verständigen. In der Färberei, die unmittelbar nebenan lag, war es dagegen absolut still. Der Rundgang mit meinem Großvater endete immer in der Appretur, wo die fertigen Tuchballen überprüft und für den Abtransport vorbereitet wurden.

Später einmal, als mein Großvater schon steinalt und die Fabrik längst von utopiegläubigen Genossen weggenommen worden war, holte er ein Kästchen hervor und zeigte mir einige getrocknete Kardenblütenköpfe. Er zeigte sie, als wären sie Familienjuwelen. Noch immer, erklärte er mir, sogar in den modernen Maschinen, würden diese Blütenköpfe halbiert und auf Bretter montiert zum

Kardieren verwendet. Trotz der Entwicklung metallener Kratzapparate sei man heute, wegen der mangelnden Elastizität der Stahlspitzen, wieder auf die Weberkarde zurückgekommen. Seit dem Tag kann ich an keiner Karde vorbeigehen, ohne an meine Vorfahren zu denken. Wer weiß, vielleicht waren sie es, die mich ahnen ließen, dass mich diese Pflanze von der Krankheit, die mich befallen hatte, heilen könne.

Irgendwie bin auch ich noch immer ein Weber und führe die Familientradition fort. Nur sitze ich nicht an einem Webstuhl, sondern am PC, und die Fäden, die ich spinne und zusammenwebe, bestehen nicht aus Wolle oder Baumwolle, sondern aus geistigen Fasern, aus Gedanken, die genauso sorgfältig „kardiert“ werden müssen.

---

[1] Es werden Tees aus schweißtreibenden Kräutern wie etwa Holunderblüten oder Wilder Goldmelisse getrunken, um das Schwitzen zu unterstützen.

[2] Falkenrath, Monika, „Volkskrankheit Borreliose”, Norderstedt, Books on Demand, 2003

[3] Shoemaker, Richie C., *„Desperation Medicine“,* Baltimore: Gateway Press Inc., 2001

[4] Burrascano, J. J., Dr. med. in *Borreliose-Magazin* Heft 6. Publikation des Borreliose Bund Deutschland e.V., Seite 32: „Klinisch beobachtet man, dass die Beschwerden in periodischen Abständen von vier Wochen aufflackern. Man geht davon aus, dass dies dem Generationszyklus des Bakteriums entspricht, wobei einmal im Monat eine Vermehrungsphase vorkommt. (...) dies ist der Grund, weshalb eine Behandlung mindestens vier Wochen dauern sollte.“

[5] Samuel Hahnemann, Begründer der Homöopathie, unterscheidet drei Miasmen (Psora, Sykosis, Syphilis) als Grundlage vieler chronischer Leiden.

[6] Das nach Steiner so genannte „ätherische“, bezieht sich auf die Energie oder Lebenskraft, welche die physische Materie vitalisiert und organisiert, und somit die Grundlage für die Lebensprozesse ist.

[7] Abgeleitet vom italienischen *scardasso* = „hecheln“, „kämmen“.

[8] Biologen vermuten, dass die Pflanze auf diese Weise ihre Stickstoffernährung ergänzt.

[9] Persönlicher Hinweis von Rudolf Müller aus Wilferdingen, der sich mit einer fünfwöchigen Kur mit Kardentinktur (dreimal täglich drei Esslöffel) und zusätzlicher Wärmetherapie (heiße Moorpackungen alle zwei Tage auf die betroffenen Stellen) ausheilen konnte. Trotz oder gerade aufgrund einer Borreliose-Impfung war er schon teilweise gelähmt. Bei einem laborärztlichen Bluttest nach dieser Kur konnten keine Borrelien mehr festgestellt werden. Als Nebenwirkung der Kardenkur gibt Rudolf Müller an, dass seine Altersflecken verschwanden.

Beifuß

Erinnere du dich, Beifuß, was du verkündetest.
Was du anordnetest in feierlicher Kundgebung.
Una heißt du, das älteste der Kräuter.
Du hast Macht gegen 3 und gegen 30,
Du hast Macht gegen Gift und gegen Ansteckung,
Du hast Macht gegen das Übel,
das über das Land dahinfährt.

Lacnunga – angelsächsischer Neunkräutersegen, 11. Jh.

Der Beifuß ist eine ganz besonders heilige Pflanze. Er ist wohl eine der ersten Schamanenpflanzen. Er verbindet uns mit den Wurzeln und Ursprüngen unseres Wesens. Überall wo der Beifuß oder verwandte Artemisia-Arten wachsen, wird mit dem grauen getrockneten Kraut geräuchert. Rauchschwaden werden rundum gefächert, um die Atmosphäre zu reinigen und um einen sakralen Raum zu schaffen, so dass sich die Götter, Ahnen und andere Geistwesen offenbaren können. Mit ihm wird geräuchert, um ungute Stimmungen und schlecht gesinnte Geistwesen zu vertreiben, um dem Schamanen Flügel für seinen Geisterflug zu verleihen. Überall wo der Mensch an die Grenze des Alltäglichen stößt, an die Nahtstelle zur „anderen Welt" – während der Geburt, bei der Jugendinitiation, der Schamanenweihe, der Krankenheilung oder wenn es um Sterben und Tod geht –, also bei jedem „Übergangsritual", ermöglicht der Beifuß den Übertritt. Auch bei Festen, die den Übergang von einer Jahreszeit in die andere feiern, wie der Sommersonnenwende oder der Wintersonnenwende, wird zu diesem Kraut gegriffen, um damit zu räuchern oder es zu tragen (etwa als Beifußgürtel).

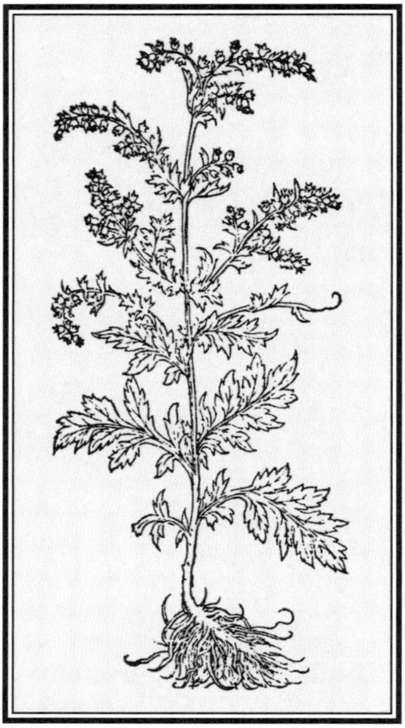

Beifuß
(Artemisia vulgaris)

Die Anwendung ist alt, uralt, und lässt sich von Ethnobotanikern ohne weiteres bis in die Alte Steinzeit zurückverfolgen. In einer Höhle bei Shanidar im irakischen Kurdistan fanden Urgeschichtler die bestatteten Überreste von neun Neandertalern, Männer, Frauen und zwei Säuglingen. Ein Grab war besonders interessant. Genaue Bodenuntersuchungen zeigten Anhäufungen von Pollenkörnchen unter dem Skelett. Die Neandertaler hatten den Verstorbenen also auf Sträuße blühender Kräuter gebettet. Es handelte sich dabei um Heilpflanzen, die noch immer in der Gegend wachsen und in der Volksmedizin Verwendung finden. Rund um das Grab verstreut entdeckte man zusätzlich noch den Pollen des blühenden Artemisienkrauts. Das Blumenbegräbnis ereignete sich, wie die C^{14}-Datierungsmethode zeigt, vor rund 60 000 Jahren. Auch spätere Völker benutzten Beifuß als Brücke für den „Übertritt" in die „jenseitige Welt". Aber darüber habe ich schon öfters geschrieben und ich will mich hier nicht wiederholen.[1]

Das Heilkräutergrab der Neandertaler

Die Paläobotanikerin Arlette Leroi-Gourhan fand in Shanidar den Blütenstaub von insgesamt 28 verschiedenen Pflanzen. Neben dem Beifuß befanden sich darunter folgende Arten: Sechs verschiedene Arten der **Schafgarbe** *(Achillea)*, die allesamt wundheilend, schweißtreibend, blutdrucksenkend, harndesinfizierend und verdauungsfördernd wirken. Eine der Arten, die sehr aromatische *Achillea santolina*, wird noch heute zur Abwehr stechender Insekten auf die Haut gerieben und innerlich bei Durchfällen, Blähungen und Darmkoliken verwendet.

Die Pollen verschiedener **Flockenblumenarten** *(Centaurea)*, die nach den heilkundigen Kentauren – den Pferdemenschen der Sage – benannt sind, waren ebenfalls vorhanden. Zum einen die blau blühende Kornblume *(Centaurea cyanus)*, die einst unsere Getreidefelder zierte, deren Inhaltsstoffe der Benediktendistel ähneln und die eine harntreibende, entzündungshemmende, emmenagoge (die Monatsblutung erleichternde) und magenberuhigende Wirkung hat. Hierzulande machten die Bauern aus den Blüten ein Augenwasser. Auch fand man die stachelige hellblättrige, gelb blühende Sonnenwend-Flockenblume *(Centaurea solstitalis)*, welche die Christen dem heiligen Barnabas weihten.

Weiterhin waren vier verschiedene Arten der **Greiskräuter** (Jakobskräuter, Kreuzkräuter, *Senecio*) vertreten. Der englische Name der Greiskräuter ist *Groundsel*, was ursprünglich „Eiterschlucker" oder „Grindvertilger" bedeutete (angelsächsisch *gund* = Eiter, *grund* = Grind, *swelge* = schlucken). Vielleicht sah man in den gelben Blüten die Signatur des Eiters. Römische Ärzte, wie Dioskorides und Galen, benutzten die blühenden Greiskräuter als Abkochung bei Wunden, Entzündungen und Geschwüren und – wahrscheinlich wiederum wegen der gelben Signatur – bei Lebererkrankungen (Gelbsucht!), was aber recht gefährlich ist, denn das in ihnen enthaltene Alkaloid *Senecionin* ist ein Lebergift und führt zur Leberzirrhose (Schauenberg/Paris 1970: 36). Auch weitere Pyrrolizidinalkaloide sind enthalten, die eine innere Anwendung problematisch machen. In der Volksmedizin des Irak und Kurdistans wird das Gewöhnliche Greiskraut *(S. vulgaris)*, das ebenfalls im Neandertalergrab gefunden wurde, als Brech- und Abführmittel sowie als Frauenkraut, insbesondere zur Stillung vaginaler Blutungen, verwendet. Das Fuchs' Geiskraut *(S. fuchsii)*, das ganz ähnliche Wirkstoffe enthält, wurde in den Alpenregionen zum selben Zweck, also bei lebensgefährlichen Gebärmutterblutungen, mit großem Erfolg zur Blutstillung verwendet und hat mancher Frau das Leben gerettet.

Die Pollen der blau blühenden **Traubenhyazinthe** *(Muscari)*, ein Liliengewächs, wurden ebenfalls nachgewiesen. In Kurdistan, wo vier verschiedene Hyazinthenarten wachsen, dient die Pflanze als stimulierendes und harntreibendes Mittel. Die frische Knolle ist jedoch giftig. Die hübsche Blume war einst dem Jüngling Hyakinthos geweiht, einem vorgriechischen Vegetationsgott, der das Sterben und Wiederaufleben der Vegetation symbolisiert.

Auch der Pollen der **Ephedra** oder des **Meerträubels** *(Ephedra)* wurde von der Botanikerin Leroi-Gourhan entdeckt. Die Meerträubelarten sind sehr ursprünglich in ihrer Entwicklung; sie sind Mantelsamer *(Chlamydospermae)*, also eine Pflanzengruppe, die zwischen den Nacktsamern und den Bedecktsamern rangiert. In Mitteleuropa wächst lediglich eine Art, das Walliser Meerträubchen *(E. helvetica)*, während es im Nordirak sechs Arten gibt. Ephedra ist weltweit eine bekannte und begehrte Heilpflanze. Sie enthält das Alkaloid Ephedrin, das wie die Droge „Speed" (Amphetamin) das sympathische Nervensystem stimuliert, aber den Blutdruck steigen lässt.[2] Der Tee oder der Extrakt wird bei Asthma (löst Bronchialkrämpfe), Emphysem, Heuschnupfen (lässt Schleimhäute abschwellen), Nesselsucht und Wasseransammlungen in den Geweben getrunken. Er soll als Aphrodisiakum bei Frauen wirken. Die Chinesen kennen Ephedra (Ma Huang, *E. sinica*) nachweislich schon seit über 5000 Jahren und verwenden sie in den ersten Stadien einer Erkältung – die ätherischen Öle hemmen den Grippevirus – sowie bei Arthritis und Ödemen. Im alten Persien war die Pflanze Teil des Zaubertranks Haoma (Soma) der Zarathustrianer. Die Mormonen, denen ihr Prophet Joseph Smith sämtliche Drogen (Schwarztee, Kaffee, Tabak usw.) verboten hatte, begeisterten sich für diesen „natürlichen" Kräutertee, der den Geist anregt und hellwach macht. Sie trinken den Tee so gern, dass der amerikanische Name für Ephedra „Mormonentee" ist.[3] Vermutlich schätzten schon die Neandertaler den wach machenden, atmungserleichternden Effekt der Pflanze. Auch die heutigen indigenen Jäger nehmen gern pflanzliche Stimulantien zu sich, die sie wach halten und die Sinne schärfen.

Zwei verschiedene Malvengewächse aus der Gattung *Althaea* (griechisch *althos* = „Heilmittel") – die Stockrose *(Althea rosea)* und der Eibisch *(A. officinalis)* – wurden ebenfalls gefunden. Beide Arten sind noch heute wertvolle Heilpflanzen. Sie enthalten Schleim und Pektine und wirken deswegen erweichend, schleimhautschützend und beruhigend bei Reizungen, Entzündungen und Katarrhen der Luftwege, Magen- oder Darmentzündungen, Durchfall und Halsschmerzen. Auch beim Zahnen der Kinder hilft das Kauen der Wurzeln. Die Blätter sind zudem gut als Gemüse essbar und werden im Nahen Osten noch immer so verwendet.

Wer war nun dieser Neandertaler, der an einem Sommertag vor rund 60 000 Jahren auf einem Blumenbett bestattet wurde? Wir wissen es nicht. Vielleicht war er selbst ein Kräuterheiler.

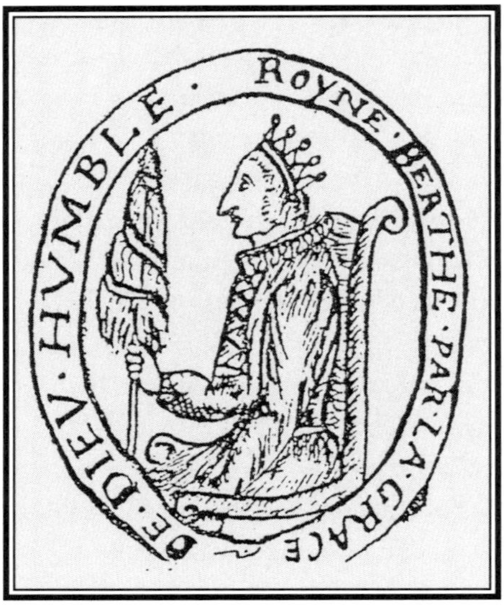

Frau Holle oder Bertha

Kulturhistorisch ist der Beifuß mit Frau Holle verknüpft (der *Holda*, „der Verborgenen"; der *Bertha, Bächteli* oder *Percht*, „die in Strahlenglanz gehüllte"), deren Bild eine Urerinnerung an die große paläolithische Göttin darstellt, die Personifizierung der Mutter Erde, der Großmutter aller Geschöpfe. Sie ist die Wilde mit zerzaustem Haar, die mit der Gänseschar fliegende Schamanengöttin, die Schicksalsspinnerin, die Höhlenfrau, die Herrin des brodelnden Zauberkessels, das Gänsemädchen, die Gefährtin des geweihtragenden Gottes, die Beschützerin der Toten und der Naturgeister. Ihr galten wohl die fettleibigen „Venus"-Figuren, die in den Kulthöhlen der steinzeitlichen Mammut- und Rentierjäger gefunden wurden (Campbell 1987: 313). Auch diese Höhlen wurden, wie Pollenanalysen des Bodens zeigen, mit Beifußkraut ausgelegt. Ihr Bild lebt weiter in den Sagen und Märchen, wie zum Beispiel bei Frau Holle der Gebrüder Grimm, in den indianischen Sagen der „Großmutter unter der Erde" oder bei den Griechen, in der Gestalt der wilden, der unbezwingbaren Göttin der Wildnis, der *Artemis*, der Tierherrin, der Bärin und der ersten Hebamme. Nach ihr benannten die alten Griechen die graue, würzig aromatische Staude aus der großen Familie der Korbblütler.

Das Kraut der Großmutter

Aber auch persönlich verbindet mich dieses Kraut mit meinen Wurzeln, mit der Mutter meiner Mutter und deren Müttern, und wer weiß, wie tief diese Wurzeln reichen. Das Kräutlein ist eine der ersten Pflanzen, die ich kennen lernte, und es ist mir nicht entgangen, dass es für meine Großmutter, die ich liebte, etwas ganz Besonderes darstellte. Sorgfältig kümmerte sie sich um diese Pflanze, kein Tag verging, ohne dass sie von ihrem Küchenfenster einen Blick auf die Beifußstaude warf. Zu Weihnachten kam ein Sträußchen des Krautes mit in die Gans, die mehr als ein bloßer Festtagsbraten war, sondern wie eine Kommunion mit etwas unaussprechlich Heiligem zelebriert wurde.

Die Vorfahren dieser Großmutter kamen aus dem Erzgebirge, aus der Nähe einer Ortschaft, die sich Morgenröte-Rautenkranz nennt (und aus der zufällig auch der erste deutsche Raumfahrer, Siegmund Jahn, stammt). Bergleute waren es, Steiger, Knappen,

Ein Bergwerk im Erzgebirge (Holzschnitt)

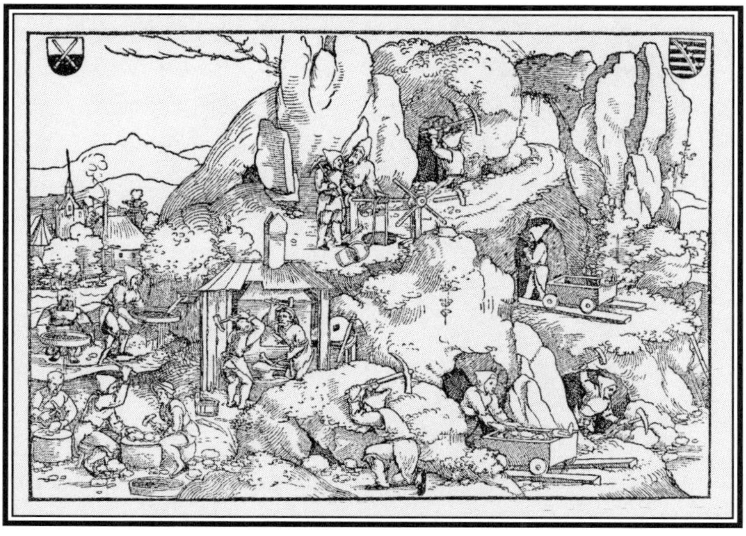

Eisenerzhauer und Glockengießer, die irgendwann im Mittelalter von Böhmen her das alte Ursteingebirge besiedelten. Das mit Fichten bewaldete Erzgebirge gab nicht viel her. Es ist kalt, der Schnee liegt lange und tief im Winter, und der Boden ist mager und sauer. Das Leben ist hart und die mit Schiefer gedeckten Häuschen sind winzig, regelrechte Zwergenhäuschen, denn vom Erzbergbau wurde man nicht reich. Zwar wurde seit dem 12. Jahrhundert Silber gefördert, dann Zinn, Blei, Kobalt, Zink und Eisenerze, so dass der sächsische Kurfürst einer der reichsten deutschen Fürsten wurde, aber im Laufe der Jahrhunderte waren die Gruben allmählich erschöpft. Wegen des rauen Klimas war der Ertrag der Hausgärten und Felder an Roggen und an „Ärdäppeln"(Kartoffeln) eher dürftig. Obstbäume gab es in größeren Höhen nicht mehr, einzig den „Vuglbärbaam" (Eberesche), der überall die Straßen säumte und aus dessen rotgelben Beeren Most und Mus zubereitet wurde.

Um über die Runden zu kommen, züchteten die Erzgebirgler Gänse, die sie dann in der Adventszeit ins Unterland trieben. Auch kannten sie sämtliche essbaren Pilze und verkauften diese. Die Frauen klöppelten Deckchen und Spitzen aus Zwirn, stellten Quasten, Schnüre, Fransen und umsponnene Knöpfe her, die Männer schnitzten und drechselten Holzfiguren – Nussknacker, Weihnachtspyramiden, „Räuchermänneln", Krippen, Rehlein und andere Waldtiere aus Tannenholz –, die sie dann auf den Weihnachtsmärkten der sächsischen Städte verkauften. Jung und Alt sammelten Heilkräuter, Kräuter gegen

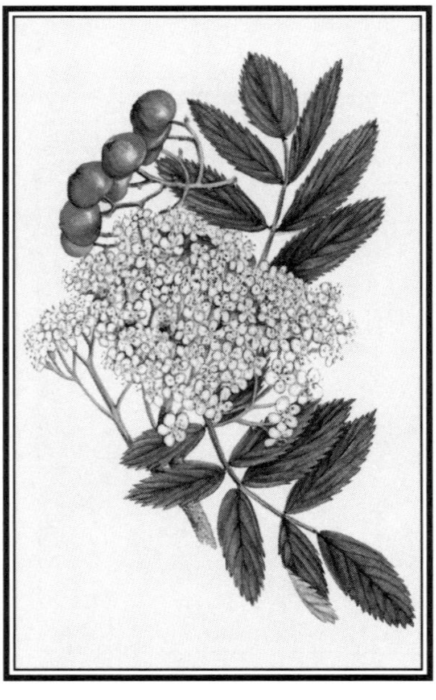

Die Eberesche ist das „Obst" der Erzgebirgler

jedes Gebrechen, denn Arztbesuche konnten sie sich nicht leisten. Sie dörrten die Kräuter, packten sie in den Ranzen und gingen damit hausieren. Das Kräuterwissen der Erzgebirgler war weit über die Grenzen des Königreichs bekannt.

Die Kontinentalsperre Napoleons, die die Einfuhr britischer Textilien blockierte, begünstigte die Weber und Tuchmacher in Westsachsen. In Städten wie Crimmitschau und Chemnitz blühte auf einmal eine Textilindustrie auf, die zunehmend mechanisiert wurde. Überall wurden Fabriken gegründet. Neben Webern, Walkern, Färbemeistern und Spinnern bestand auch ein Bedarf an Leuten, die technische Fähigkeiten hatten und sich mit Metallen auskannten: Werkzeughersteller, Maschinenbauer und Eisengießer. So kam es, dass der Bergmann Paul mit seinen fünf Söhnen Morgenröte-Rautenkranz verließ und ins Unterland zog, wobei jeder Sohn in einer der verschiedenen Industriestädte Sachsens eine Eisengießerei gründete und damit reich wurde.

Meine Großmutter wurde als Tochter des Eisengießereibesitzers in der Textilstadt Crimmitschau geboren. Sie heiratete den Sohn eines wohlhabenden Textilfabrikanten – schon als Schulkinder wussten beide, dass sie füreinander bestimmt waren – und zog als junge Frau in die Familienvilla ihres Mannes. Ein schöner Garten umgab das Haus, ein Dresdener Gartenarchitekt hatte ihn 1903 angelegt, mit Obstbäumen, Beerenbüschen und seltenen Baumarten, mit einem alpinen Felsgarten und Blumenwiesen, auf denen im Sommer die Schmetterlinge tanzten und Hasen und Igel spielten, und mit versteckten Lauben und schlängelnden Kieswegen. Vor dem Küchenfenster standen zwei hohe erzgebirgische Fichten und in deren Nähe, immer in Sichtweite, pflanzte sie ihren Beifuß.

Die junge Frau wollte keinen Trubel, der Butler wurde gleich entlassen; das Dienstmädchen, eine diebische Elster, zeigte sie an, so dass es ins Gefängnis kam. Außer einer Kochfrau an Festtagen und einer Aushilfe am Wäschetag, am Montag, benötigte sie keine Hilfe. Sie wollte niemanden, der ihre Ruhe, ihre Einkehr störte. Zum Arzt ging sie nie, denn ebenso wie die Pilzkunde hatte sie von ihren erzgebirgischen Vorfahren auch Heilkräuterkenntnisse geerbt. Wenn jemand krank wurde, kochte sie Kamillentee oder einen anderen Kräutertee, und wenn es komplizierter war, kramte sie im „Bilz“[4] nach. Sie und ihr Mann lebten ein eher asketisches Leben. Sie stand immer vor Sonnenaufgang auf, hielt Haushalt und Garten in Ordnung, versorgte Mann und Kinder. Am Sonntag war Ruhetag, da gab's Kaffee und Kuchen.

Die Kaiserzeit verging, der Erste Weltkrieg, die Inflation, die Weimarer Republik. Die Hitlerzeit war schwierig: Der Großvater konnte nicht verstehen, wie alle, auch die Arbeiter im Betrieb, dem politischen Marktschreier nachliefen. Viele, die eben noch Kommunisten waren, wurden jetzt nationale Sozialisten. Bald wurde er gezwungen, die erfolgreichsten Vertreter der Firma in Berlin zu entlassen, da ihre Ahnenpässe Mängel aufwiesen. Als der Krieg kam, gab es für den Großvater nichts mehr zu tun. Die Fabrik wurde stillgelegt, die mechanischen Webstühle und Spinnmaschinen aus den Hallen geräumt und eine Waffenfabrik eingerichtet. Mit der „Kinderlandverschickung“, mit der man versuchte, wenigstens die Kinder vor dem Bombentod in den Städten zu bewahren, kamen zwei elfjährige Buben aus Bremen ins Haus. Irgendwann rückten die Amerikaner ein. Die Villa wurde für kurze Zeit von US-Offizieren „requiriert“ und wir mussten in der Fabrik unterkommen. Ich war damals drei Jahre alt, und mein Vater wurde schon seit fast einem Jahr an der italienischen Front vermisst. Die Schwester meiner Mutter, ein „Blitzmädchen“ (Funkergehilfin) an der Ostfront, war in russische Gefangenschaft geraten, konnte aber gerade noch entkommen und schlug sich in mehreren Wochen nächtlicher Fußmärsche durch die böhmischen Wälder bis nach Hause durch. Charles, ein amerikanischer Besatzungssoldat, der es – trotz des „Fraternisierungsverbotes“ – auf meine Tante abgesehen hatte, versuchte mir Football beizubringen. Es gab wenig zu essen. Ab und zu brachte Charles etwas mit.

Nach kurzer Zeit zogen die schlaksigen, Kaugummi kauenden Amis ab. Die Russen rückten ein. Der Großvater wurde ins SMAD-Hauptquartier (SMAD = Sowjetische Militär-Administation in Deutschland) bestellt. Warum, wurde nicht gesagt. Vielleicht würden sie ihn als ehemaligen Kapitalisten, als „Klassenfeind“, kurzerhand erschießen? Aber nein, der Kommandeur goss ihm ein

Bierglas voll Wodka ein und erklärte, er solle die Fabrik wieder in Betrieb nehmen. Die SMAD würde Wolle liefern; die von amerikanischen Granaten zerstörte Färberei der Fabrik werde unverzüglich wieder aufgebaut werden.

Inzwischen war eine ganze Familie sudetendeutscher Flüchtlinge ins Haus gezogen. Halb verhungert und mit nichts als den Kleider auf ihrem Leib waren sie angekommen. Auch wir hatten Hunger. Die Großmutter streckte das Wenige mit Brennnesseln und anderen Wildkräutern. Der Großvater und der Sudetendeutsche gruben die Wiese um und machten einen Gemüsegarten daraus. Die Gartenlauben, in denen man in besseren Zeiten Kaffee getrunken oder Plauderstündchen gehalten hatte, wurden zu Hühner- und Hasenställen umfunktioniert.

Für uns Kinder, für meinen kleinen Vetter und mich, strickte die Oma sämtliche Höschen und Strümpfe. Sie lehrte uns „Ich bin klein, mein Herz ist rein, soll niemand drin wohnen als Jesus allein“ beten, und wenn wir krank waren, kochte sie ihren berühmten Kamillentee. Ende 1947 wurde der Vater aus der Kriegsgefangenschaft in Ägypten entlassen. Es war nicht ratsam für ehemalige Offiziere, in die sowjetische Besatzungszone zurückzukehren, wenn sie nicht bereit waren, die „Internationale“ mitzupfeifen. Also versteckten wir, meine Mutter und ich, uns in einem Güterwagen und flohen bei Nacht und Nebel mit der Hilfe einer Frau, die die Schlupfwege kannte, über die Zonengrenze.

Die Fabrik florierte während der sowjetischen Besatzungszeit. Als dann die deutschen Kommunisten offiziell in der DDR an die Macht kamen, wurde es schwieriger. Man erinnerte sich an den großen Crimmitschauer Textilarbeiterstreik 1903–04; der Onkel des Großvaters war damals der Vorsitzende der Crimmitschauer Industriellen gewesen. Diese Fabrik, sagten die Genossen, dürfe nicht weiter bestehen. Kredite wurden über Nacht gesperrt und ein Bankrott angeordnet – obwohl die Fabrik voll ausgelastet war und sämtliche Mantelstoffe der DDR-Reichsbahn und der Straßenbahner dort gewoben wurden und trotz Protest der Arbeiter, die sogar ein Gesuch an den Staatsratvorsitzenden Genossen Ulbricht schickten. Das Verfahren zog sich fast zehn Jahre hin, dann war die Enteignung amtlich. Da die Fabrik keine GmbH war, sondern eine freie Handelsgesellschaft, erstreckte sich die Enteignung nicht nur auf die Firma, sondern auf das Vermögen, inklusive Haus und Grundstück. Ein SED-Bonze kaufte die Villa für zehntausend Ostmark, das waren umgerechnet 500 Dollar. Da man nach DDR-Gesetz niemand auf die Straße setzen durfte, konnten meine Großeltern zwei Zimmer samt Küche zur Miete bewohnen und ihr Leben mit der Minimalrente bestreiten. Die Großmutter der Frau des Bonzen war ebenjene diebische Elster gewesen, die durch Veranlassung der Großmutter zwei Jahre hinter Gittern verbringen musste. Schicksalskreise!

Der SED-Funktionär war brutal. Er sägte all die seltenen Bäume um – auch den Hausbaum, eine Blutbuche, die mein Urgroßvater gepflanzt hatte –, entfernte Ziersträucher, planierte und zementierte. Als er auch die zwei Fichten vor dem Küchenfenster fällte und die Beifußstaude herausriss, wurde die Großmutter krank. Kein Kraut half ihr mehr und sie starb. Ohne ihre pflanzlichen Verbündeten konnte sie nicht leben.[5] Sicherlich waren es Bäume, in denen die Geister wohnten, die mit ihr und der Familie verbunden waren. *Boträd* oder *Varträd* nannten die Schweden diese Bäume, wo der *Tomtegubbe,* der Hausgeist, lebt und unter denen oft Brot, Bier oder andere Speisen geopfert werden. Es ist, nebenbei bemerkt, oft zu erleben, dass neue Hausbesitzer die Bäume fällen oder Hölzer roden – als ahnten sie, dass diese Wesen noch mit den Vorbesitzern verbunden sind und dass der Besitz dadurch nicht ganz ihr eigener ist.

Der Großvater wurde 97 und er lebte die letzten zehn Jahre, wie ein Yogi in seiner Höhle, in einer Garderobe, da diese sich leichter heizen ließ.

Der Beifuß ließ mich nicht mehr los. Unmittelbar verband er mich mit Heimat, Frühkindheit und der Großmutter, die für mich damals die Frau Holle selber war. Der Beifuß war es dann auch, der mir den Weg zum Verständnis der steinzeitlichen Vorfahren ebnete. Das eiszeitliche Europa, wo fellbekleidete Jäger und Sammler in Tipi-ähnlichen Kegelzelten lebten, war eine mit Beifuß bewachsene Steppe. Sicherlich haben die Steinzeiteuropäer, wie die Prärieindianer und wie die Stammesvölker Sibiriens, Ostasiens und im Himalaja, mit Beifuß[6] geräuchert, oder die Frauen haben ihn als Auslöser der Monatsblutung verwendet. Bei den Rentierjägern von Lascaux (17 000 v. Chr.) hat man Unmengen von Beifuß gefunden (Beckmann 1997: 79).

Das Kraut der Artemis ist für mich einer der wichtigsten spirituellen Lehrer. Nicht nur half der Beifuß mir die Wege der Urahnen und das Wesen des Schamanentums zu verstehen, sondern er ebnete mir auch den Weg zu meiner Berufung. Ich benutze ihn als Räuchermittel, um meine Seele der geistigen Welt gegenüber zu öffnen. Ich benutze ihn, zusammen mit Wacholder und Mariengras, zur Ausführung von *Puja*-Ritualen. Und auch sonst, wenn im Haus eine schlechte Stimmung ist oder die Kinder einen schlechten Geist aus der Schule mitgebracht haben, hilft das Räuchern mit Beifuß, die Harmonie wieder herzustellen.

Beifuß *(Artemisia vulgaris)*

Weitere Benennungen: *Bibot*: Das Wort geht wie auch „Beifuß" auf das althochdeutsche *Biboz* zurück. Das hat nichts mit „Fuß" zu tun, sondern mit althochdeutsch *Bozzan* = „stoßen, schlagen" (wie Am*boss,* oder der *Butze*mann, der herumtanzt, sich rüttelt und schüttelt). Das wiederum bezieht sich auf die Stoßbewegungen der geschlechtlichen Vereinigung, das „Rammeln", aber nicht auf das Zerstoßen des Krautes durch den Apotheker mit dem Mörser. Beifuß galt als Kraut des Liebeszaubers und der Fruchtbarkeit; *Mugwurz,* englisch *mugwort* = „Mückenwurz", da Beifußbüschel in Stall und Stube gehängt wurden, um Mücken, Fliegen und Ungeziefer – auch angehextes – zu vertreiben. Andere Sprachforscher erkennen darin das germanische *megin* („Macht", „Zaubermacht", „sexuelle Potenz"), aber das ist ebenso umstritten wie der Versuch, es auf einen keltischen Ursprung zurückzuführen; *Fliegenkraut, Mückenkraut;*

Gänsekraut, als Gewürz für den Gänsebraten; auch als Pflanze der Frau Holle, die mit den Gänsen fliegt. Die nordischen Schamaninnen beräucherten oder rieben sich mit dem Kraut ein, ehe sie in die Welt der Frau Holle flogen (Storl 2000: 53);
Besenkraut, da das Kraut zu Besen gebunden wurde, mit denen man den Backofen vor dem Broteinschub reinigte. Auch darin lässt sich eine alte Kulthandlung erkennen, die mit Frau Holle, der die Backöfen geweiht waren, verbindet. Im bildhaften Denken der Bauern galt der Backofen als eine Art Mutterschoß, in dem die Laibe, analog zu Kinderleibern, heranreifen. Übrigens war der Besen immer auch ein Kultinstrument, das nicht nur Schmutz wegfegt, sondern weiht und auch die üblen Geister vertreibt. Das Hantieren mit dem Besen ist eine schamanische Handlung;
Johannesgürtel, Sonnwendkraut, Sankt Johanneskraut, Gürtelkraut: Beifuß wurde in vorchristlichen Zeiten während der mitsommerlichen Sonnwendfeiern als Gürtel getragen. Bis Anfang der Neuzeit bekränzte sich beim Johannisfeuer die Jugend beiderlei Geschlechts mit Artemisienkraut; beim Nachhausegehen verbrannten sie diese Kränze unter dem Ruf: „Es geh' hinweg und wird verbrennet mit diesem Kraut all mein Unglück" (Höfler 1908: 75);
Jungfernkraut, Weiberkraut: Als Frauenkraut dient der Beifuß zur Regelung der Monatsblutung und der Fruchtbarkeit; er vermag eine „verspätete" Periode auszulösen.
Familie: Korbblütler *(Asteraceae, Compositae)*.
Botanische Merkmale: Die mehrjährige Staude, die bis zu zwei Meter hoch werden kann, hat verschiedenartig gefiederte Blätter, die auf der Oberseite dunkelgrün und auf der Unterseite weiß bis grau sind. Im Herbst blüht sie mit unspektakulären grau-gelblichen Blüten. Sie riecht würzig und schmeckt aromatisch bitter.
Planetarische Zugehörigkeit: Beifuß gehört dem *Saturn* – wegen seiner grauen Farbe, seines bitteren Geschmacks und

weil er es der Menschenseele ermöglicht, an die Schwelle der „Saturnsphäre“ zu gelangen, das Tor zur Welt der Geister, Götter und Ahnen. (Die Saturnsphäre galt als Übergang von der räumlich-zeitlichen Dimension zum Jenseits. In der astrologischen, alchemistischen „Wissenschaft“ der Renaissance galt die Saturnsphäre als der äußerste Rand der inneren wie der äußeren Welt der Erscheinungen.)

Signatur: Die saturnische Signatur weist auf Ursprüngliches, auf den Urbeginn hin. Die roten Streifen am Stängel wurden als Signatur eines menstruationsanregenden Frauenkrauts gedeutet.

Inhaltsstoffe: Ätherische Öle (Cineol, Terpinenol, Borneol, Thujon), Sesquiterpenlactone, Gerbstoffe, Bitterstoffe.

Indikationen: *Abkochung:* wurde als periodeförderndes, entgiftendes, krampflösendes Frauenkraut verwendet; wurde während der Wehen getrunken, um die Geburt und das Austreiben der Nachgeburt zu erleichtern; auch als bitter aromatischer Magentee (regt in niederen Dosierungen die Galle an) und als Wurmmittel (bei Oxyuren) verwendet;
Saft: zur Behandlung offener Beine und Unterschenkelgeschwüre;
Wurzelpulver: bei Hysterie, Schlafwandeln, Epilepsie, Wurmbefall;
Blütenessenz (nach der Methode von Dr. Edward Bach): um größere geistige Klarheit und Bewusstsein für die Traumwelt zu schaffen (McIntyre 1998: 58).

Zubereitung: *Teeaufguss* oder *Abkochung:* ein Teelöffel pro Tasse, fünf bis zehn Minuten ziehen lassen. (Die Abkochung ist dem Aufguss vorzuziehen, da dadurch der Thujongehalt vermindert wird). **Achtung!** Darf nicht während der Schwangerschaft getrunken werden. *Wurzelpulver:* Als Mittel gegen Epilepsie wird (wenn keine anderen organischen Schäden vorliegen) ein Teelöffel Pulver in heißem Weißbier getrunken, wenn sich ein Anfall ankündigt oder kurz danach (Siegmund 1990: 113).

Sammelzeit: Die blühenden Sprossspitzen werden im August, September, die jungen, hellfarbigen Wurzeln im Herbst gesammelt, nicht gewaschen, sondern nur abgeklopft, im Schatten getrocknet und erst unmittelbar vor Gebrauch zu Pulver verarbeitet (Kölbl 1993: 63).

Vampire in der Aula

Beifußkraut wirkt bis in die nicht sichtbaren ätherischen und astralen Dimensionen hinein. Das wurde mir im Herbst 2004 beim Weltkongress der internationalen ethnomedizinischen Gesellschaft (Ethnomed)[7] wieder einmal drastisch vor Augen geführt. Die Gesellschaft ist der Dachverband für eine bunte, unorthodoxe Mischung von Medizinern, Ethnologen, *medical anthropologists,* Schamanenexperten, indianischen Medizinleuten, indischen Heilpflanzenkundigen, Voodoo-Experten und Schamanen aus der ganzen Welt, von den Tropen bis zur Arktis. Das mehrtägige Treffen fand diesmal im Anatomiegebäude der Ludwig-Maximilian-Universität in München statt. Die Vorträge und Referate wurden in dem geräumigen hufeisenförmigen Saal gehalten, in dem seit Kaiser Wilhelms Zeiten bis zum heutigen Tag Anatomieprofessoren und Medizinstudenten Leichen sezieren. Wie in einer Sportarena oder in antiken Theatern sind die Sitzreihen in Stufen steil übereinander angebracht, so dass die Studenten einen guten Blick nach unten haben. Gläserne Schränke, in denen Skelette jeden Alters, vom Embryo bis zum Greis, sowie alle möglichen Abnormitäten ausgestellt sind, säumen den Raum, in dem die Referenten ihre Mahlzeiten einnahmen. Und in den Gängen im Untergeschoss standen schon die nächsten Holzkisten mit „Sezierübungsmaterial" bereit. Für gestandene Wissenschaftler ist das selbstverständlich kein Problem, aber für Leute mit überaktiver Fantasie kann so ein Tagungsort etwas Gruseliges an sich haben.

Die Themen der Tagung, die einen weiten Bogen von Hirntomographien während Trancezuständen über indische Heiltänze bis hin zu schamanischen Reisen spannten, waren interessant. Atmosphärisch jedoch stimmte irgendetwas nicht. Zuhörer beschwerten sich öfter als nötig. Am dritten Konferenztag sollte ich mein Referat über „Schamanische Heilrituale bei den Angelsachsen und anderen germanischen Völkern“ halten. Kurz davor traf ich im Gang zufällig auf Dr. Max Amman, den „Spiritus Rector“ der Münchener Heilpflanzenschule Natura Naturans.

„Ich halte hier keine Referate mehr“, sagte er, nachdem wir uns begrüßt hatten. „Du weißt doch, dass ich ein bisschen hellsichtig bin. Als ich vor zwei Jahren bei der Ethnomed-Tagung meinen Vortrag hielt, sah ich sie, diese vampirähnlichen Hauchgestalten, die sich von den Ausdünstungen der Leichen ernähren. Sie haben mir einen solchen Schrecken eingejagt, dass ich während meines Vortrags einen Schlaganfall erlitt und gleich ins Krankenhaus gebracht werden musste. Es ist ganz gefährlich hier!“

Ja, ich hatte von seinem Schlaganfall gehört und kannte den alten Alchemisten und Meister der Pflanzenmagie gut genug, um zu wissen, dass er wirklich hellsichtig ist. Ich verabschiedete mich, trank noch schnell einen Kaffee, um das Zerebrum anzukurbeln, und machte mich auf den Weg in den Hörsaal. Der Saal war abgedunkelt, der Referent, der vor mir an der Reihe war, zeigte noch Dias von irgendeinem Stamm in Borneo. Derweil befestigte jemand das Mikrofon an meinem Jackett. Zufällig schaute ich hinauf in die dicht besetzte Zuhörergalerie. Da saß tatsächlich jemand, der im Dunkeln eine Sonnenbrille trug. Merkwürdig, dachte ich. Dann sah ich, dass die Augenhöhlen leer waren, dass das Gesicht einer Erscheinung aus einer anderen Dimension gehörte. Ich blickte seinen Nachbarn an, einen blassen Ostasiaten, der sich plötzlich in ein weißes Phantom verwandelte. Auf einmal waren überhaupt keine Menschen mehr da. Hauchwesen mit Fratzen als Gesichter starrten herunter. Der Leser könnte meinen, dass ich vielleicht wegen nervöser Spannung dissoziierte und diese Schemen auf die Zuhörer projizierte. Aber nein, das war es nicht – kein Lampenfieber oder schizophrener Schub. Ich war einfach in einen anderen Wahrnehmungsmodus hineingerutscht.

Selbstverständlich saßen die Zuhörer, die Menschen aus Fleisch und Blut, noch da, aber diese Hauchwesen hatten sich – ohne dass die Betroffenen sich dessen bewusst waren – in ihren Auren eingenistet. Es waren keine Totengeister, sie besaßen viel zu wenig Astralsubstanz. Es waren eben diese zweidimensionalen Schemen, die, wie Max Amman sagte, von den Ausdünstungen der Leichen lebten.

Ich erschrak. Wie sollte ich hier in fünf Minuten mein Referat halten? Schnell rannte ich hinaus zu meinem Auto, das hinter dem Gebäude stand, holte aus meinem „Medizinbeutel" etwas getrockneten Beifuß, zerrieb ihn zwischen den Fingerspitzen und zog den würzigen Duft tief in die Nase ein. Das Aroma stieg aufwärts in den Kopf, seine Energie – das kann jeder spüren, der es versucht – stieg über das Stirn-Chakra (Ajna) bis ins Kronen-Chakra (Sahasrara) und öffnete diese Energiezentren, so dass ich das Gefühl hatte, ich würde von Licht durchströmt. Ich steckte mir noch zusätzlich einige Beifußrispen hinters Ohr und in die Haare und ging zurück in den Saal. Dort merkte ich, wie – dank dieser alten Schamanenpflanze – die Inspiration durch mich hindurchfloss.

Dem Studenten, der mir als Assistent zugeteilt worden war, erklärte ich, dass der Saal unbedingt ausgeräuchert werden müsse, damit diese Wesen nicht mehr störten. Ich drückte ihm eine Räuchermischung, die aus Beifuß und Wacholder bestand, in die Hand. Für ihn war das nichts Mystisches oder Esoterisches, sondern vertraut. Als Ethnologiestudent war er schon mit anderen „kulturellen Konstruktionen der Wirklichkeit" konfrontiert worden. Zudem gehörte er zu jener jungen Generation, die irgendwann mal mit Zauberpilzen oder Ayahuasca experimentiert hatte und mit außergewöhnlichen Bewusstseinszuständen vertraut war.

„Ja, ich würde es schon machen, morgen früh, ehe alles beginnt, so gegen halb sechs, aber allein traue ich mir das nicht zu. Bitte komm mit", bat er mich.

„Ach, was", erwiderte ich, „räuchere einfach. Es braucht keine besondere Zeremonie. Wir wollen diese Wesen einfach etwas zur Seite schieben, damit sie uns nicht weiter stören."

Er traute sich trotzdem nicht und trommelte verschiedene Leute zusammen, darunter den Assiboin-Medizinmann Loren Lewis und dessen Frau Claudine Chief Stick. Die beiden waren nicht die typischen von Seminar zu Seminar tingelnden „Schamanen", sondern echte Medizinleute ihres Volkes, auch waren es keine der Intellektuellen, die sich sonst auf wissenschaftlichen Kongressen tummeln. Es war das erste Mal, dass sie in Europa waren. Claudine Chief Stick gilt in ihrem Stamm als heilige Frau, man nennt sie „Alte Donnervogelfrau" *(Old Thunderbird Woman)*, und Loren Lewis ist als Medizinmann ein geistiger Krieger und somit ihr Beschützer. Für die beiden war dieses Anliegen nichts Ungewöhnliches, denn auch sie hatten die Gespenster gespürt. Für Alte Donnervogelfrau war Europa überhaupt ein Ort voller unerlöster Gespenster und hungriger Geister, die sich, in ihren Worten, wie Hyänen auf alles stürzten, was ihnen seelisch-ätherische Nahrung zu versprechen schien.

Am Morgen wurde nicht nur mit Beifuß und Wacholder geräuchert. Der Medizinmann sang kräftige „Medizinlieder", er bündelte die Astralschemen und schoss sie allesamt mit einem Geisterpfeil hinaus, weit weg ins Nirgendwo. Als ich später am Tag ins Anatomiegebäude kam, musste ich staunen. Die Astralatmosphäre war blitzeblank und glänzte richtig, als wäre ein übersinnlicher Meister Proper am Werk gewesen. Die Stimmung der Tagung war mehr als gut und die folgenden Referate wirkten inspiriert. Wir nahmen uns vor, bei künftigen Tagungen zuerst einmal mit Beifuß und Wacholder zu räuchern.

Der Beifuß galt in vielen Kulturen als Dämonenvertreiber und Wurmmittel. Letzteres kann sich auf wirkliche Eingeweidewürmer (Helminthen) beziehen, wie auch auf die „Geisterwürmer", die „Würmlein klein, ohne Haut und Bein, ohne Corpus und Substanz", wie sie Paracelsus nannte. Die Anwendung von *Moxa* (*Zhen-Jiu,* Moxibustion) in der ostasiatischen Heilkunde, bei der Beifußkügelchen auf bestimmten Akupunkturstellen auf der Haut verbrannt werden, geht ursprünglich auf den Versuch zurück, die Krankheitsgeister zu vertreiben. Der angelsächsische Kräutersegen spricht der Mugwurz, dem ältesten der Kräuter *(yldost wyrta)*, die Fähigkeit zu, alles Übel, das über das Land dahinfährt, zu vertreiben

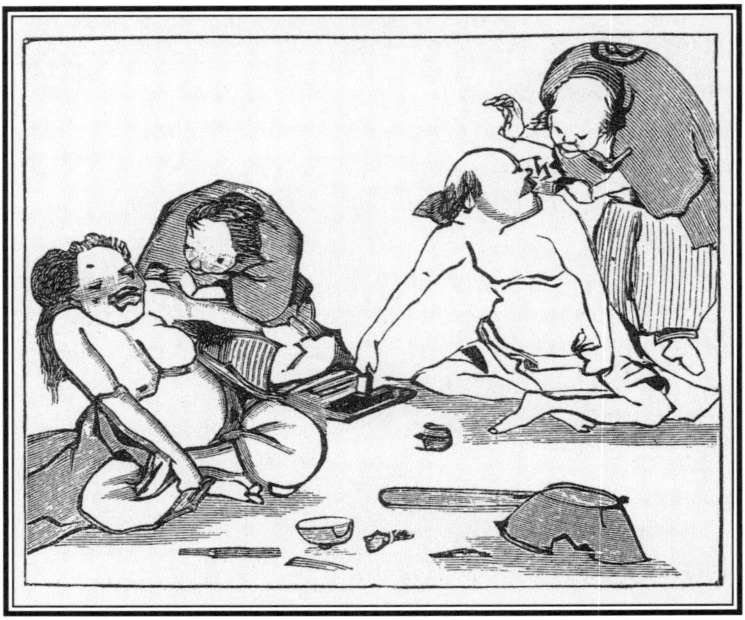

Japaner, denen Moxa auf der Haut verbrannt wird (Holzschnitt)

(Storl 2004: 177). Davon war man auch im Mittelalter überzeugt: „Wer Beifuß in seinem Haus hat, dem mag der Teufel keinen Schaden zufügen. Wer Beifußwurzeln über die Türen des Hauses hängt, dem mag nichts Übles oder Ungeheueres zugefügt werden“ (aus „Gart der Gesundheit“, Mainz 1485). In ganz Europa, von Frankreich bis Russland, wurde – zwecks Schutz vor Hexereien und Spuk – der Beifuß am Johannisabend gesammelt. Beifuß gehört neben Wacholder, Johanniskraut und anderen Kräutern zum Büschel, das zu Maria Himmelfahrt (15. August) geweiht wurde, sowie traditionell zu dem Räucherwerk, mit dem man in den Rau- bzw. Rauchnächten während der zwölf Weihnachtstage Haus und Stall ausräucherte, um eine saubere astrale Atmosphäre zu schaffen, so dass die guten Geister Einzug halten konnten und sich negative Energien auflösten. Damit es nicht allzu heidnisch war, tat man auch etwas Weihrauch (Olibanum) in die Mischung.

Vor diesem Hintergrund wird auch verständlich, warum man den Beifuß gegen die Fallsucht (Epilepsie) einsetzte, ein Leiden, bei dem das Bewusstsein schwindet und die Seele über die Saturnschwelle hinaus entrückt wird, was oft als eine Entführung durch Geister oder Dämonen gedeutet wurde. Auch hier ist der Beifuß eine Pflanze des Übergangs.

---

[1] In folgenden Büchern von mir kann der interessierte Leser mehr über die Bedeutung, Anwendung und das Wesen des Beifuß erfahren:
Naturrituale (AT-Verlag, Baden/ Schweiz 2004) Seite 168 f.
Heilkräuter zwischen Haustür und Gartentor (AT-Verlag, Aarau, 2000) Seite 42 f.
Pflanzendevas (AT-Verlag, Aarau, 2001) Seite 156.

[2] Ephedrin hat einen sympathikomimetischen Effekt und bewirkt eine erhöhte Ausschüttung des endogenen Überträgerstoffes Noradrenalin aus den sympathischen Nervenendigungen und dem Nebennierenmark (Schaldach 1980: 1010).

[3] WARNUNG! Nicht verwenden bei starkem Bluthochdruck, grünem Star, Schilddrüsenüberfunktion und Herzinfarkt oder bei gleichzeitiger Einnahme von Monoamino-oxydase-Hemmern (MAO, Antidepressivum) (Mabey 1993: 56).

[4] Friedrich Eduard Bilz (1842–1922), im Kaiserreich berühmter sächsischer Naturheiler, dessen Hauptwerk „Bilz, das neue Heilverfahren für Jedermann in gesunden und kranken Tagen“ 1888 erschien, sich 3,5 Millionen Mal verkaufte und in zwölf Sprachen übersetzt wurde. Bilz ist auch der Erfinder der Vitaminbrause „Sinalco“, mit der er die Leute vom schädlichen Alkoholgenuss abhalten wollte (Helfricht 2004: 16).

5 Die Verbindung zwischen Pflanzen, insbesondere Bäumen, und menschlichen Hausbewohner ist oft dokumentiert worden. Am bekanntesten ist wohl die alte Linde am Wohnsitz des großen Botanikers Carl von Linné (*Linnaeus*), die mit dem letzten Hofbewohner starb.

[6] Die Indianer benutzen den Steppenbeifuß *(Artemisia trilobata, A. ludoviciana)*.

[7] Ethnomed – Institut für Ethnomedizin e.V., Melusinenstraße 2, 81671 München. Tel-Fax: 089–40 90 81 29

Tollkirsche

Die Salbe gibt den Hexen Mut,
Ein Lumpen ist zum Segel gut,
Ein gutes Schiff ist jeder Trog;
Der flieget nicht, der heut nicht flog.

Aus Goethes Faust, „Hexenchor“

Oft ist die Wirklichkeit fantastischer als die Fantasie, und Pflanzen sind bei weitem nicht die geistlosen Zellengebilde, für welche die Menschen sie meistens halten. Pflanzen sind die lebenden physischen Leiber von göttlichen Wesen. Sie sind makrokosmische „Persönlichkeiten“, die die Sternenkräfte einfangen und sie den Menschen und Tieren vermitteln. Aber das habe ich anderswo alles schon mal geschrieben. Hier will ich von der Tollkirsche erzählen, einem Berserker unter den Pflanzen, der die Menschenseele erschrecken, sie in ihren Grundfesten erschüttern, gefangen nehmen und sogar aus dem physischen Körper hinaustreiben kann. Sie ist kein lichtes, „christliches“ Heilkraut wie die Engelwurz oder Nelkenwurz. Keiner Pflanze sei der Teufel näher, warnte Hildegard von Bingen. In der Aura der Tollkirsche, der *Dolo* (aus dem germanischen *dol* = „töricht, wahnsinnig“),

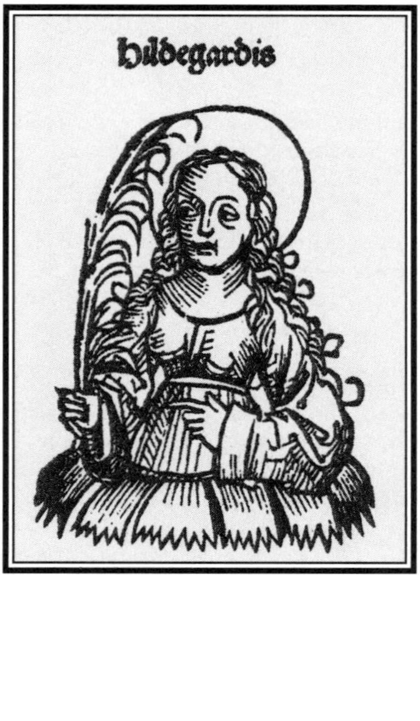

Hildegard von Bingen (1098–1179)

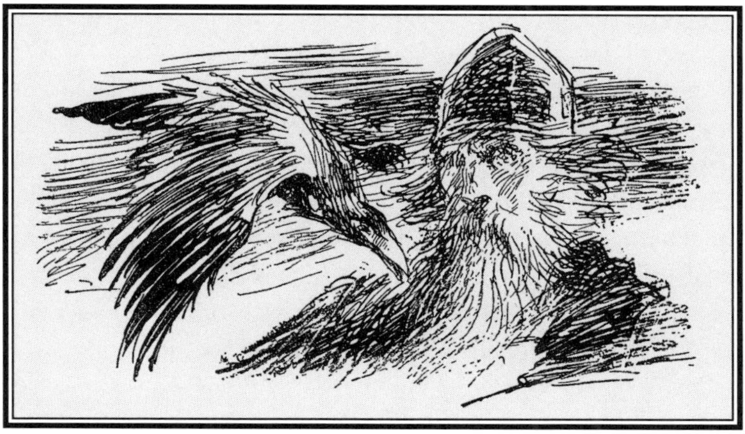

Der Zaubergott Odin, auch Galster-Vater genannt

gewahrte die Seherin kleine schwarze, mit lederigen Fledermausflügeln umherflatternde Teufelchen. Einzig heidnische Zauberer und mächtige Magier vom Kaliber eines Merlin oder Mephisto wussten die mystischen, magischen und dämonischen Kräfte der Pflanze zu schätzen. Vermutlich gehörte im alten Griechenland das Giftgewächs zum Kult des Rauschgottes Dionysos. Berauscht vom Wein, der mit Tollkirschsaft versetzt war, rasten die ihm anheim gefallenen lüsternen Satyrn und wilden Weiber, die Mänaden, „mit weit aufgerissenen Augen“ durch die Wildnis.

Auch im Norden kannte man die Tollkirsche. Einige Benennungen deuten darauf hin, dass sie einst zum Kult des Schamanen- und Zaubergottes Odin gehörte. Die Odingeweihten benutzten bewusstseinsverändernde Botanika, um die dunklen Abgründe der Seele zu erkunden. Im Dänischen heißt die Tollkirsche *Galbeere*, von germanisch *galen* („Zauberlieder singen“, *gala* = Zaubergesänge, Nachtig*al* = ein Vogel der nachts bezaubernde Lieder singt). *Galsterer* hieß bei den Germanen der Schamane, der durch Zaubergesang die Wirklichkeit verändern, heilen oder schädigen konnte. *Galster-Vater* war einer von Odins Namen. *Wutbeere, Wutkirsche* sind weitere Benennungen. Wut hatte damals eine andere Bedeutung als heute. *Wôth* bezeichnete die „rasende Ekstase“, die Be*geist*erung, die Besessenheit, inspiriertes Singen, den Rausch. Odin (Wotan, Woden, Wuotis), der Anführer des „wilden Heeres“ (das Heer der Geister und fliegenden Schamanen), war der Meister dieser „Wut“. *Walkerbeere, Walkerbaum* sind weitere regionale Bezeichnungen dieser Pflanze. Sprachforscher vermuten, dass sich das auf die Walküren, die schönen, fliegenden jungen Frauen, bezieht, die die Seelen der gefallenen Helden hinauf in Odins Walhalla führen.

Die antiken Völker des südeuropäischen Raumes assoziierten das Nachtschattengewächs mit Zauber, Tod und anderweltlicher Weiblichkeit. Der lateinische Name *Atropa bella-donna,* den Linnaeus in sein botanisches Klassifizierungssystem aufgenommen hat, spricht den Bezug an. Die *Parzen* sind drei Schicksalsgöttinnen, die den Lebensfaden der Menschen spinnen, messen und schneiden. *Atropa*, „die Unerbittliche“, ist es, die am Ende des Lebens den Faden durchschneidet.

Die Parzen; Atropa (Mitte) durchschneidet den Lebensfaden

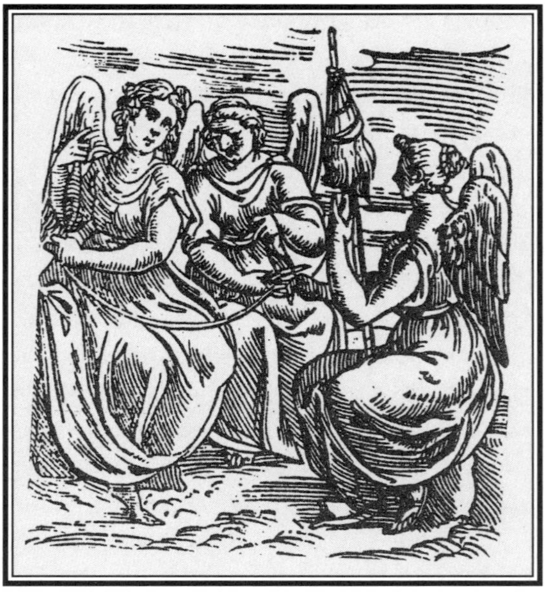

Femme fatale

Der Name Belladonna bedeutet „schöne Frau". Einige Sprachforscher vermuten, dass der Name sich auf die römische Kriegsgöttin Bellona bezieht; andere hingegen sind der Auffassung, dass die Bezeichnung mit der Praxis der Hofdamen der Renaissance zusammenhängt, sich mit der Hexenbeere zu schminken und schön zu machen. In kaltherziger Berechnung färbten sie mit dem roten Beerensaft ihre Wangen, um eine reizvolle Schamröte vorzutäuschen, und tröpfelten ihn, mit Wasser verdünnt, in die Augen, um die Pupillen zu erweitern. Auch wenn sie anschließend nur verschwommen sehen konnten, verlieh es ihnen einen offenen, unschuldig anmutenden Blick, der manchen mächtigen, reichen, aber dummen Mann in die Falle lockte.

Eine wahrscheinlichere Erklärung für den Namen ist, dass der Pflanzengeist selbst als eine betörend schöne Frau, als unwiderstehliche Verführerin, in der Vision erscheinen kann. Ein bekannter Schauspieler erzählte mir einmal von seiner Begegnung mit der *bella donna,* der schönen Frau. Es war gegen Ende der sechziger Jahre, als die Hippies und Blumenkinder mit Schlafsack und Gitarre in ganz Europa unterwegs waren. Mit seiner Freundin war der damals noch unbekannte Mime per Anhalter nach Frankreich getrampt. In einer bewaldeten Region, irgendwo im gebirgigen Zentralmassiv, stießen sie auf eine fröhliche Gruppe Gitarre spielender, kiffender Hippies, die sie einluden mitzufeiern. Da sie wenig Geld und keine andere Unterkunft hatten, schlugen sie dort ihr Lager auf. Gegen Abend kochten die Hippies ein Kräutergebräu, das vor allem Tollkirsche enthielt. Seine Freundin weigerte sich, einen Schluck von dem Hexengebräu zu nehmen, aber der junge Schauspieler wollte kein Spielverderber sein. Außerdem war er neugierig. Er trank ein, zwei Schlucke, und da ihm darauf etwas unwohl und schwindlig wurde, entschied er sich erst einmal im Wald spazieren zu gehen. Obwohl es dunkelte, konnte er recht gut sehen. Er kam an eine Lichtung, und da saß, auf weiches Moos gebettet, ganz allein ein schönes Mädchen. Sie hatte langes blondes Haar, und ihr dünnes, leichtes Hippiekleid ließ einen wohlgeformten Körper erkennen. Es war ihm, als säße seine Traumfrau vor ihm. Sie war viel schöner als seine Freundin, lächelte ihn freundlich an und lud ihn ein, bei ihr zu sitzen. Ein Verlangen nie gekannten Ausmaßes erfüllte ihn, und er wusste, sie würde ihn nicht abweisen, wenn er sie in die Arme nehmen und küssen würde. Sein Herz klopfte wild. Doch ehe er sie an sich riss, um den Honig der Ekstase zu kosten, zögerte er. Irgendetwas in ihm hielt ihn zurück. „Komm schon, lieg mit mir," lockte ihn die Schöne und machte einen Schmollmund wie Brigitte Bardot. Es war ihm, als spiegelte ihr Blick seine eigene Sehnsucht wider. Was veranlasste ihn zu zögern? Es war doch das Zeitalter der freien Liebe, der Befreiung von alten, verkrampften Moralvorstellungen. Aber aus irgendeinem Grund dachte er an seine Freundin, die da unten im Hippielager auf ihn wartete; er hatte das Gefühl, er würde sie für immer verlieren, wenn er seinem Verlangen nachgäbe. Er riss sich los. Heulend und stolpernd lief er zurück ins Lager, kroch ins Zelt und schlief ein. Als er am nächsten Tag mit brummendem Schädel erwachte, drängte es ihn, nochmals die Stelle aufzusuchen, wo er das schöne Mädchen gesehen hatte. Vielleicht war sie noch da. Er lief den schmalen Waldpfad hinauf. Gerade da, wo sie auf Mooskissen gesessen hatte, hörte der Weg abrupt auf. Vor ihm lag ein Felsabgrund. Es durchfuhr ihn wie ein Blitz: Hätte er auch nur einen Schritt weiter auf sie zu getan, wäre er jetzt tot. Die Treue zu seiner Freundin hatte ihm das Leben gerettet. Er war der Belladonna begegnet.

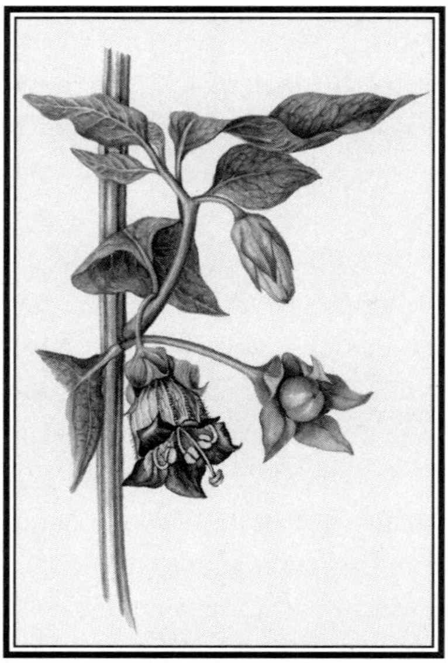

Tollkirsche
(Atropa bella-donna)

Tollkirsche *(Atropa bella-donna)*

Weitere Benennungen: *Waldnachtschatten, Hirschweichsel,* wie den Hirsch findet man auch sie tief im Wald; Weichsel ist eine Bezeichnung für die Kirsche;
Schwarzber, Tintenbeere: Die Beere enthält viel purpurroten, tintenähnlichen Saft;
Teufelsbeere, Teufelsauge, Teufelskirsche, Höllenwurzel;
Giftkirsche, Giftchriesi (= alemannisch *Chriesi* „Kirsche"); *Sterbebeere, Barstkirsche* (von barsten = „krepieren"); *Atternblätter, Otterblätter* (Zürich), *Chrottebeeri* (St. Gallen; *Chrotte* = „Kröten");
Wolfsbeere, Wolfskirschen, Wolfschriesi: Als „Wolfspflanzen" wurden einst giftige und gefährliche Pflanzen bezeichnet. Außerdem erleben Menschen, die mit der Tollkirsche experimentiert haben, oft Wolfserscheinungen oder gar Wolfsverwandlungen (Werwolfphänomene). Wölfe sind Hüter der Schwelle; sie können unvorsichtigen, unlauteren Seelen, die in die Astralwelt oder Anderswelt vordringen, gefährlich werden oder sie sogar töten;
Giftige Hundskirschen;
Saukraut, Saukirsche: Der Botaniker Hieronymos Bock (16. Jh.) schreibt, sie heiße so, „weil Wildsäue sie suchen, wenn sie im Brachmonat von der Hitze oder sonstwie krank werden";
Judenkirsche, Judebeeri;
Dolo (Hildegard von Bingen nennt sie so), *Tollwurz, Tollbeere, Irrbeere, Rasebeere;*
Wutbeere, Wutkirsche;
Schlafkraut, Schlafbeere;
Schöne Frau, Schönes Mädchen, Belladonna, Hexenbeere;
Bärenmutz;
Walkerbaum, Walkerbeere.
Familienzugehörigkeit: Nachtschattengewächse (*Solanaceae*). Die Familie trägt diesen Namen, weil sie viele Zauberpflan-

zen enthält, die die Schatten (Geister) der Nacht sichtbar machen können, wie die Tollkirsche, Mandragora und den Stechapfel. Zu dieser Familie gehören neben verschiedenen Gift- und Genusspflanzen, wie Tabak, Alraune, Schwarzer und Bittersüßer Nachtschatten, auch Gemüsearten wie die Tomate, Kartoffel, Aubergine und Andenkirsche. Der Name *Solanaceae* entstammt dem Lateinischen (*solanem* = „Trost, Linderung, medizinische Behandlung“).

Botanische Merkmale: Kraftvoll treibt die Staude im Frühling ihre Blätter aus und stängelt bald in die Höhe, wo sich der Trieb mehrfach, oft drei- oder fünffach, teilt. Nach Mittsommer erscheinen die blass purpur-bräunlichen, glockenförmigen Blüten, die unter den Blattachseln versteckt der Erde zugewandt hängen, als wollten sie das Sonnenlicht meiden. Die Staude blüht weiter, während sie schon gleichzeitig grüne und rotpurpurne „Kirschen“ trägt. Das Gift tut den Vögeln nichts, Amsel und Drossel verbreiten sogar die Samen.

Planetarische Zugehörigkeit: Mond; in neueren Systemen Mond mit Pluto.

Die gehörnte Mondgöttin (Holzschnitt)

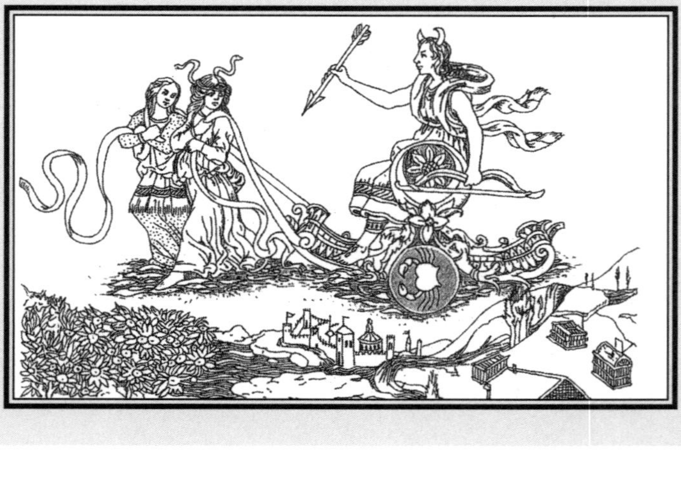

Signatur: Nach kraftvollem Austreiben aus dem Wurzelstock im Frühling gerät der Wuchs im Frühsommer ins Stocken; der Trieb teilt sich mehrfach und die Blätter sehen nicht mehr so frisch grün aus, sondern eher welk und gelblich verfärbt. Rudolf Steiner, der sich intensiv mit der Pflanze beschäftigt hat, gibt folgende Erklärung: Das Tollkirschwesen wehrt sich dagegen, eine Pflanze zu sein; es wäre lieber ein mit Sinnen und Seele begabtes Tier. Normalerweise öffnet sich eine Pflanze der Tiersphäre (dem Astralischen oder Seelenhaften) erst, wenn sie blüht; erst dann verliert sie an grüner Farbe und Vitalität und gibt sich den Bienen, Faltern oder Käfern hin.[1]

Der Grund, dass das vegetative Wachstum der Tollkirsche ins Stocken gerät, liegt darin, dass sie früh in ihrem Entwicklungszyklus von der kosmischen Astralität, dem Tierhaften, erfasst und durchdrungen wird. Aber auch wenn sie sich dieser tierhaften Sphäre öffnet, wird kein Tier aus ihr, sondern sie bleibt eine Pflanze; sie bringt es lediglich zu augenähnlichen Früchten, deren Saft tatsächlich eine Wirkung auf unsere Augen hat (Pupillenerweiterung). Das Astrale, das sie in sich hineinzieht, findet in den Alkaloiden seinen physikalischen Abdruck; diese Stickstoffverbindungen – so Steiner – ähneln tierischen Verwesungsgiften; sie wirken physisch und ätherisch abbauend. Wenn der Mensch nun die Tollkirsche isst, wird er durch die Alkaloide von der in ihr enthaltenen kosmischen Astralität überrumpelt. Er wird in einer Zwischenwelt, wo Traum und Außenwelt gemischt sind, festgehalten. In diesem halb diesseitigen, halb jenseitigen Bewusstseinszustand kann er in der niedrigen okkulten Welt tätig sein. So haben es Hexer und Schwarzmagier verstanden, mithilfe der Tollkirsche auf Astralreise zu gehen, ihre Feinde zu schädigen oder auszuspionieren. Das ist aber nicht einfach, denn die Alkaloide sind schwer zu dosieren und Vergiftungen sind leicht möglich (Pelikan 1975: 168 f.).

Als Signatur kann man auch die schattensuchende Blüte verstehen. „Sie flieht dem Licht und fällt dabei in die Schwere", sagt der anthroposophische Pflanzenkenner Wilhelm Pelikan. In der Blüte offenbart sich etwas von der Seele des Pflanzenwesens. Wenn der Mensch Belladonna zu sich nimmt, dann nimmt sie ihn mit in die Bereiche der niederen Astralwelt, der Welt der Nacht- und Schattenwesen.

Inhaltsstoffe: Maßgebend bei der Wirkung sind die so genannten Tropanalkaloide: *Atropin, Scopolamin* und *L-Hyoscyamin,* die eine parasympathikolytische, anticholinerge Wirkung[2] auf das vegetative Nervensystem ausüben. Vergiftungserscheinungen sind folgende: Trockenheit im Mund und Rachen, Jucken, Brennen, Erhitzung, Herzrasen, verschwommenes Sehen, Übelkeit und Schwindel, der andeutet, dass die Seele sich vom Alltagsbewusstsein löst und sich aus dem Körpergefüge herauswindet oder -wirbelt.[3] Das kann zu Zuständen der Euphorie (oder heftigen Kopfschmerzen), einem Gefühl der Zeitlosigkeit und schließlich zu Tiefschlaf mit Walpurgisnacht-ähnlichen Flugerlebnissen und erotischen Träumen führen. Die Seele bewegt sich dann in Dimensionen der Astralwelt – manchmal ohne den Weg zurück in die Körperlichkeit zu finden. **Weitere Vergiftungsstufen sind Tobsucht, Erblindung, Lähmung und schließlich Tod durch Lähmung des Atemsystems!**

Gegengift: Das konventionelle Antidotum besteht aus Magenspülung und Brechmitteln, wie Essigwasser oder Senfwasser und starkem Kaffee. Ein nach Angaben der neuen Hexen eher unkonventionelles, aber wirksames Gegengift sollen getrocknete Fliegenpilzhüte sein. Der Pilz enthält Muscarin, das eine dem Atropin entgegengesetzte Wirkung hat. Muscarin dämpft das sympathische Nervensystem und regt den Parasympathikus an.

Heilindikationen: In der allgemeinen Heilkräuterkunde gibt es keine Anwendung, da die Pflanze viel zu gefährlich ist.

Die Schulmedizin kennt jedoch Präparate mit Belladonna als krampflösende Mittel (Antispasmodika) für den Magen-Darm-Kanal, bei Bronchialasthma, bei Spasmen der Gallenwege, Gallensteinkoliken und als Salbe bei schmerzhaften Hämorrhoiden (Müller 1993: 80). Die sekretionsbeschränkende Wirkung, die Belladonna auf die Verdauungsdrüsen ausübt, ist in Fällen von Hyperazidität des Magens und bei akuten Magengeschwüren von Bedeutung (Weiß 1991: 91). Auch Parkinsonismus wird mit Belladonnaextrakten behandelt (Weiß 1991: 308). Die Augenmedizin benutzt Atropin als Mydriatikum zur Erweiterung der Pupillen. Atropin ist auch, neben dem Papaverin (ein Alkaloid aus der Mohnpflanze), ein wirksames Mittel bei der Behandlung von Vergiftungen mit Mutterkorn (Ergot, Antoniusfeuer) (Rudgley 1999: 57).
Rudolf Steiner sagt, dass die Tollkirsche die stark abbauenden astralen Kräfte anregt und das Physische zerstört. Richtig dosiert kann die Tollkirsche jedoch Verhärtungen (Star, Steinerkrankungen) auflösen.
Pietro Andrea Matthioli (1500–1575) gibt in seinem „Kreutterbuch" (1563) die Tollkirsche als Mittel gegen die „Gicht"[4] an. Er schreibt: „Diß Kraut geben sie wider die newe Krankheit, die Varen oder Kadden genannt, in einem Bier ein und lassen den Kranken in 24 Stunden nicht schlafen. Gibt seltsame symptomatica und ist ein gefährlich Arzenei." (Unter Varen oder Kadden verstand man fahrende Geistergeschosse.)
Zur Faszination, die die Tollkirsche auf die Menschen ausübt, gehört ihre Fähigkeit, den Sexualtrieb, die Libido, zu steigern. Sie soll bei richtiger Dosierung den Menschen im Zustand zwischen Wachen und Träumen festhalten – in der so genannten Mondsphäre, die auch viel mit Sexualität, erotischen Träumen und spontanen Erektionen zu tun hat. Hexensalben und Hexengetränke mit Tropanalkaloiden führen die Seele in Walpurgisnachtszenarien und lassen sie wilde Orgien mit

fantastischen halb menschlichen, halb tierischen Mischwesen erleben. Um sich die libidosteigernde Wirkung zunutze zu machen, aber gleichzeitig dem Wahn oder der Besessenheit zu entkommen, hat der Volksaberglaube verschiedene Tabus und Rituale entwickelt. So soll man etwa die Wurzel in der Nacht des hl. Georg (23. April) ausgraben, dabei einen magischen Kreis ziehen und ein schwarzes Huhn dem Teufel opfern. Dieser fällt dann über das Huhn her, derweil sich der Wurzelgräber aus dem Staub macht. Georg ist der eisengewappnete Ritter, der der Wut des Erddrachens, dem die Tollkirsche gehört, widerstehen kann.

Auf dem Berg im Allgäu, auf dem wir leben, wächst die Tollkirsche überall am Wegesrand, nahe den Fichten. Im Frühling treiben die Blätter kräftig aus. Ende Juni erscheinen die blassen lilarötlich bräunlichen, glockenförmigen Blüten. Als wollten sie sich vor der Sonne verbergen, hängen sie der Erde zugewandt unter den Blattachseln. Schon oft hatte ich an ihnen gerochen, doch kein Duft ging von ihnen aus. Eines Nachts jedoch, gegen elf Uhr, auf dem Heimweg durch den dunklen Wald, schlug mir ein betäubender Parfümduft entgegen. Ich war verblüfft. Ein Duft, wie man ihn in einem billigen Pariser Puff erwarten würde, und das mitten im Wald? Die Belladonna steckte dahinter. Es passt zu ihr, dass sie sich nicht am sonnigen Tag, sondern in der Nacht, gegen Mitternacht, von Nachtfaltern bestäuben lässt. Die glänzenden schwarzen Beeren, die im Herbst erscheinen, sind schön anzusehen und schmecken süß – für Unwissende verführerisch und hochgefährlich!

Was die Frühlingsblätter betrifft, so ähneln sie sehr denen des frisch austreibenden Beinwells *(Symphytum)*. Das wurde einem Bekannten zum Verhängnis. Jedes Jahr im Frühling sammelt er, zusammen mit einer Gruppe von Freunden, verschiedene Wildkräuter. In geselliger Runde wurde anschließend ein „Neunkräutersalat“ zubereitet und eine leckere „grüne Suppe“ gekocht. Es ist die Wiederbelebung eines alten Rituals, wie es schon die keltischgermanisch-slawischen Vorfahren kannten, ein Ritual, das mit der neu erwachten Lebenskraft der Natur verbindet, das Blut reinigt (entschlackt) und die „Frühjahrsmüdigkeit" vertreibt.

„Da sah ich die jungen Beinwellblätter am Wegrand", erzählte er, „und ich bückte mich, um einige zu pflücken. Doch als ich sie näher anschaute, dachte ich: Nein, irgendwie sehen die nicht richtig aus, und ging weiter. Nach einigen Schritten überlegte ich: Was soll es anderes sein als Beinwell?, und pflückte eine Hand voll für die Suppe. Nach dem Genuss der Suppe wurde uns schrecklich schlecht und die ganze Gesellschaft endete mit Sirene und Blaulicht in der Notfallklinik, wo man uns den Magen auspumpte. Als ich da im Krankenhausbett lag, bemerkte ich etwas Merkwürdiges: Ich konnte genau hören, was viele Kilometer entfernt gesprochen wurde. Es war sozusagen ‚fernhören'. Auf diese Weise konnten wohl Schamanen oder Zauberer andere ausspionieren. Es war unheimlich. Ich würde es nie wieder machen wollen, aber es war ein wertvolles Erlebnis."

Die schwarzen Augen des Marders

Ich hatte mir vorgenommen, mich näher mit der außergewöhnlichen Pflanze zu befassen, vielleicht auch mal vorsichtig mit ihr zu experimentieren, um sie besser kennen zu lernen. Ein solches Kennenlernen gehört ja schließlich mit zur Aufgabe eines Ethnobotanikers. Aber ich unterließ es. Vielleicht wirkten in mir unbewusst die Warnungen meines Vaters nach. Jedes Mal, wenn ich als kleiner Junge irgendeine unbekannte Beere probierte, warnte er vor der Tollkirsche. Ich glaube aber, dass er selbst nicht wusste, wie die Teufelsbeere aussah.

Einige Jahre später jedoch hatte ich Gelegenheit, das berüchtigte Nachtschattengewächs besser kennen zu lernen. Es war im Spätsommer, ich hielt gerade einen Kräuterkurs in Langenbruck im Baselbiet. Hier, auf den Kalksteinfelsen des Jura, wachsen Buchenmischwälder mit vielen interessanten Pflanzen: Zahnwurz, Lasarkraut, Pyrenäenstorchschnabel und so weiter. Eine junge Hex', die als Kursteilnehmerin mit dabei war, erzählte ganz aufgeregt, sie habe oben auf dem Berg eine stattliche Tollkirschstaude gefunden. In meinen freien Stunden stieg ich die Höhe hinauf, um zu sehen, ob es sich lohnen würde, später gemeinsam mit der Gruppe die Zauberpflanze zu besuchen.

Problemlos fand ich sie – ein Prachtexemplar voller reifer schwarzer „Kirschen". Um mich meditativ in sie zu vertiefen, setzte ich mich unmittelbar vor ihr auf den Erdboden. Damit die ätherischen Energien zwischen ihr und mir ungehindert fließen konnten, zog ich Schuhe und Hemd aus und legte jedes Metall (Taschenmesser, Schlüssel) beiseite. Es ist universaler Brauch, egal ob in Afrika, Amerika oder Eurasien, dass man sich einer Pflanze, mit der man sich verbinden will, ohne Metall nähert, ausgenommen ist Kupfer und Silber. Metall, insbesondere Eisen, vertreibt den Geist der Pflanze. Ich zentrierte mich, begrüßte sie mit einem Tabakgeschenk – es hätte auch ein Kupferpfennig oder ein Schluck Bier sein können – und betrachtete sie mit voller Aufmerksamkeit. Ich musterte sie liebevoll, betastete die glatte Haut der Stängel und die weichen Blätter mit den Fingerspitzen, nahm schnuppernd ihren nicht ganz angenehmen Geruch auf, legte ein fingernagelgroßes Blattstückchen auf die Zunge und ließ den süßlich bitteren Geschmack auf mich wirken. Allmählich nahmen meine Sinne immer feinere Nuancen wahr. Die Staude schien zu leuchten, zu vibrieren – ich fing an, sie auf eine Art und Weise zu sehen, wie es keine Kamera je würde aufzeichnen können. Die schwarzen Früchte kamen mir auf einmal immer mehr wie Augen vor, die mich ihrerseits beobachteten. Zuletzt schloss ich meine Augen und versuchte mich mit meinen ätherischen Sinnen in die Pflanze „hineinzuspüren". Es ist so: Je tiefer die Pflanzenmeditation, umso mehr verliert man das Zeitgefühl und umso mehr steigert man sich in einen Zustand hinein, der nur als wonnevoll beschrieben werden kann. Das Bewusstsein nähert sich wellenmäßig dem Pflanzenwesen; die eigene Seele flutet rhythmisch in die Sphäre der Pflanze hinein. Ehe man sich jedoch vollkommen in ihr verliert, nimmt die Intensität ab. Es muss ein natürliches Gesetz sein, etwa so, wie der Flut die Ebbe folgt. Wäre das nicht so, würde man der Welt entschweben.

Als ich wieder auf der normalen alltäglichen Bewusstseinsebene angelangt war, verabschiedete ich mich geistig von ihr und stand auf. Erst da bemerkte ich, dass sich ein Tier, ein dunkelbrauner, fast schwarzer Baummarder, neben mir aufhielt. Als ich ihm den Kopf zuwandte, spannten sich seine Muskeln zum Sprung, um zu fliehen. Aber dann spürte er, dass ich mich – obwohl ich mich bewegt hatte – noch immer in einem Alphawellenzustand[5] befand. Augenblicklich entspannte er sich wieder. Die tiefschwarzen Augen, mit denen er mich ansah, glichen genau den dunklen Tollkirschbeeren. Ich erkannte: Es war der Tollkirschgeist, der den Marder als Medium benutzte, um sich diesen Menschen, der da so tief in seine Sphäre eingedrungen war, von außen anzuschauen. So etwas ist möglich. Die Geistseelen der Pflanzen sind ja nicht so stark in ihrer Leiblichkeit inkarniert, nicht so vollständig „eingefleischt", wie die Seelen der Menschen oder der Tiere. Pflanzenseelen umweben ihre stofflichen Leiber, sie können körperlos reisen, können mühelos durch Mauern und Gegenstände schweben, können sich tierischer Körper bemächtigen und mittels deren Sinne die Umgebung wahrnehmen. Mithilfe des Marders hat mich die Tollkirsche gerochen und mich mit seinen schwarzen Augen angeschaut. Irgendwie passte das hübsche, neugierige, tag- und nachtaktive Raubtier zum Wesen der Belladonna.

Der Marder lief nun entspannt und langsam den Waldweg entlang. Dann, nach etwa zwanzig Metern, drehte er sich noch einmal um, als wollte er sich verabschieden, und verschwand im Gebüsch. Staunend und von dem Erlebnis überwältigt, kletterte ich den steilen Felspfad wieder ins Tal hinab. Morgen würde ich die Kursteilnehmer hier hochführen und ihnen die Tollkirsche zeigen.

Am nächsten Morgen, nach dem Frühstück, machte sich unsere Gruppe, bestehend aus rund zwölf Pflanzenfreunden, auf den Weg. Es war ein angenehm warmer Spätsommertag, die Sonne strahlte aus einem wolkenlosen blauen Himmel. Als wir auf halber Höhe waren, sahen wir von Westen her eine kleine sahneweiße Wolke über der Jurakette aufsteigen. Immer höher erhob sie sich. Im Nu verwandelte sie sich in einen großen grauen Gewitterbock, der zielstrebig in unsere Richtung zog. Bald bedeckte er den ganzen Himmel. Ein heftiger Wind hob an. Aus dem wühlenden Grauschwarz zuckten Blitze und plötzlich peitschte ein heftiger Regen, der sich in Hagel verwandelte, auf uns nieder. Die arglosen Wanderer suchten Schutz vor dem himmlischen Trommelfeuer, wo sie nur konnten. „Es ist nicht mehr weit bis zur Tollkirsche!", rief ich und rannte, die Hände zum Schutz gegen den Hagel über den Kopf haltend, in Richtung der Pflanze. Nur drei oder vier völlig durchnässte Teilnehmer wagten mitzurennen. Der Rest machte gar nicht erst den Versuch.

„Da steht sie!", schrie ich in den tosenden Sturm hinein und zeigte auf die Staude, aber es war unmöglich, auch nur stehen zu bleiben und sie näher zu betrachten. So schnell wir konnten, flohen wir, über gefährlich glitschige Steine stolpernd und rutschend, den Hang hinunter. Als wir die anderen erreichten, hörte der Hagel auf. Es dauerte nicht lang, da hörte es auch auf zu regnen. Auf halbem Weg nach unten zogen sich die grauen Wolken zurück, die Sonne schien wieder. Als wir das Tal erreicht hatten, war der Himmel wieder strahlend blau. Unten war es trocken, es hatte nicht einen Tropfen geregnet. Was für eine machtvolle Pflanze! Es schien, als wollte sie uns ein Zeichen geben: Sie wollte sich nicht der bloßen Neugier preisgeben. Wie kann man dafür Worte finden?

Im nächsten Jahr veranstaltete Sphinx-Workshops wieder einen Pflanzenkurs mit mir in Langenbruck. Ich nahm mir vor, auch diesmal die Gruppe zu der Tollkirschstaude zu führen, und ihr mit einem kleinen Ritual, einem *Puja,* die Ehre zu erweisen. Die Wanderung den steilen Felspfad empor verlief ohne Schwierigkeiten. Kein Gewitter, kein Hagelsturm versperrte uns den Weg. Dann aber, als wir die Pflanze sahen, waren wir entsetzt. Zerbrochen und niedergetrampelt lag sie auf dem Boden. Jemand hatte sie mit einem Stock übel zugerichtet – wahrscheinlich ein besorgter Tugendbold, der sie als böse Giftpflanze erkannt hatte. Es bestand ja die Gefahr, dass ein Kind an den heimtückisch süß schmeckenden Beeren naschen und sich dabei vergiften könnte! Da ist es doch richtig, dass man das Teufelskraut gleich vorbeugend zerstört, ehe es sich versamt, vermehrt und Schaden anrichtet. Es war schon immer

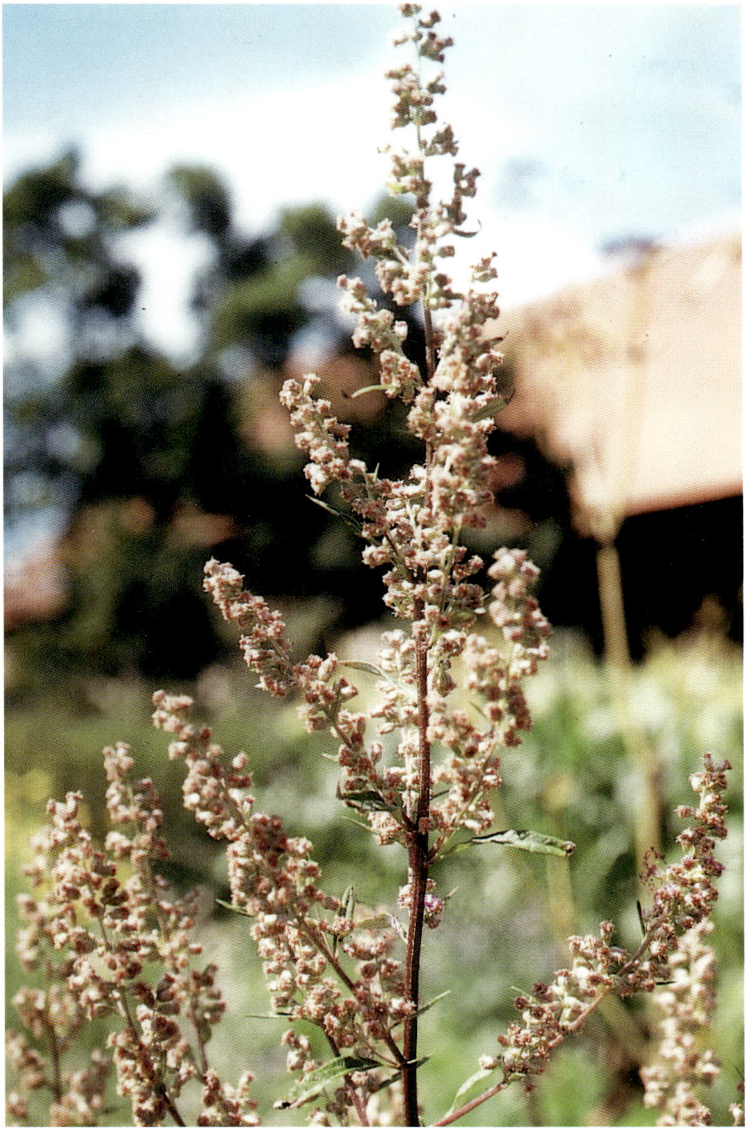

Der Beifuß im blühenden Zustand

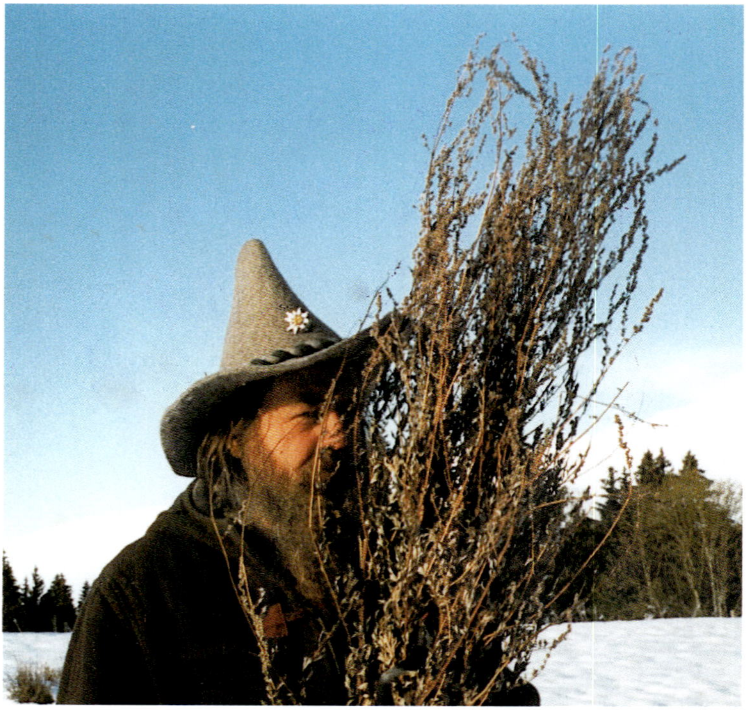

Der Beifuß ist das älteste
Schamanenkraut

Aufgabe der Guten, das Böse zu bekämpfen – Fliegenpilze zu zertrampeln, Spinnen zu zerquetschen, Schlangen und andere giftige Tiere zu töten, politisch Unkorrekte mundtot zu machen und so weiter –, wo immer man es auffindet. Mit einer solchen Einstellung wird man aber selbst zum Frevler. Der liebe Gott oder Mutter Natur sind weiser als unser beschränkter Verstand, und sicherlich haben auch diese Geschöpfe eine Daseinsberechtigung.

Wolfgeister

Nachdem die Tollkirsche mich gesehen hatte, meinte ich, es sei an der Zeit, ihre Kraft besser kennen zu lernen und eine Salbe aus ihr herzustellen. Das würde mir, dem Kulturanthropologen, auch helfen, gewisse kulturelle Erscheinungen wie das mittelalterliche Hexenwesen oder veränderte Bewusstseinszustände besser zu verstehen. Ich sorgte dafür, dass alles richtig und in guter geistiger Gesinnung gemacht wurde: Der Ort, an dem die Beeren gesammelt wurden, war ein alter Kraftort; beim Kochen der Beeren im Fett der Weihnachtsgans wurden Mantras und Obertöne gesungen, die zentrierend wirkten. Ich achtete auch darauf, dass keine „negativen“ oder unglücklichen Gedanken mit in den Sud hineingerührt wurden. Der alte Aberglaube besagt, dass alles, was man während der Zubereitung denkt, „Wirklichkeit“ wird. Um im Einklang mit dem Kosmos zu bleiben, wurde rhythmisch und sonnenläufig (im Uhrzeigersinn) gerührt. Auch die Mondstellung und die Konstellationen des Tages wurden berücksichtigt. Vom materialistischen Standpunkt aus gesehen scheint das alles überflüssig zu sein. Man glaubt, es gehe ja nur um Tropanalkaloide, um chemische Verbindungen und deren Wirkung auf Synapsen des Nervensystems. Aber Völkerkundler bestätigen, dass überall auf der Welt die Herstellung solcher Dinge mit großer ritueller Vorsicht bedacht wird. Man achtet auf jedes Detail, und jeder Schritt wird mit Gebet und heiligem Gesang begleitet. Alles, sagen die Eingeborenen, auch die Gedanken und Gefühle, sind „Zutaten“ und beeinflussen letztendlich die Wirkung.

Als die Salbe abgekühlt war, rieb ich versuchsweise eine geringe Menge in die Armbeuge und beobachtete, was nun mit mir geschah. Plötzlich zeigte sich ein Wolf im Fenster und schaute in die Stube. Er war lebensecht, ich hörte ihn hecheln. Unvorbereitet hätte man einen riesigen Schrecken bekommen, aber ich schaute ihn ruhig an. Er war der Schwellenhüter zur Anderswelt. Auf einmal verwandelte er sich in eine wild aussehende Person, einen Waldschratt vielleicht, und lud mich ein, ihm in den Wald zu folgen. Da ich aber keinen Grund hatte, mich in diese Dimensionen zu begeben, keine Fragen, deren Antworten nur in der wilden Wurzelwelt zu holen sind, bedankte ich mich und blieb auf dieser Seite des Seins.[6] Reine Neugier hat in diesen Bereichen keinen Platz und ist gefährlich. Vor diesen Welten und ihren Bewohnern sollten wir Respekt haben.

Interessant ist auf jeden Fall die Erscheinung des Wolfs. Wolfsverwandlungen, Werwolfphänomene und Visionen von Wölfen werden im Zusammenhang mit der Tollkirsche immer wieder erwähnt. Carl Kiesewetter (1854–1895), der bei einem seiner Selbstversuche das Leben verlor, und andere Volkskundler sprechen von „seelischem Rapport" mit diesen Tieren, von „Sympathie" oder „astralkörperlichem Rapport" mit wirklichen Wölfen (Schrödter 1981: 117). Ebenso wie die Seele der Ginsengpflanze dem Pflanzensammler als Tiger erscheinen kann oder die der Wegwarte als Hirsch, so erscheint die Seele der Tollkirsche mit Vorliebe in der Astralgestalt eines Wolfes (oder Marders). Was kann man auch anderes bei einer Pflanze Odins erwarten, da Odin Herr der Wölfe ist.

Die Tollkirsche hinterließ in der menschlichen Geschichte eine Spur von Wahnsinn und Tod, wie die folgenden Beispiele bezeugen:

Im elften Jahrhundert schlugen die Dänen das schottische Heer. Sven Knutson, der Anführer der Dänen, vereinbarte im Waffenstillstandsabkommen unter anderem, dass die Schotten mehrere Fässer Wein schicken sollten. Man wollte den Sieg ordentlich begießen. Die Schotten aber mischten Tollkirschsaft in den Wein. Als die Sieger dann im narkotischen Delirium lagen, töteten die Schotten sämtliche dänischen Krieger.

Renate Singer, die Subpriorin des Klosters Unterzell, war unter den Betschwestern unbeliebt. In der Nähe der unheimlichen Frau soll es gespukt haben. Als man in ihrem Garten „Bärmutz“ (Tollkirsche) fand, war sie überführt. 1746 wurde sie als Zauberin enthauptet.

Noch immer fordert die Belladonna ihre Opfer, in den letzten Jahren besonders unter Möchtegernzauberern und Pseudoschamanen und unter Jugendlichen, die sich davon einen „natürlichen“ Trip versprechen und sich dabei eine Reise in die Anderswelt ohne Wiederkehr einhandeln. Angeblich gibt es inzwischen mehr Tote durch diese „natürliche“ Droge als durch Heroin oder synthetische Substanzen. Aber auch wenn man mit dem Leben davonkommt, lässt die Belladonna denjenigen, der in ihre Hände gefallen ist, nicht so leicht wieder los. Im alten Angelsächsischen nannte man die Tollkirsche *Dwale* (englisch *dwell berry,* dänisch *dvalebeere*). Dwale oder Dwell bedeutet Trance, Entrückung, aber auch haften bleiben, an etwas (aus der Vergangenheit) gefesselt oder des eigenen Willens beraubt sein. Einer, der der Macht der Tollkirsche verfallen war, wurde als „Dweller“ *(Dwaler)* bezeichnet, was fast den Beigeschmack eines Zombies hat.[7]

Vor einiger Zeit kam meine Frau ins Schreibzimmer, wo ich arbeitete. „Da draußen steht irgendein Mann und starrt ganz abwesend das Haus an“, sagte sie beunruhigt. Ich solle mal nachsehen, was er wolle. Ich plusterte mich auf, holte tief Luft und trat hinaus. Tatsächlich stand da ein langhaariger, etwas verwahrloster Hüne. Geistesabwesend, als schaute er in eine unsichtbare Welt, starrten seine blauen Augen auf die Hausfassade. Als er mich wahrnahm, kam er ruckartig wieder zu sich. „Ähm, entschuldige, ... äh ... ich habe hier mal gewohnt. Wollte nur mal gucken, wie es aussieht“, sagte er und fügte hinzu: „Irgendwie komm ich nicht los von hier.“

„Setz dich auf die Bank, wir können ja ein Bier trinken, und du kannst mir deine Geschichte erzählen“, sagte ich und war gespannt, was er über den Ort, an dem wir nun seit einigen Jahren lebten, zu erzählen hatte.

Das alte Klostergebäude, das irgendwann im Dreißigjährigen Krieg von einem Appenzeller Pächter in seiner gegenwärtigen Form wieder aufgebaut worden war, hatte in den siebziger Jahren leergestanden. Da hatte er sich, als Hippie auf der Flucht vor den Wirren der Großstadt, mit Kind und Kegel so lange hier eingenistet, bis ihn schließlich der harte Allgäuer Winter wieder vertrieb. Im Spätsommer, beim Gang durch den Wald, fielen ihm die vielen Tollkirschen auf, die auf dem Berg wuchsen. Er hatte zwar gelesen, dass sie giftig seien – aber wer glaubt schon alles, was er liest? Außerdem geht Probieren über Studieren. Also kostete er eine Beere. Süß schmeckte sie! Er kostete noch eine. Im Ganzen muss er um die 15 Stück gegessen haben. (Für Kinder können schon drei bis vier Beeren tödlich sein, für einen Erwachsenen werden zehn bis zwölf Beeren als tödliche Dosis angegeben. Mit Blättern sind Vergiftungen ab 0,3 g möglich.) Es endete damit, dass er zwei volle Tage im Wald lag und sich nicht bewegen konnte. Es forderte seine gesamte Kraft und Willensanstrengung, die Atmung aufrechtzuerhalten.

„Hattest du Flugerlebnisse oder irgendwelche außerkörperlichen Erfahrungen?“, wollte ich wissen.

„Nein“, antwortete er, „es kam mir nur so vor, als ob ich meine Tochter, die in einer weit entfernten Großstadt lebte, sah und dass sie sehr besorgt war.“ Nachdem er endlich wieder zu sich gekommen war, wollte er kein Wort sprechen. Es dauerte drei Monate, bis er wieder anfing zu reden. Nicht, dass er nicht sprechen konnte, er sah einfach keinen Sinn darin. „Es ist doch sowieso alles, wie es ist, was gibt es da zu sagen?“ Auch andere Dinge, die die Menschen taten, kamen ihm sinnlos vor. Obwohl inzwischen viele Jahre vergangen waren, richtig Fuß gefasst – so schien es mir – hat er nie wieder. Die Vergangenheit hielt ihn im Bann. Die Belladonna hatte ihn noch nicht wieder losgelassen. „Pfüat di Gott“ – führ (dich) Gott – sagt man zum Abschied im Allgäu, und das wünschte ich ihm von ganzem Herzen, als er ging.

[1] Das astrale Prinzip (Sinne, Gefühle, Bewusstsein) ernährt sich von der vegetativen ätherischen Energie. Es saugt sie auf, so wie die Biene Nektar saugt oder wie die Flamme das Wachs einer Kerze konsumiert. (Das ist auch beim Menschen so. Die Seelentätigkeit, die Sinne wie auch das Denken und die Fähigkeit innere Bilder, Imaginationen, zu erzeugen, benötigt Energie. Diese Energie holt er sich aus den Körperreserven. Um sich zu erholen und die notwendige Energie wieder aufzutanken, sind die Menschen gezwungen, sich in einen pflanzenähnlichen Bewusstseinszustand zu begeben, nämlich in den Schlaf.)

[2] *Anticholinerg:* hemmt den neuromuskulären Transmitter am Rezeptor. *Parasympathikolytisch:* bewirkt die Erschlaffung und Entspannung der glattmuskulären Organe.

[3] Oft tanzt der Berauschte in diesem Zustand wilde kreisende Tänze.

[4] Unter „Gicht" verstand man damals alle Gliederschmerzen und rheumatischen Beschwerden.

[5] Alphawellen sind ruhige, harmonische Hirnströme, die im tiefen Meditationszustand entstehen.

[6] Im Riesengebirge galt Rübezahl als Herr der Kräutersammler. Volkskundler vermuten, es war der Genuss der Tollkirsche, der die Kräuterkundigen in die Lage versetzte, mit diesem Wald- und Berggeist in Verbindung zu treten und von ihm das notwendige Kräuterwissen zu erfahren (Duerr 1978: 338).

[7] Zombies, lebende Tote, die als Arbeitssklaven gedungen werden, gibt es in Afrika und der Karibik wirklich. Nach Aussage des Afrikanisten Prof. Dr. Rupert Moser (Univ. Bern) gibt es sie noch heute, sie werden aber von Touristen nicht als solche erkannt. Es handelt sich um unverbesserliche Verbrecher, die vom Ältestenrat abgeurteilt wurden und folgende Behandlung erfahren: Durch Vergiftung wird ein Scheintod erzeugt. Sie werden begraben und innerhalb von drei Tagen exhumiert und wiederbelebt. Indem die „Doktoren" sie kontinuierlich mit Stechapfelsaft behandeln, der ähnliche Tropanalkaloide enthält wie die Tollkirsche, werden sie in einem willenlosen Zustand gehalten. Diese chemische Zwangsjacke ist Bestandteil des wenig verstandenen traditionellen afrikanischen Justizsystems. Mehr dazu siehe Wade Davis *„The Serpent and the Rainbow"* (1985).

Schafgarbe

Die erste Schafgarbe finde ich hier,
Im Namen Christi pflück ich sie mir,
Und wie Jesus Maria mit Liebe bedacht,
Mög' im Traum mir erscheinen
Mein Liebster heut Nacht!

Alter Orakelspurch

Die Schafgarbe ist eine magische Pflanze. In ihr, sagt Rudolf Steiner, seien Schwefelprozesse am Werk, und Schwefel sei geradezu der Träger der Gestaltungskraft des Geistigen. Der kosmische Geist „benetzt seine Finger mit Schwefel", wenn er gestaltend an der stofflichen Materie arbeitet (Steiner 1963: 126). Dieser „Schwefel" oder Sulphur, von dem der Anthroposophenmeister spricht, ist nicht im rein chemischen, sondern im alchemistischen Sinn zu verstehen: Sulphur ist Lichtträger, „Sonnenausschwitzung", Sohn der Sonne, das „nicht brennende Feuer". Es wird wohl diese „Schwefelnatur" sein, die überall die Schafgarbe zur geeigneten Orakelpflanze macht. Seit Jahrtausenden werden die zähen Schafgarbenstängel in China für das Orakel *I-Ging*[1] verwendet, um Licht auf die Schicksalsgestaltungskräfte zu werfen. Die Weissagestäbchen, die in der Hand gehalten werden, stellen angeblich eine natürliche Verbindung zwischen dem Ratsuchenden und den Kräften des *Feng-Shui* her, den Adern der *Chi*-Energie, die den gesamten Kosmos durchströmen und künftige Ereignisse herbeiführen. Und in Europa legten die Mädchen Schafgarbe unter das Kissen, um ihren künftigen Herzallerliebsten im Traum zu sehen. Dazu sagten sie den oben zitierten Spruch oder diesen aus England auf:

Thou pretty herb of Venus tree
Thy true name be yarrow
now who my bosom friend may be
pray tell me tomorrow.

(Du hübsches Kraut des Venusbaums,/dein wahrer Name ist Garbe,/zeig mir heut Nacht in meinem Traum/den Liebsten, den ich habe.)

Auch orakelten Frauen mit der Schafgarbe, um zu sehen, ob der Liebste, der in der Ferne weilte, treu geblieben war. Sie schoben ein Blättchen in die Nase, drehten es dreimal, und wenn die Nase blutete, war er treu, wenn nicht, war er untreu. Auch dazu gab es einen Spruch, etwa:

Schafgarbe, Schargarbe, ist der Liebste mir gut,
kommt weder Wasser noch Schaum, sondern rotes Blut.

Der entsprechende englische Spruch lautet:

Yarrowway, yarrowway, you bear a white blow
If my love love me my nose will bleed now.

(Schafgarbe, Schafgarbe, du trägst eine weiße Blüte. Liebt mein Liebster mich, dann wird meine Nase jetzt bluten.)

Da die Enden der Fiederblättchen mit winzigen Stachelborsten versehen sind, kommt es meistens zum Nasenbluten. Schulkinder in Frankreich benutzten diese Methode, um Nasenbluten vorzutäuschen und den Unterricht verlassen zu dürfen.

In Frankreich legte man den Kindern Schafgarbenblätter auf die Augenlider, damit sie gute Träume hätten. Man glaubte, dass die Lichtkraft der Schafgarbe Dämonen vertreibt.

Beim altgermanischen Fest der Wiederkehr der Licht-

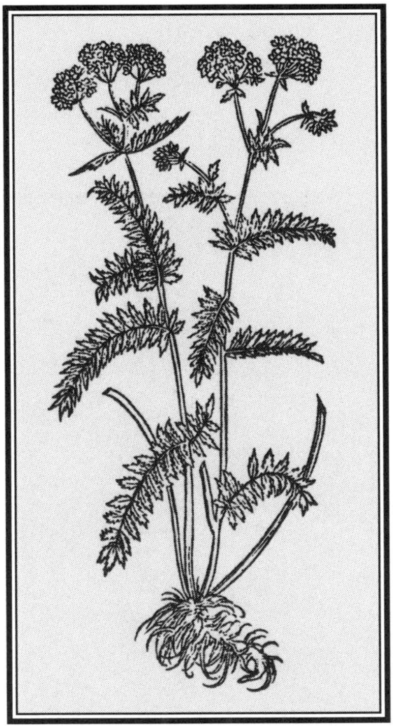

Wiesen-Schafgarbe
(Achillea millefolium)

göttin Ostara im Frühling wurden Eier – Symbol des neu erwachenden Lebens – mit Schafgarbenblättern umwickelt und in Farbe getaucht, um ihnen schöne Muster zu geben. Zugleich gehörten junge Schafgarbenblättchen mit in die grüne Suppe – die „Grüne Neune", später die Gründonnerstagsuppe –, die von den europäischen Waldvölkern als Kultspeise gegessen wurde. Die grüne Suppe sollte die Menschen mit der Kraft der neu erwachenden Vegetation verbinden. Das blühende, der holden Freya geweihte Kraut war auch immer Bestandteil des Heilkräuterbüschels, das in den heißen Hundstagen, im Augustvollmond, von den Hausfrauen geweiht wurde. In den Zeiten, ehe es Ärzte, Versicherungen und Pharmaindustrie gab, waren diese jährlich erneuerten Kräuterbüschel die Apotheke für Haus und Stall. In einigen Gegenden lassen die Bäuerinnen noch heute ihren „Augustmeien", „Sang", Würzbüschel, Kräuterwisch oder Marienkräuterstrauß zu Maria Himmelfahrt (15. August) in den Kirchen segnen. Die Pflanze war so heilig, dass man mancherorts den Kopf der Verstorbenen auf ein Kissen aus Schafgarbe bettete.

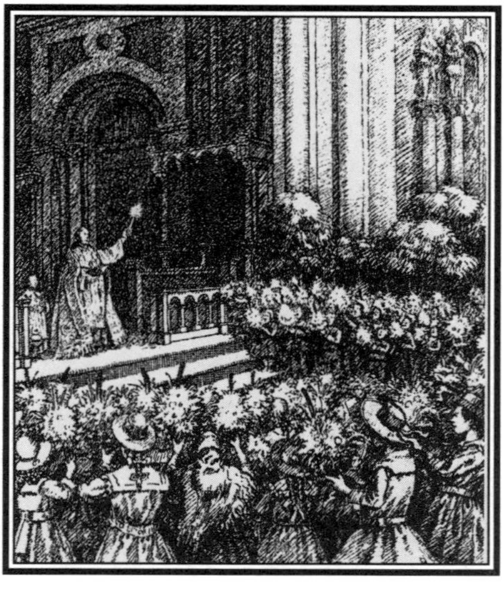

Kräuterweihe an Maria Himmelfahrt

Im Reich der Venus

Die Schafgarbe kannte ich zwar, hatte mich aber nie sonderlich für sie interessiert. Sie war es, die mich rief. Damals besuchte ich einen amerikanischen Freund in Genf, der in einer sonderbaren esoterischen Dorfgemeinschaft arbeitete, in der geistig Behinderte und psychisch Kranke betreut wurden. Er führte mich in den Garten und zeigte mir eine Hirschblase, die da wie ein Voodoo-Fetisch an der Dachrinne des Gartenhauses hing. Sie war mit Schafgarbenblüten vollgestopft. Der merkwürdige Gegenstand stellte für ihn ein Problem dar; er rüttelte an seinem rationalen, pragmatischen amerikanischen Weltbild.

„Du bist Ethnologe. Du kennst dich doch in diesen Dingen aus? Ist das Zauberei oder was?“, fragte er und erzählte von weiteren merkwürdigen Begebenheiten im Dorf. Ich konnte ihm keine befriedigende Antwort geben und reiste am selben Tag nach Wien weiter, denn das Semester hatte dort schon angefangen. Die Schafgarbe in der Hirschblase ließ mich jedoch nicht los. Das Rätsel stand nun auch vor meiner Seele. In den folgenden Nächten träumte ich sogar von der Schafgarbe, der ausgestopften Hirschblase und dem seltsamen Dorf. In mir formte sich der Gedanke, dass dieses Dorf ein gutes Forschungsprojekt abgeben würde. Ich hatte Feldforschungen über die Struktur und Dynamik kleiner utopischer Gemeinden – Spiritistensiedlungen und Hippiekommunen – gemacht, und diese Dorfgemeinschaft würde sich in meine Studien gut einreihen. Also schrieb ich einen Brief, dass ich gern für ein Jahr im Garten der Gemeinschaft tätig wäre. Dass ich die Gemeinschaft als Sprungbrett für meine weitere Völkerkundlerkarriere nutzen wollte, schrieb ich nicht.

Aber von wegen einfache Feldforschung! Der Ort, von den Einheimischen auch *Champs des Morts* (Totenfelder) genannt, wurde zum Schicksalsort für mich. Ich entdeckte meine Leidenschaft für das Gärtnern und die Natur wieder und konnte mich aus den Fesseln einer viel zu eng gefassten, seelenlosen Wissenschaft befreien. Ich wurde wieder wild und frei, lief barfuß herum und ließ mir die Haare wachsen. Die Tiere fingen wieder an, mit mir zu „reden“, die Naturgeister traten mir wieder nahe, und selbst der Sternenhimmel ordnete sich für mich, so dass ich die Konstellationen und den Wandel der Planeten in ihrem Einklang mit dem Werden und Vergehen in der Natur erkennen konnte. Zugleich begegnete ich hier meiner Seelengefährtin. Und immer war die Schafgarbe in irgendeiner Form präsent. Der Gärtnermeister Manfred Stauffer ließ sie in den Obstzeilen zwischen den Gemüsebeeten absichtlich wachsen, und als ich diesem „Unkraut“ in meiner Freizeit mit der Sense zu Leibe rückte, schimpfte er mit mir: „Die Schafgarbe hat hohe Schwingungen, die sie über den gesamten Garten ausstrahlt! In ihr findet ein Schwefelprozess statt, der ätherische Bildekräfte an den Garten vermittelt ...“ Zu den Mahlzeiten gab es, anstelle von Schwarztee oder Kaffee, immer den leicht bitter-aromatischen Aufguss der Schafgarbe. Die Frau des Gärtners sagte dazu, dieser Tee verbinde den Astralleib mit dem Ätherleib – auf deutsch: die Seele mit dem Körper. Inzwischen hatte ich auch erfahren, was die mit Schafgarbenkraut gefüllte Hirschblase zu bedeuten hatte: Sie sammle im Sommer die Information, die von der Venus ausgehe, und vermittle sie dann, als Kompostpräparat, dem Humusboden. Auch wenn ich mir darunter (noch) nichts vorstellen konnte, fand ich es interessant.

Der Garten nahm mich ganz gefangen und aus dem einen Jahr Feldforschung wurden zweieinhalb Jahre Naturmeditation.[2] Immer weniger interessierte mich die soziale Dynamik der Dorfgemeinschaft. Ich registrierte, dass es Spannungen gab – aber das ist in solchen alternativ konzipierten Gemeinschaften nichts Ungewöhnliches. Jede Gemeinschaft versucht ständig Strukturen zu finden, die ein harmonisches Zusammenleben ermöglichen sollen. In diesem Fall war es der *Conseil du Village*, der den Konsens herstellen sollte. An jedem Donnerstagabend, dem Tag des weisen Jupiter, saßen alle verantwortlichen Dorfmitglieder im Kreis und berieten sich. Jeder durfte seine Ansicht mitteilen. Um spaltende Fraktionen zu vermeiden, wurde nicht abgestimmt, sondern so lange diskutiert, bis alle Einwände ausgeräumt waren und eine von allen getragene, einstimmige Entscheidung möglich wurde. Schöne Theorie! Selten aber führten die zermürbenden Gesprächsrunden zur Einstimmigkeit. Ich beteiligte mich wenig; übermüdet von der langen, harten Arbeit konnte ich kaum folgen und schaute lieber den Fliegen bei ihren Flugkünsten zu. Zuletzt sprach immer eine ältere Dame das Machtwort und entschied die Angelegenheit.

Diese Dame gehörte zu einem Kreis von fünf älteren Frauen, die den Kommunengründer, einen Charismatiker mit Klumpfuß, persönlich gekannt hatten. Böse Zungen im Dorf behaupteten, sie gehörten zum Kreis seiner Geliebten oder seien noch immer psychisch von ihm abhängig. Der Bauer, der für die Landwirtschaft zuständig war, schimpfte darüber, dass die grauhaarigen Jungfern eine Mafia bildeten, die alle Entscheidungen im Voraus träfe. Er war verärgert, weil die alten Damen beschlossen hatten, Hunde aus dem Dorf zu verbannen, da sie angeblich den Behinderten Angst machten. „Dabei sind nur sie es, die Angst haben; außerdem gehört zu einem Bauernhof einfach ein Hund!“ Als es dann hieß, Schweine seien unreine Tiere und sollten ebenfalls verschwinden, und die Kühe dürften, wegen der Kuhfladen, nicht mehr die Dorfstraße entlanggetrieben werden, packte der Bauer samt Familie seine sieben Sachen und verließ das Dorf. Auch der Gärtnermeister war nicht zufrieden: „Diese Damen missbrauchen die Anthroposophie für ihre sektiererischen Zwecke. Das hat mit der Lehre Steiners nichts mehr zu tun.“ Ich hielt mich aus den Auseinandersetzungen heraus, denn mich interessierten nur der Garten und die ungewöhnlichen Aussagen Rudolf Steiners über die Natur. Aber zuletzt gingen wir auch.

Sieben Jahre später, gegen Ende September, zu der Zeit im christlichen Kalender, in der der Erzengel Michael gegen den Drachen kämpft, waren wir wieder da. Jüngere Mitarbeiter hatten uns gebeten wiederzukommen. Sie hatten es uns nicht direkt gesagt, aber sie planten einen Aufstand gegen die „Altweibermafia“ und brauchten uns als zusätzliches Gewicht. Wir kamen gerade an, als die Vorbereitungen für ein Michaelis-Mysterienspiel getroffen wurden. Ich sollte als Ritter Georg verkleidet auf einem Ackergaul zum Dorfplatz reiten und einen feuerspeienden Lindwurm besiegen, dessen Beine von etwa fünfzehn im Balg versteckten Dorfbewohnern bewegt wurden. Wenn man zu Beginn einer neuen Lebensphase an einen neuen Ort kommt, dann sollte man Acht geben, denn die ersten Begegnungen und Ereignisse haben orakelhafte Qualität. Es schien wirklich darum zu gehen, das Dorf von einem „Drachen" zu befreien.

Wir wurden im Haus mit den schwierigsten Behinderten „Hauseltern". Wir hatten das Haus gewählt, weil es bis zu unserer Ankunft von einer der alten Damen geführt wurde, die man wie eine Heilige verehrte – eben weil sie die schwierigsten Fälle betreute. Arme Geschöpfe waren das, die ab und zu ausrasteten, im Hausflur ihre Häufchen hinterließen, öffentlich masturbierten, Fensterscheiben leckten und andere Anstößigkeiten begingen. Die Alte war Krankenschwester und leitete auch die „Dorfklinik". Wir hatten gehofft, von ihr viel über Heilpflanzen zu erfahren. Bald jedoch wurde uns klar, dass sie kaum Heilinspirationen besaß.

Auch ihr Ruf als Heilige geriet in unseren Augen rasch ins Wanken. Sie beherrschte eine ganz raffinierte Methode, um betuchten oder politisch mächtigen Besuchern zu imponieren. Meistens lud man diese potenziellen Geldgeber gerade in ihr Haus zum Essen ein. Und meistens erlitten die Gäste angesichts der kleinen „Monster" einen Schock, so dass sie kaum einen Bissen hinunterwürgen konnten. Neben der „heiligen" Dame, die am Ende der Tafel saß, stand die Zuckerdose. Sie war es, die den Zucker für den Kräutertee austeilte. Waren wichtige Besucher da, dann hielt sie den Zucker zurück, was zur Folge hatte, dass es zu heftigen Zornesausbrüchen seitens der schwer zuckersüchtigen Pfleglinge kam. Mit sanfter Stimme sprach sie dann auf die tobenden Schreihälse ein, während sie, ohne dass es die Besucher merkten, den Löffel in die Dose tauchte, und schon war der schreckliche Anfall vorüber. Da staunten die Gäste über ihre Fähigkeit, Frieden zu stiften. Nur eine Heilige könne so etwas. Nach diesem Erlebnis waren sie dann gern bereit, dem Dorf eine großzügige Spende zukommen zu lassen.

Nach einigen Wochen ließen wir „unsere" alte Dame wissen, dass wir das Haus selbstständig führen wollten. Wir waren ja als „Hauseltern" angetreten und wollten eigenverantwortlich arbeiten. Auch nervte es, wenn sie mich vor den Mahlzeiten aufforderte: „So, Wolf, du bist Hausvater, du darfst nun das Gebet sprechen."

Es gab eine Auseinandersetzung, und danach erklärte sie sich bereit, in einen anderen Teil des Hauses umzuziehen. Nach der Konfrontation mussten wir frische Luft schnappen. In dem Augenblick, in dem wir die Tür aufmachten, stürzte sich ein Marder auf die Gänse, die vor dem Haus grasten, zog sich aber blitzschnell zurück, als er uns sah. Das entsprach genau unserer Situation. Die Natur spiegelt immer die Emotionen der Menschen – das hat schon Arthur Hermes gesagt.

Wir waren von der schweren Arbeit immer erschöpft. „Unsere" Behinderten saugten viel Energie aus uns. Das Leiden der Kranken liegt darin, dass sich ihre Seelen – die unsterblich und göttlich sind wie jede Seele – im gegenwärtigen Leben nicht vollständig inkarnieren können. Sie haben weder ihren Körper noch ihren Geist voll im Griff, sind unmündig und wegen ihrer Schwäche oft von irgendwelchen Geistern oder Dämonen besessen. Dennoch waren sie lieb und unkompliziert. Viel schwieriger war es dagegen, mit einigen verschrobenen Mitarbeitern, insbesondere den alten Damen, auszukommen. Und diese wurden zunehmend sauer auf uns.

Eine junge Mitarbeiterin aus Schottland kam eines Tages aufgeregt zu mir. In der vergangenen Nacht, erzählte sie, habe sie nicht schlafen können und einen Spaziergang durchs Dorf unternommen. „Es war gegen Mitternacht. Nichts rührte sich, alles schlief. Nur in den Häusern, in denen die alten Damen wohnen, brannte Licht." Als sie neugierig durch die Fenster geschaut habe, habe sie jeweils eine der alten Damen bei brennender Kerze sitzen sehen – in einem Zustand, der ihr wie Totenstarre vorkam. Ihr gruselte. „Was hat das zu bedeuten?", fragte sie mich. Später wurde mir klar, was die Damen da jede Nacht taten: Sie befanden sich in Trance. Ihr klumpfüßiger Meister hatte ihnen beigebracht, wie man auf Astralreise geht und dabei heimlich die Seelen der schlafenden Behinderten und vor allem die der Mitarbeiter bearbeitet.

Wir waren von morgens bis abends voll eingespannt, so dass nur starker Kaffee uns einigermaßen munter halten konnte. Meine Nase tropfte ständig, ein sicheres Zeichen dafür, dass ich kaum mehr Reserven hatte. Meiner Frau ging es genauso. Auch wenn wir sonst keine Zeit mehr füreinander hatten, so nahmen wir sie uns dennoch – egal wie müde wir waren –, um vor dem bleiernen Schlaf einige Schritte unter dem Sternenhimmel durchs Feld oder am Waldrand entlangzugehen. Öfters kam es uns vor, als würden uns unsichtbare Augen beobachten. Manchmal brach ein Zweig über uns und schoss wie ein Geistergeschoss gezielt auf uns herab. Es ging nicht mit rechten Dingen zu. Eines Nachts sah ich hoch oben auf der Gardinenstange des Speisesaals eine Eule. Keine wirkliche, sondern eine eulenförmige Astralgestalt. Hätte ich damals schon von Räucherungen mit Wacholder und Beifuß gewusst, ich hätte sofort geräuchert. Aber mir kam das Johanniskraut in den Sinn, eine Pflanze voller hoher Lichtenergie, eine heilige Pflanze, wie mir unser Freund, der alte weise Bergbauer Arthur Hermes, erklärt hatte. Ich pflückte das Johanniskraut *(Hypericum perforatum)*, das einst *Fuga daemonum*, „fliehe, Dämon", genannt wurde, und hängte Sträuße davon über alle Eingänge. Die Maßnahme verfehlte ihre Wirkung nicht: Ab sofort sah ich keine Astraleulen mehr, und der Dorfpriester, der Laufbursche der alten Damen, sprach mich scheinheilig an: „Jeden Abend bete ich für alle im Dorf. In jedem Haus sehe ich ein spirituelles Lämplein brennen. Nur bei euch ist es dunkel, ich sehe kein Licht in eurem Haus." Halleluja, dachte ich bei mir, diesen Hexern ist der Eintritt verwehrt.

Ab und zu verließ der alte Waldweise und Bauernphilosoph Arthur Hermes seinen Einödhof hoch oben im waadländischen Jura und stattete uns einen Besuch ab. Für die jungen Praktikanten und Mitarbeiter war das immer ein freudiges Ereignis. Man legte ihm alle Probleme zu Füßen und immer wusste er Rat. Er schöpfte aus neunzigjähriger Lebenserfahrung und hatte meditativ die Höhen und Tiefen des Geistes durchwandert. Ihm blieb nicht verborgen, was sich im Dorf hinter den Kulissen abspielte. Er durchschaute die alten Damen und wusste, dass es vor allem ihre Angst war, die sie dazu verführte, geistige Kräfte zu missbrauchen. Die Alten spürten, dass er ihr Spiel durchschaute. Er verführe die jungen Leute mit seinen Ideen, hieß es, und kurz darauf wurde ihm durch eine „einstimmige" Entscheidung des *Conseils* untersagt, das Dorf zu betreten.

Die anderen Mitarbeiter, die nicht zum inneren Kreis gehörten, die „Hauseltern“, die die Last der Verantwortung trugen, und die idealistischen jugendlichen Helfer waren ebenso ausgelaugt und erschöpft wie wir. Da verheiratete Paare kaum mehr Zeit füreinander und für eheliche Freuden hatten, war es kein Wunder, dass immer wieder Ehen geschieden wurden und Paare getrennte Wege gingen. Die Kommune bot für jeden materielle Sicherheit, ein Dach über dem Kopf, Essen auf dem Tisch und nicht zuletzt auch eine Auswahl an Partnern zur unverbindlichen sexuellen Befriedigung. In einer derartigen Situation waren Paare nicht mehr aufeinander angewiesen. Die althergebrachte „bürgerliche“ Paarbeziehung habe in dieser zukunftsweisenden Kommune ausgedient, erklärte die „Chefin“ der alten Damen, die auch über die Gemeinschaftskasse herrschte und das Taschengeld austeilte. Die frei fließende sexuelle Energie wurde gezielt als Mittel eingesetzt, um die Menschen an die Gemeinschaft zu binden. Dieses Ziel verfolgend, knüpfte sich der Gemeinschaftspriester mich einmal vor und ließ mich wissen, ich sei in seinen Augen ein spirituell entwickelter Mensch, aber leider sei meine Frau in dieser Hinsicht dumpf und unentwickelt. Ich solle mich besser von ihr trennen, damit sie meinen spirituellen Fortschritt nicht weiter behindere.

Ganz gezielt platzierten die alten Damen und der „Seelsorger“ die neuen Hilfskräfte – Praktikanten, Studenten, auch junge, gestrandete allein erziehende Frauen mit Kleinkindern oder durchreisende Hippies – in bestimmten Haushalten. Und wie erwartet gerieten früher oder später die Hormone in Wallung und Leidenschaften entflammten. Es kam zu Krisen, in denen die Chefin der alten Damen als Ratgeberin fungierte. Ihr Rat lautete immer: „Trenne dich von der alten Bindung. Deine Aufgabe ist es, die Nächstenliebe zu lernen und den behinderten Mitmenschen zu helfen.“ Oft verließ einer der Partner das Dorf, manchmal aber zog er einfach in ein anderes Haus. Manche der so Geschiedenen entwickelten sich – ganz im Sinne der „Sekte“ – zu regelrecht sexbessenen Satyrn oder Nymphen. Sie wurden Werkzeuge einer Sexualmagie, die immer wieder neue Leute an die „Sekte“ zu binden vermochte.

Auch in unseren Haushalt wurde eine Praktikantin, Mitte zwanzig und ungebunden, eingeschleust. Die junge Frau war sympathisch und anständig und tat ihr Bestes, die schwierige Arbeitslast mitzutragen. Das Zimmer für die Praktikanten befand sich neben unserem und ihr Bett, nur durch eine dünne Wand getrennt, unmittelbar neben unserem Bett – auf meiner Schlafseite. Nacht für Nacht lag sie wenige Zentimeter von mir entfernt. Nachts im Schlaf wandern die Seelen und fließen ineinander über. Ich konnte ihr natürliches Verlangen spüren. Auch in mir keimte eine Zuneigung und wuchs immer stärker zu Verlangen heran. Ihre jungfräuliche Weiblichkeit zog mich in ihren Bann. Ich wusste nicht, ob meine überarbeitete, erschöpfte Frau dies merkte. Ich wusste nur, dass sie traurig würde, wenn ich mit der anderen schliefe. Es würde uns wahrscheinlich ebenso auseinander sprengen, wie es bei vielen anderen schon der Fall gewesen war.

Es ließ mich nicht los. Warum nahm ich sie mir nicht einfach und erfüllte ihre und meine Sehnsüchte – das wäre doch eine ganz natürliche Angelegenheit gewesen. Waren es die puritanischen Moralvorstellungen, die mir in meinen frühen Jahren im amerikanischen Mittelwesten, dem konservativen *Bible belt,* eingeimpft worden waren? War es die Prägung durch meine altmodischen, evangelisch gläubigen Eltern? Öffnete sich hier nicht die Tür, die mich von Verklemmungen befreien würde? Lief da nicht gerade die so genannte sexuelle Revolution? Hat nicht die Psychoanalyse bewiesen, das sexuelle Repression Ursache von Gewalt, Hass, Krankheit, Faschismus und dergleichen ist? Ich fühlte mich wie in einen Strudel hineingezogen – *Leiden*schaft eben. Arthur Hermes würde mir den richtigen Rat geben können! Doch als ich ihn bei der nächsten Gelegenheit fragte, sagte er schlicht: „Das ist die Versuchung!"

Das war kein Trost. Warum hatte er nicht gesagt: „Gib dich dem natürlichen Fluss der Dinge hin, nimm sie dir, genieße die Wonne der Lust!" – dann wäre alles einfacher gewesen. Er hatte ja selbst auf seinen Reisen mehrere uneheliche Kinder gezeugt. Nach einigen Monaten der Qual verließ die junge Frau das Dorf, und nicht lange danach gingen auch wir.

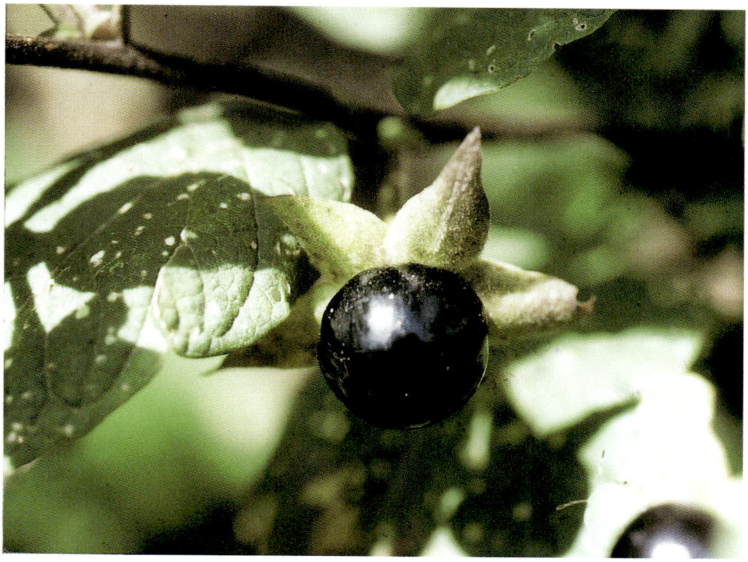

Die augenähnlichen schwarzen Beeren
der Tollkirsche

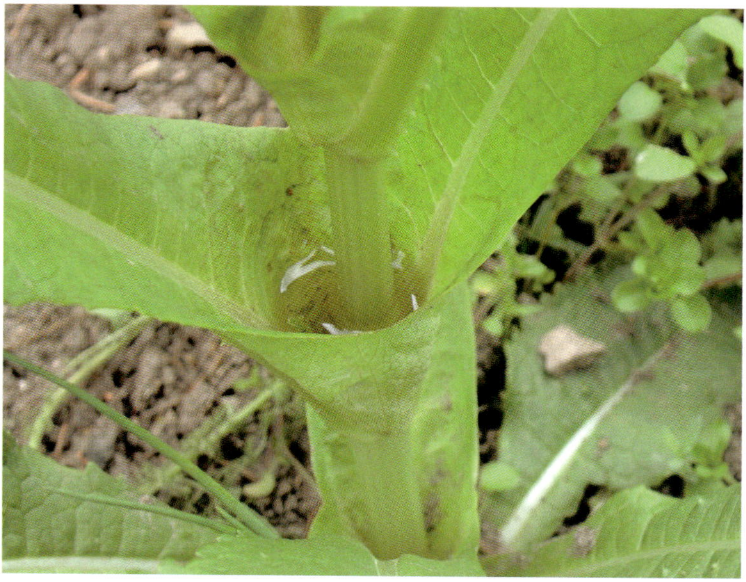

Das Venusbecken der Karde

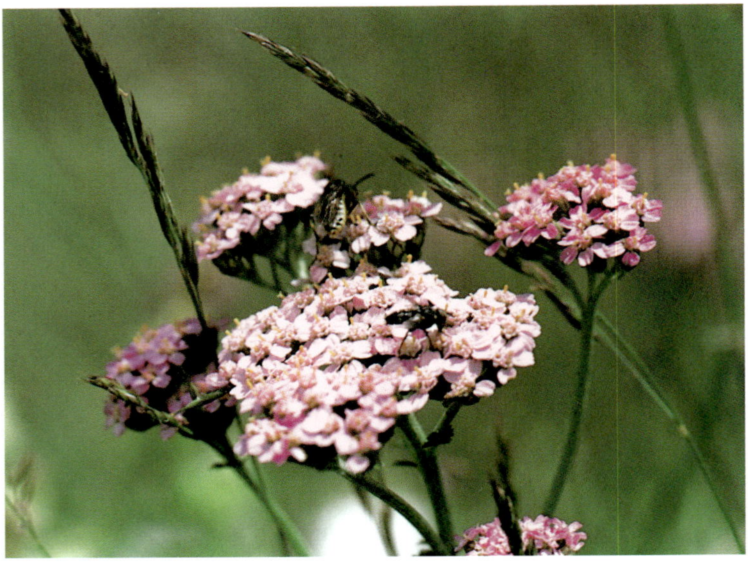

Die seltene rosafarbene Form
der Schafgarbe

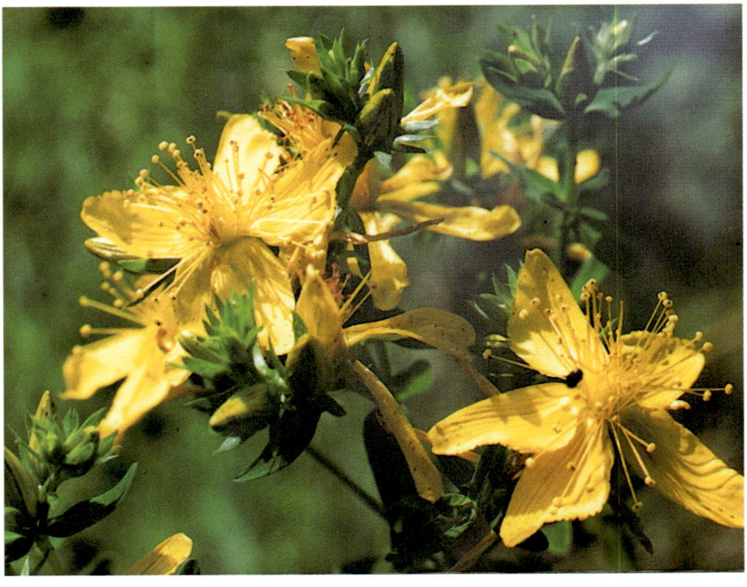

Die Lichtpflanze – das Johanniskraut

Unser Aufenthalt hatte tatsächlich dazu beigetragen, dass die Macht der alten Damen geschwächt wurde und die jüngeren Mitarbeiter endlich zum Zuge kamen. Unser weiterer Weg führte uns nach Indien. Gleich in der ersten Woche befiel mich das Dengue-Fieber – eine üble Virenerkrankung, die den Schweiß literweise aus den Poren treibt, sämtliche Knochen schmerzen lässt und im Geist Halluzinationen erzeugt. Noch glaubte ich an die objektive Überlegenheit der westlichen Schulmedizin, ließ einen in England ausgebildeten Arzt kommen und schluckte brav die verschriebenen Antibiotikapillen. Das Resultat war eine Superinfektion in der Vorsteherdrüse, dem „Hirn" der männlichen Sexualität. Irgendwie hatte es so kommen müssen, zu viel Energie war im vergangenen Jahr auf das Wurzel-Chakra gerichtet worden. Was da seelisch als Verlangen seinen Anfang nahm und energetisch zum blockierten Trieb wurde, setzte sich nun im Körper als physisches Leiden fest. Das Organ schmerzte und tröpfelte unablässig. Adi, ein befreundeter österreichischer Arzt, der in Varanasi die altindische Heilkunde (Ayurveda) studierte, nahm sich meiner an und riet mir, das Leiden mit einem chirurgischen Eingriff beenden zu lassen, sobald ich wieder im Westen sei.

Angezauberte Liebe

Knapp zwei Jahre später landeten wir wieder in Amerika, aber zum Arzt ging ich nicht. Die Schafgarbe, eine Pflanze der Venus, der Göttin der Liebe und Lust, winkte mir und versprach Heilung, obwohl das Kraut vor allem als Frauenheilkraut gilt. *Supercilium veneris,* „Augenbraue der Venus", nannte man sie einst wegen ihrer hübschen, filigranen, vielfach gefiederten Blätter und als Hinweis auf die Göttin, die die Fortpflanzungsorgane im Körper beherrscht. Sie hilft tatsächlich bei allen möglichen Unterleibsbeschwerden: Sie wirkt krampflösend bei schmerzhafter Regel und verspanntem Unterleib, stillt zu lange oder zu starke Monatsblutungen, heilt Eierstockentzündungen und Ausfluss (Weißfluss, *flor albus*). Ein

Spruch aus der Volksmedizin besagt: „Schafgarbe im Leib tut wohl jedem Weib."

Aber ich wusste, das Kraut der Venus würde auch bei einem Mann die Wunden heilen helfen, welche die Liebesgöttin zu schlagen vermag. Die Schafgarbe, die an den sonnigen Berghängen der Rocky Mountains unter tiefblauem Himmel wächst, ist besonders aromatisch und heilkräftig. An einem See, der den Cheyenne heilig ist und an dessen Ufer die Indianer sitzen und in die Geisterwelt hineinblicken, habe ich das blühende Kraut gesammelt (Storl 2000: 77). Tag für Tag überbrühte ich eine Hand voll Schafgarbe und goss den Sud als Badezusatz in die Sitzwanne. Am Anfang schien das heiße halbstündige Schafgarbensitzbad nicht viel zu bewirken. Aber nach einigen Wochen spürte ich eine deutliche Besserung. Nach einigen Monaten war das Leiden schließlich, dank der Schafgarbe, verschwunden. Ohne Symptomunterdrückung, ohne chirurgischen Eingriff war es vollständig ausgeheilt.

„'s ist ein Gesetz der Teufel und Gespenster: Wo sie hineingeschlüpft, da müssen sie hinaus" (Goethe, „Faust", Studierzimmer). Dieses alte magische Gesetz, das Mephistopheles dem Doktor Faust verrät, passt auch hier. Es war tatsächlich vor allem die Schafgarbe, die mich in dieses vielschichtige Abenteuer gelockt hatte, und sie war es auch, die mich anschließend von den daraus entstandenen Verletzungen heilte. Somit ist auch diese Pflanze eine Lehrerin meiner Seele.

Was ich erlebt hatte, kannte man in früheren Zeiten als „angezauberte Liebe". Christliche Bußbücher sprechen von „frevelhaftem und gefährlichem Liebeszwang". Um diesem entgegenzuwirken gab es verschiedene Schutzmaßnahmen: Das am Johannistag gesammelte und als Amulett getragene blühende Hartheu, wie das Johanniskraut auch genannt wird, soll vor angezauberter Liebe schützen. Ein Arzneibuch von 1499 empfiehlt „Johannisblumen" demjenigen, „der nit schlafen mag von der poulschaft (Buhlschaft) wegen". Johanniskraut kann den Gewittersturm[3] ebenso bannen wie die Stürme der Leidenschaft. Aber auch andere Pflanzen, wie Dost *(Origanum vulgare)*, Alant *(Inula helenium)* und das Widertonmoos *(Polytrichum commune)*, das „wider dem Tun" der Hexen wirkt, hätten den Zauber gebrochen, doch das wusste ich damals noch nicht.

Im Rückblick ist es klar: Die alten Damen waren Zauberinnen. Sie verstanden es, andere Menschen für ihre Anliegen einzuspannen. Selbstverständlich sahen sie ihre Ziele als moralisch erhaben an; sie arbeiteten daran, das Gute und das Liebe in der Welt zu verwirklichen und den behinderten Mitmenschen ein sinnvolles Leben zu ermöglichen. Sie wollten ihnen ein Zuhause geben und Arbeit, die ihren Fähigkeiten entsprach. Leider hatte man oft den Eindruck, dass diese armen Pfleglinge eher als Sklaven gehalten wurden. Auch der verlorenen modernen Jugend, den suchenden Hippies, ehemaligen Drogenabhängigen, verlassenen oder ausgestoßenen jungen Frauen mit Kindern und anderen, die unter die Räder der Gesellschaft geraten waren, boten sie ein Dach über dem Kopf und einen „Sinn" im Leben. So redete die „heilige" alte Dame einem Mädchen, das während eines Besuchs vom Pferd fiel und mit einer Gehirnerschütterung in der „Dorfklinik" lag, ins Gewissen: Ein Wink des Schicksals sei dieser Unfall, ein Zeichen, ihr Leben der Gemeinschaft zu opfern und zu dienen. Die Damen benutzten die spirituelle Philosophie Rudolf Steiners, um ihre Menschenfischlein zu angeln. Einen der Kernsätze der Lehre Steiners hatten sie jedoch vergessen – die „Freiheit im Geistesleben", die es verbietet, andere Menschen entgegen ihrem freien Willen zu manipulieren.

Wiesen-Schafgarbe *(Achillea millefolium)*

Weitere Benennungen: *Garbenkraut, Garbe* (althochdeutsch *garwa* = „fertig, bereit, gar, gesund machend"), englisch: *yarrow;*
Tausendspitz, französisch: *millefeuilles, herbe à cent feuilles; Jungfernkraut, Frauenkraut, Venus-Augenbraue* (lateinisch: *supercilium veneris*), *Margaretenkraut:* Diese Namen kennzeichnen die Pflanze als gynäkologisches Hilfsmittel; die heilige Margarete war Patronin für Frauenbeschwerden;

Neunkraft, Wildfräuleinkraut: Im Mittelalter glaubte man, die „wilden Leute", der Wilde Mann, die Wildfrau, die in den tiefsten Wäldern leben, würden die heilkräftigsten Kräuter kennen;
Sichelkraut, Sichelschnitt, Heil-aller-Schäden, Wundkraut, Soldatenkraut, lateinisch: *herba militaris, Blutstillkraut, Blutkraut,* französisch: *herbe à charpentier, herbe de Saint-Joseph:* Diese Namen beziehen sich auf die wundheilenden Eigenschaften der Pflanze. Die christliche Legende erzählt, wie sich Josef beim Arbeiten eine blutende Wunde zuzog. Da rannte das Christkindlein auf die Wiese und holte ihm die Schafgarbe. Das blutstillende Kraut hieß fortan St.-Josephskraut;
Röllike, Relken, Rülkers (plattdeutsche Bezeichnungen);
Herrgott Ruckenkraut, Schafsrippe;
Blutnase, englisch: *nosebleed,* französisch: *sang-nez,* als Orakelkraut der Frauen (siehe Kapitelanfang);
Maria Himmelfahrtsblume, Sangblume, französisch: *herbe de Notre Dame,* gehörte mit in den „Sang", das Kräuterbüschel, das traditionell am 15. August zu Maria Himmelfahrt geweiht wird.
Familie: Korbblütler *(Asteraceae, Compositae).*
Botanische Eigenschaften: Der aromatische Korbblütler mit kriechendem Wurzelstock und mehrfach gefiederten Blättern wird wegen seiner weißen, manchmal rosa Trugdolden von Unkundigen oft als „Doldenblütler" verkannt.
Planetarische Zugehörigkeit: Venus (als Frauenkraut), Mars (als Wundheilkraut).
Signatur: Die doppelt gefiederten, filigranen Blätter bestehen nur noch aus den Blattvenen, sind also tief eingeschnitten – das wurde als Signatur für die Heilung tiefer Schnittwunden gedeutet. Im bayrisch-österreichischen Raum heißt es, dass Frauen die weiß blühende Schafgarbe benutzen sollen, Männer dagegen die rötlich blühende.

Der Mars ist einer der Planetenherrscher der Schafgarbe

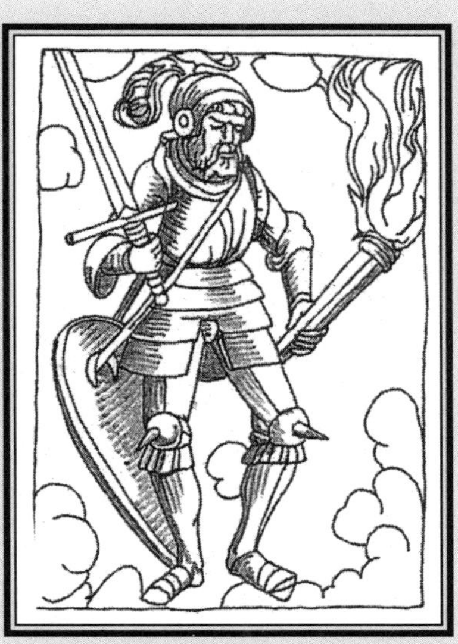

Wirkstoffe: Hundert verschiedene Wirkstoffe sind in der *Achillea* identifiziert worden, darunter ätherisches Öl mit entzündungshemmendem Chamazulen, zusammenziehende, giftausflockende, schleimhautfestigende Gerbstoffe, blutstillende glykosidische Bitterstoffe (Achillein), antispasmodisch wirkende Flavonoide, harntreibende Kalisalze.
Heilindikationen: Anwendbar bei Leberstörungen, Gallenkrämpfen, Dickdarm- und Magenschleimhautentzündungen, Blähungen. Fördert den Rückfluss des venösen Blutes, wirkt blutdrucksenkend, ist ein appetitanregendes Tonikum, adstringierend und blutstillend bei allen inneren und äußeren Verletzungen (Lungen-, Darm-, Nieren- oder Nasenbluten), blutreinigend, schweißtreibend, harntreibend, auch als Antirheumatikum. Als Frauenpflanze bei vegetativer Dystonie des kleinen Beckens, bei zu starker oder zu schwacher Menstruation, bei Weißfluss. Äußerlich bei aufgesprungenen Händen, Schuppenflechte, wunden Brustwarzen bei Stillenden (Vries 1989: 173). Tee und Bäder bei Viruserkrankungen (Grippe, Masern, Windpocken, fiebrigen Erkältungen).

Zubereitungsart: Als *Teeaufguss* einen Teelöffel pro Tasse fünf Minuten ziehen lassen; als Zusatz für *Sitz- oder Vollbäder* ein oder zwei Hände voll aufbrühen; *Frischsaft* bei Angina pectoris und Myodegenerativo cordis; als *Bierzusatz* anstelle von Hopfen. Lässt sich gut mit anderen Heilkräutern kombinieren.
Sammelzeit: Das Kraut wird im Hochsommer gesammelt, wenn es gerade aufblüht, an einem schattigen, luftigen Ort in Büscheln aufgehängt und getrocknet.

Ein Wunder im Cowboy-Land

„Mama don't let your babies grow up to be cowboys", singt Willie Nelson in einem seiner beliebtesten Countryhits. Cowboys sind hart im Austeilen, hart im Nehmen und zeigen keine Gefühle. Cowboys haben den Wilden Westen mit Colt und Winchester in Besitz genommen. Für Weichlinge war da kein Platz. Diese Gesinnung bestimmt immer noch Teile der amerikanischen Cowboykultur. Das gilt auch für die Medizin. Krankheit ist ein Feind, der, genau wie der Indianer oder der Outlaw, mit scharfen Waffen bekämpft werden muss. Da helfen keine sanften New-Age-Methoden, wie zum Beispiel Aurassoma oder gar die albernen Blütenwässerchen des Dr. Bach, und eine „Heilmassage" holt man sich höchstens im Puff. Auch Kräuter kommen nicht in Frage, denn das ist „Indianermedizin" und eines vernunftbegabten Menschen unwürdig. Wenn Whisky und Glaubersalz nicht helfen, dann müssen eben Pillen und Spritzen her, oder man lässt den „Doc" mit Skalpell und Nähnadel anrücken. Der wahre Cowboy stirbt mit *his boots on* („seinen Stiefeln an") – der Strohtod wurde verachtet.

Meine Schwiegermutter, aufgewachsen auf einer echten Ranch, ist Teil dieser Kultur. Oder sie war es zumindest, bis sie der Schafgarbe begegnete. Einmal hatte sie sich die Handfläche mit einem scharfen Messer aufgeschlitzt. Da wir uns zu der Zeit aber in den Bergen, weit weg von Arztpraxis oder Notfallklink befanden, wo man die Wunde hätte nähen und ihr obendrein noch Antibiotika und eine Tetanusspritze verpassen können, war sie sehr besorgt. Als wir Schafgarbe sammelten, zerstampften und sie ihr auf den blutenden, klaffenden Schnitt legten und einen Lappen drumbanden, war sie noch mehr besorgt. „Das wird sich sicherlich entzünden. Außerdem glaube ich nicht an Kräuter, zumindest nicht in Notfällen!", warf sie ein.

Aber der tiefe Schnitt hörte fast unmittelbar auf zu bluten, und als wir am nächsten Tag den Verband abnahmen, war die Wunde völlig geschlossen. Nur noch eine rote Linie war zu sehen. Meine Schwiegermutter konnte es nicht fassen. Staunend rief sie aus: *„A miracle!"* („Ein Wunder!") Schon in den nächsten Tagen trommelte sie ihre Freundinnen vom *Women's Club* zusammen. Es ging zu wie in einem „Erweckungstreffen" *(revival meeting)* fundamentalchristlicher Eiferer. „Kräuter bewirken Heilwunder", war die Botschaft und sofort wurde die „Kräutergesellschaft der Big Horns" *(Herb Society of the Big Horns)* gegründet, mit dem Schwiegersohn als Ehrenmitglied. Ein monatlich erscheinendes Kräuterjournal wurde auch gleich aus der Taufe gehoben. Und schon einige Tage später befand ich mich mit rund vierzig enthusiastischen Frauen auf einem Spaziergang zur Kräuterbestimmung. Wir kamen nicht weit, schätzungsweise fünfzig Meter, denn fast jede Pflanze ist eine Heilpflanze. Ich versuchte jedes Kräutlein zu bestimmen und zu erklären, merkte aber, dass trotz sprudelnder Begeisterung kaum etwas bei meinen Zuhörerinnen hängen blieb.

Nach diesem kurzen Höhepunkt verebbte die Begeisterung allmählich, nach anderthalb Jahren löste sich die Gesellschaft auf. Aber meine Schwiegermutter schlüpfte so langsam in die Rolle einer Weisen Frau, einer Kräuterhexe. Immer wieder kamen Menschen zu ihr und baten um Hilfe und Rat. Sie absolvierte auch einige Fernkurse, um ihren Wissenshorizont zu erweitern. Aber meistens griff sie auf die Schafgarbe zurück, die in den Rocky Mountains besonders aromatisch ist und üppig wächst. Kam jemand mit einer Virusgrippe, verschrieb sie ihm Schafgarbentee –

die Indianer tun das übrigens auch.[4] Kam eine Frau mit Menstruationsproblemen, Weißfluss oder Hautpilz, verordnete sie Schafgarbentee oder -sitzbad als probates Mittel. Hatte jemand Magen- oder Darmprobleme, Schafgarbe war die Antwort. Verletzungen oder Schnittwunden? Klar, Schafgarbe! Ihr Ruf als Kräuterfrau verbreitete sich. Allmählich kamen auch einige andere Kräuter dazu, besonders die, welche der „schlafende Prophet" Edgar Cayce (1877–1945) angegeben hatte. Cayce stellte in einem tranceartigen, somnambulen Zustand brillante Diagnosen und verschrieb Heilkräuter. Noch immer gibt es Kliniken, die mit seinen Heilmitteln und Methoden arbeiten. Einer ihrer größten Erfolge war die Genesung einer Frau, bei der Leukämie diagnostiziert worden war und deren Schulden für Arzt und Krankenhaus sich schon auf 80 000 Dollar beliefen. Sie wurde mit Schafgarbenbädern und -tees behandelt, kombiniert mit Fußreflexzonenmassage. Wer weiß, was da alles für Faktoren am Werk waren, auf jeden Fall erholte sich die Frau und ihr Blutbild näherte sich normalen Werten.

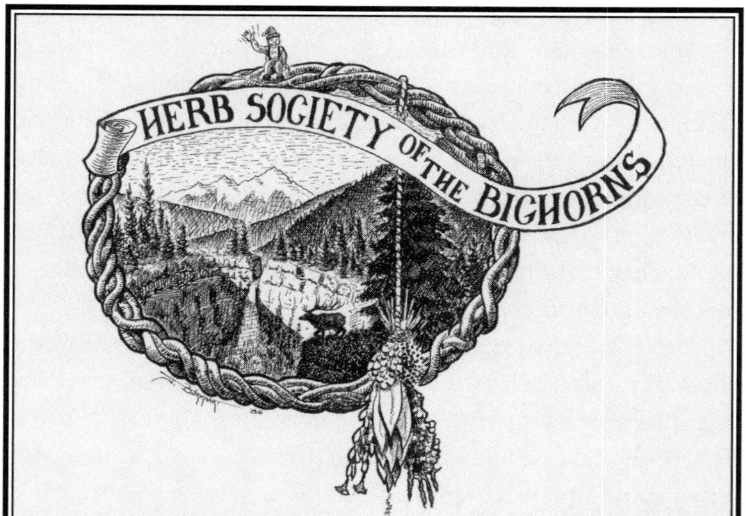

Das Umschlagmotiv des Kräuterjournals der „Kräutergesellschaft der Big Horns"

Meine Schwiegermutter hatte, ganz im indianischen Sinn, einen ihrer wichtigsten pflanzlichen Verbündeten gefunden. Schafgarbe ist tatsächlich eine Heilpflanze mit einem dermaßen breiten Wirkspektrum, dass man sie fast als Allesheiler bezeichnen kann.

---

[1] Das *I-Ging*, das „Buch der Wandlungen“, soll vor 5000 Jahren vom Kaiser Fuchi verfasst worden sein. Nach Carl Gustav Jung verbindet es mit den Archetypen und gibt Zugang zum kollektiven Unbewussten.

[2] Weiteres über den Garten, die biologisch-dynamische Lehre und wundersame Kräuterpräparate ist in meinem Buch „Der Kosmos im Garten“ (AT-Verlag, Aarau 2001) nachzulesen.

[3] Sprichwörtlich heißt es: „Johanniskraut und Dill macht's Gewitter still.“ Bei drohendem Gewitter räucherten die Bäuerinnen mit Johanniskraut (Müller-Ebeling et al 2002: 63).

[4] Schafgarbe ist das am meisten gebrauchte Heilmittel der nordamerikanischen Indianer, gefolgt von Kalmus *(Acorus calamus)* und Steppenbeifuß *(Artemisia tridentata)*.

Hanf

Todesfälle durch Hanf gab es allenfalls auf dem Schafott, durch einen Strick aus Hanf.

Hai & Rippchen

Vorlesungen besuchen, bis spät in die Nacht mithilfe von Kaffee und Aufputschpillen College-Texte büffeln, Prüfungen ablegen und das Ganze noch mit einem Nebenjob finanzieren, das kann man zur Not hinnehmen. Was man nicht hinnehmen kann, sind absurde Thesen und Theorien sowie Praktiken, die einem gegen den Strich gehen: Tiere als seelenlose Fleischlieferanten, Bäume, deren Wert einzig in der verwertbaren Holzmasse besteht, lebendige Frösche im Biologielabor aufschlitzen. ... Und wie nannte der zynische Psychologieprofessor den Heiland Jesus Christus? Einen paranoiden Homosexuellen. Und Religion sei, frei nach Marx, das Opium fürs dumme Volk. Wie soll das ein junger Mensch, der in der Natur aufgewachsen ist und an die Heiligkeit des Lebens glaubt, hinnehmen können?

Kurzum, nach etwas mehr als einem Jahr war ich ausgebrannt. Musste mich neu orientieren. Und wie kann man das am besten? Indem man den Daumen ausstreckt und nach Westen trampt. So kam es, dass ich erst einmal drei Monate lang als Bulettenbrutzler in einer Touristenkantine im Yellowstone Nationalpark arbeitete. An freien Tagen stromerte ich durch die unverdorbene Wildnis, wo man keine einzige weggeworfene Colabüchse zu Gesicht bekommt, und ließ mich von der Ursprünglichkeit der göttlichen Schöpfung inspirieren.

Im September, nachdem der erste Schnee gefallen war, waren die Touristen wieder fort und die Imbissstuben und Tankstellen geschlossen. Es wurde Zeit weiterzureisen. Per Anhalter ging es durch Utah und Nevada. Nachts schlief ich meistens auf Friedhöfen, denn dort wird man nicht von den halbstarken Raufbolden, die nachts gelangweilt und auf der Suche nach einem Kick umherfahren, belästigt oder angemacht. Leer stehende Kirchen sind ebenfalls friedliche Orte für die Nacht.

Eine Frau aus Florida, die Gattin eines prominenten Psychoanalytikers, die mich in ihrem neuen Lincoln mitgenommen hatte, hielt an der ersten Tankstelle in Nevada – damals der einzige Staat, in dem das Glücksspiel legal war – und verspielte dort, noch ehe sie ins nächste Kasino kam, tausend Dollar an einem „einarmigen Banditen". Da sie ihr Ziel, die Spielhölle, erreicht hatte, machte sie keine Anstalten weiterzufahren. Also streckte ich am Ortsrand wieder den Daumen aus. Es war staubig und heiß. Nach einigen Stunden raste ein Cabrio mit Heckflossen vorbei, bremste nach hundert Metern, legte den Rückwärtsgang ein und kam neben mir zum Stehen. Der junge Mann lächelte breit: „Eh, *man*, ich konnte nicht einfach so an dir vorbeifahren. Cool, der Bart und die langen Haare. Bist einer von uns! Wo geht's hin?"

„San Francisco", antwortete ich und fragte mich, was er wohl genau mit „einer von uns" meinte. Ich hatte mich lediglich einige Wochen lang nicht rasiert und den Friseur besucht.

„Cool, ich fahr ganz in die Nähe – Palo Alto", sagte er und drückte auf die Tube. Wir rasten durch die Wüste. „Wir sind bald an der kalifornischen Grenze. Hoffentlich kommen wir gut durch, hab nämlich Gras im Kofferraum."

Ich wusste nicht, was er meinte. Vielleicht hatte er Kaninchen zu Hause? Warum sollte es an der Grenze wegen Gras Schwierigkeiten geben? Kalifornien hatte damals strikte Grenzkontrollen. Erstens wollte man armen Leuten, die in den Genuss des kalifornischen Wohlfahrtssystems kommen wollten, die Einreise verwehren. Zweitens hatte man Angst, dass fremde Schädlinge eingeschleppt würden, die die Obst- und Zitrusplantagen gefährden könnten. Daher wurden mitgeführtes Obst und Gemüse bei der Einreise beschlagnahmt.

„Geschafft!", sagte der Fahrer erleichtert, als wir nach einer oberflächlichen Kontrolle weiterdüsten. Gegen Abend waren wir in Palo Alto. Wir hielten vor einer großen alten, im viktorianischen Stil erbauten Villa. Auf dem Rasen parkten mehrere Harleys. Als der Fah-

rer ausstieg, wurde er von einer Meute langhaariger Jugendlicher, viele von ihnen in Bikerkluft, freudig und locker begrüßt. Solche Typen sah man in Ohio, im biederen Mittelwesten, kaum. Es stellte sich heraus, dass es keine wirklichen Rocker waren, sondern allesamt Studenten an der Eliteuniversität Stanford in Palo Alto.
„Eh, *man,* willst du was rauchen?“, fragte mich der Fahrer, als wir ins Haus gingen.

„Ja, danke“, antwortete ich und war froh, denn ich hatte keine Zigaretten mehr. Zu meiner Verblüffung gab er mir aber keine Zigarette, sondern setzte sich auf den Fußboden. Die anderen taten es ihm gleich und formten, im Schneidersitz sitzend, einen Kreis. Warum sitzen die nicht auf Stühlen?, dachte ich und setzte mich zu ihnen.

Der Fahrer zog trockenes grünes Kraut aus dem Beutel, den er aus dem Kofferraum geholt hatte. „Gras“, sagte er. In mir schrillten die Alarmglocken! Nun verstand ich: Das war Marihuana. Versehentlich war ich in eine Rauschgifthölle gestolpert. Das Teufelskraut, das *killerweed,* das Menschen in mordende, sexpervertierte Monster verwandelt! Und wer es nur einmal probiert, der hängt am Haken, an Satans Angel, wie ein Fisch; der wird lebenslänglich süchtig.

Erstarrt saß ich da und schickte ein stilles Stoßgebet zum Himmel: *Help me, Jesus*!

„Eh, *man,* hast du etwa noch nie geraucht?“, fragte der Biker, der neben mir saß. Was sollte man da antworten? Wer wusste, wie diese kriminellen Typen reagieren würden, wenn ich zugäbe, dass ich nichts damit zu tun haben wollte und am liebsten zur Polizei gegabgen wäre, um Anzeige zu erstatten?

„Äh ... doch“, sagte ich kleinlaut und schämte mich zugleich für meine Feigheit. Und dann kam der Glimmstängel, der *Joint,* immer näher. Mein Herz pochte. Schließlich war er bei mir angekommen. Ich blieb cool, nahm einen leichten Zug und stieß den Rauch so schnell wie möglich wieder aus.

„Ha, ha“, lachte mein Nachbar, „du hast noch nie geraucht! Du musst den Rauch so lange wie möglich in den Lungen behalten!“

Noch einmal machte der Joint die Runde. Der Letzte, der daran sog, verschluckte dann die winzige ausgebrannte Kippe. Er hatte sozusagen den „schwarzen Peter“ gezogen. *Roach*, „Kakerlake“, nannten sie diesen Rest. Tatsächlich glich die fingernagelgroße, flache, vom Teer braun gefärbte Kippe einer Küchenschabe. Was ich damals noch nicht wusste, war, dass ich unfreiwillig an einem psychedelischen Kreisritual teilgenommen hatte. Das Schlucken der Kakerlake markiert den Abschluss des Rituals.

Nun löste sich der Kreis auf. Einige Teilnehmer gingen fort, andere krochen in ihre Schlafsäcke, die auf dem Fußboden ausgerollt waren, und gaben sich Träumereien hin. Wieder andere holten sich etwas zu essen oder redeten; einer ergriff seine Gitarre. Ich war heilfroh, dass ich nichts spürte, dass ich nicht völlig besoffen und außer Kontrolle herumtorkelte, wie ich befürchtet hatte.

„Na, bist du *high*?“, fragte der mit der Gitarre und fing an zu spielen.

„Nein, überhaupt nicht“, antwortete ich. „Aber, fantastisch, wie gut du spielst!“

„Du bist voll drauf“, schmunzelte er. „Ich spiele nämlich noch gar nicht, sondern stimme nur die Saiten!“

Ich rollte nun auch meinen Schlafsack aus und verkroch mich darin. Es schien niemanden zu stören. Überhaupt schien jeder zu machen, was er wollte. Ich nahm mir vor, meinen inneren Wecker zu stellen und noch vor Sonnenaufgang, ehe die anderen aufwachen würden, der Rauschgifthölle zu entfliehen. Vor dem Einschlafen betete ich um Gottes Gnade, dass ich nun nicht für immer süchtig sein würde. Auch dachte ich an Charlie, einen etwas klein geratenen Jungen, der in der zehnten Klasse aus der Großstadt Cleveland in unsere Schule gekommen war. Es war damals bei uns üblich, dass sich jeder andere Junge mit einem Neuankömmling zuerst einmal messen wollte, um die Rangordnung zu bestimmen. Dabei gab es oft eine blutige Nase oder ein blaues Auge. Als wir Charlie anrempelten, fixierte er uns mit seinem Blick und sagte gelassen: „Fasst mich nicht an. Ich habe einen Joint in der Tasche!“ Das genügte! Wir wussten, nur ein unberechenbarer Wahnsinniger würde einen Joint rauchen. Wir ließen ihn sofort in Ruhe. Er mussten uns den Joint nicht einmal zeigen.

Als der nächste Morgen gerade dämmerte, wachte ich auf, rollte so leise wie nur möglich den Schlafsack zusammen und schlich an den überall schlafenden Gestalten vorbei. Zum Glück war die Tür nicht abgeschlossen. Draußen holte ich tief Luft – ich war der Rauschgifthölle entkommen – und lenkte meine Schritte Richtung Autobahn. Mein Ziel war San Diego und dann Mexiko.

Da es noch sehr früh war, herrschte kaum Verkehr in Palo Alto. Eines der ersten Autos hielt; es war ein klappriger Ford mit einem freundlichen alten weißhaarigen Schwarzen am Steuer. Damals herrschte in den USA noch Rassentrennung, aber Kalifornien war irgendwie anders. Beim Erzählen verging die Zeit wie im Flug. Er erzählte von seinem Leben, vom Baumwollpflücken, von Armut und Hunger. Wir Weißen wüssten gar nicht, was das ist. Ich erzählte ihm, dass wir in Deutschland nach dem Krieg auch Hunger gekannt hätten. Kurz vor Los Angeles deutete er mit dem Finger auf das Handschuhfach: „Da ist eine Dose mit kleinen weißen Pillen drin. Kannst du sie mir reichen?" Ich muss ihn entgeistert angestarrt haben, denn er lachte und sagte: *„Shit, man,* du glaubst wohl, das ist Rauschgift. Ihr Weißen denkt immer, dass wir Schwarzen ständig *high* sind ... Das ist Aspirin!"

Ja, ich hatte wirklich geglaubt, es sei irgendein Rauschgift. Ich entschuldigte mich und sagte, er müsse verstehen, ich sei gerade einer Rauschgifthölle entkommen! Kurz darauf stieg ich aus, schaute mir Südkalifornien an und später Nordmexiko.

Die Reise gab mir die notwendige Neuorientierung. Ich ging zurück und studierte *Anthropology,* ein Fach, das man als ganzheitliche Menschenkunde verstehen kann und zu dem Ethnologie, Urgeschichte und physikalische Anthropologie gehören.

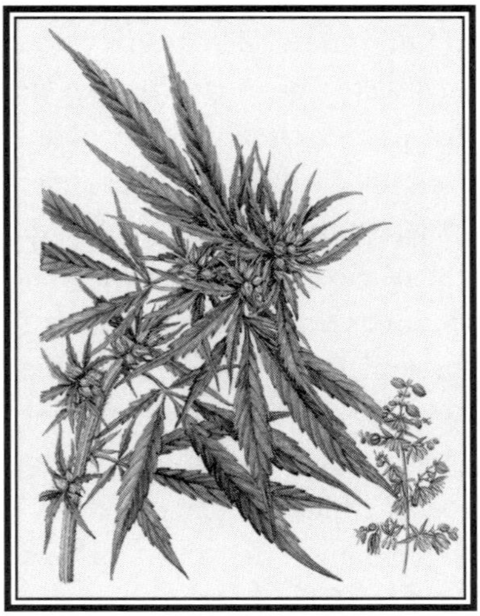

Hanf
(Cannabis sativa)

Hanf *(Cannabis sativa, C. indica)*

Weitere Benennungen: *Bästling, Werch* (Material bzw. Abfall der Faserverarbeitung);
Galgenkraut, englisch: *gallow-grass, neckweed,* weil aus der Faserpflanze Hanf einst Galgenstricke gedreht wurden, auch bei den Germanen. Deswegen wurde sie Odin geweiht; ihm zu Ehren knüpfte man Verbrecher auf. Als Faserpflanze und Heilpflanze gehörte Hanf zu Freya, denn Frauen stellten die Stoffe her und sorgten für die allgemeine Gesundheit der Sippe;
Fimmel, Fummel, Fimmelhanf, Simmelhanf sind Bezeichnungen für die männliche Hanfstaude. Da die männliche, staubblütentragende Pflanze kleiner und zierlicher ist als die weibliche, wurde sie im Mittelalter als die „weibliche" verkannt. *Sommerhanf, Tauber Hanf, Gelje-Hemp* sind weitere Bezeichnungen der männlichen Hanfpflanze;
Mäsch, Mäsche, Mäschelhanf sind Bezeichnungen für die weibliche Staude, die man einst – entgegen den wirklichen botanischen Verhältnissen – fälschlicherweise als die „männliche" ansah;
Grass, Pot, Heu, Reefer, Weed, Tea („Take tea and see" – Hippieslogan), *Marihuana* (mexikanisch: *marijuana*), *Mary Jane,* indisch: *Bhang, Ganja* sind die Bezeichnungen für die Entspannungsdroge.
Familie: Hanfgewächse *(Cannabaceae)*; wurde früher zu den Maulbeergewächsen *(Moraceae)* oder Brennnesselgewächsen *(Urticaceae)* gezählt. Zu den mit Feigen, Maulbeeren und Brennnesseln verwandten Hanfgewächsen gehört auch der Hopfen *(Humulus lupulus)*, dessen weibliche Blüten als Tee oder Bierzusatz ebenfalls eine beruhigende (sedierende) Wirkung haben.
Botanische Merkmale: Der Hanf ist eine hohe zweihäusige[1], einjährige Staude mit rauen lanzettlichen Blättern und

kleinen unscheinbaren Blüten. Der Hanf, der ursprünglich aus Zentralasien stammt, ist eine der ältesten Kulturpflanzen der Menschheit. In Europa wie auch in Ostasien fand man bei Ausgrabungen neolithischer (jungsteinzeitlicher) Siedlungen große Mengen Hanfsamen (Rudgley 1999: 81). Die ölreichen Samen dienten Nahrungszwecken – auch der kultischen Speisung der Verstorbenen –, die Stängel lieferten seit der Steinzeit Fasern für Seile, Bindfäden und Textilien. In Mittel- und Südasien, etwa bei den Skythen und Indern, wurden die getrockneten weiblichen Blüten medizinisch oder als Sakraldroge eingesetzt.

Planetarische Zugehörigkeit: Saturn.

Signatur: Hanf keimt schnell und wächst zügig empor. Er besitzt eine besonders effiziente Art der Lichtaufnahme, nämlich die „Turbo-Photosynthese" (C4-Weg). Er verweilt nicht lange im Bereich der schweren und wässrigen Elemente, man findet in ihm kein plastisches Schwellen und Quellen wie etwa beim Kohl oder Beinwell. Seine Epidermis (Haut) enthält Kiesel, der eine Offenheit für die Lichteinwirkung anzeigt. Die wasserstoffreichen flüchtigen Geruchsstoffe und die balsamischen Harze verraten eine Hingabe der Pflanze an das Licht- und Wärmeelement. Die ebenfalls wasserstoffreichen fetten Samenöle kann man als gespeicherte Wärmekraft verstehen. Wasserstoff (H_2) ist das entzündlichste und leichteste Element: Wenn H_2 nicht an andere Elemente gebunden ist, strebt es, die Schwere fliehend, nach oben. Das könnte man als Signatur verstehen. Hanf „vergeistigt"; er hat die Fähigkeit, die Menschenseele aus der Schwere (Depressionen, Melancholie) herauszureißen. Von afrikanischen *Ngangas,* nepalesischen und indischen *Jhankrie* und *Sadhus,* islamischen *Fakiren* sowie von verschiedenen Schamanen wird er benutzt, um in die geistige, nichtmaterielle Dimension zu schauen. In Indien und Zentralasien wurde bei Bestattungen Hanfrauch als „Toten-

begleitpsychedelikum“ benutzt, um die Verstorbenen eine Wegstrecke ins Jenseits zu begleiten.
Der Hanf ziert sich weder mit bunten, nektarreichen Blüten, noch zieht er Schmetterlinge an, er gibt sich als Windblütler unmittelbar den Lüften hin. Vielleicht ist es kein Zufall, dass die widerstandsfähigen Segel der Schiffe, mit denen einst die Entdecker und Händler die Weltmeere von einem Pol zum anderen durchsegelten und erforschten, aus Hanfplane bestanden (Pelikan III 1975: 190). Auch auf geistige Reise vermag der Hanf die Menschen zu schicken. Der Geist, der Atem der Erde, wird in vielen Kulturen mit dem Wind identifiziert.
Inhaltsstoffe: Kiesel, Cannabinoide wie die Tetrahydrocannabinole (THC), ätherische Öle, Harze, Cholin, organische Säuren, ungesättigte Fettsäuren mit Gammalinolensäure (Samen).
Heilindikationen: Asthma (wirkt bronchienerweiternd und krampflösend), Grüner Star (senkt den Innendruck der Augen), Tumore (Studien am Medical College of Virginia zeigten Erfolge bei der Eindämmung vieler gutartiger sowie bösartiger Krebsgeschwüre, siehe Grinspoon/Bakalar 1994: 155 und Herer/Bröckers 1993: 85), Antibrechmittel (bei Chemotherapien von Aids- und Krebskranken); Epilepsie, Multiple Sklerose, Muskelkrämpfe; Herpes, Rheuma, Lungenemphysem, Migräne, Neurodermitis, Schmerzzustände, Stress.
Hanf galt schon in der Antike, im alten Ägypten, sowie auch in Indien und China als eine stark schmerzhemmende, krampflösende, bronchienerweiternde, brechreizhemmende, antiepileptische, stimulierende, stimmungsaufhellende, muskelentspannende, beruhigende, aphrodisische, appetitsteigernde, antibiotische und blutdrucksenkende Heilpflanze. In der europäischen Volksmedizin und bei Hildegard von Bingen verwendete man Abkochungen zerstoßener Hanfsamen bei Harnröhrenentzündung, Harnverhalten und „kaltem Magen“. Bei starkem Husten die warm getrunkene

Flüssigkeit der in Milch gekochten Samen. Man legte Gebärenden Hanfwerg unter, damit sie der Krampf nicht befiel (Bächtold-Stäubli III 1987: 1436).
In der indischen Ayurveda wird der Saft der Blätter bei Hautkrankheiten aufgetragen, bei Rheuma das Öl der Samen; Wunden werden mit dem Pulver getrockneter Blätter bestäubt; bei Kopfschmerzen, Migräne, Geisteskrankheiten, Husten, Asthma und Appetitlosigkeit wird der eingedickte Saft der Blätter verabreicht; Keuchhusten, Darm-, Leber- und Nierenkolik, Tetanus und Tollwut werden mit Hanftinktur behandelt (Zoller/Nordwig 1997: 198). In der chinesischen Heilkunde werden Hanfsamen *(Huo ma ren)* bei Problemen der Milz, des Magens und des Dickdarms als abführende, erweichende Heilmittel eingesetzt; die Stängel als harntreibendes Mittel, das Samenöl bei „trockenem Hals", die männlichen Blüten bei Menstruationsbeschwerden (Reid 1996: 89).
Mit den modernen medizinischen Anwendungen hat sich Prof. Dr. med. L. Grinspoon (Emeritus, Harvard Medical School) eingehend auseinander gesetzt (Grinspoon/Bakalar 1994). In der zweiten Hälfte des 19. Jahrhunderts machten Cannabispräparate (Extrakte, Tinkturen, Elixiere) die Hälfte aller in Europa und den USA verkauften Medikamente aus. Der Entdecker des THCs und der körpereigenen Rezeptoren für Cannabinoide, Dr. Raphael Mechoulam (Universität Jerusalem), nimmt an, dass im Fall der Legalisierung zehn bis zwanzig Prozent aller verschreibungspflichtigen Medikamente durch Cannabisextrakte ersetzt werden könnten (Herer/Bröckers 1993: 75).
Zubereitung, Sammelzeit: In Deutschland ist zurzeit die Anwendung von Hanf als Heilmittel durch das Betäubungsmittelgesetz verboten. Dieses Verbot betrifft auch die homöopathischen Zubereitungen.

Verbotene Pflanze

Die panische Reaktion, mit der ich bei der ersten Begegnung auf die Cannabispflanze reagierte, rührte davon her, dass Hanf in den USA seit den dreißiger Jahren als „Mörderkraut“ verteufelt wurde. Erziehungsprogramme und Filme wie *„Reefer Madness“* oder *„Marihuana – the Assassin of Youth“* schürten diese irrationale Angst. Dass das Hanfverbot weniger aus Sorge um das Wohl der Menschheit, sondern vielmehr aus konkurrenzwirtschaftlichen und rassistischen Gründen verhängt wurde, hat Jack Herer in seinem Werk *„Hemp & the Marijuana Conspiracy: The Emperor wears no Clothes“* überzeugend darstellen können. 1938 wurde in den USA eine vollautomatische Schäl- und Erntemaschine für Hanf entwickelt. Als billige Zellulosequelle sollte der Hanf die Papier- und Textilherstellung revolutionieren. Bei ihrem Wachstum erzeugt die Faserpflanze je nach Standort mindestens viermal so viel Zellulose pro Hektar wie Kiefern oder Fichten, aus deren Holz sonst Papier und Karton hergestellt werden (Herer/Bröckers 1993: 325). Hanf braucht, im Gegensatz zu Baumwolle, keine Pflanzenschutzmittel

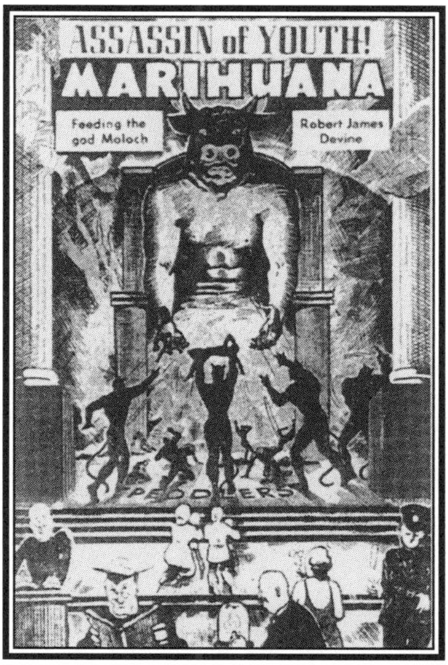

Flugblattwarnung aus den USA, 1940

und weniger Dünger. Und als Ölfrucht produziert die Pflanze mehr Öl als der Raps auf vergleichbarer Fläche. Eine Superpflanze! Man sprach schon von Milliardengewinnen – *the billion dollar crop* (Herer/Bröckers 1993: 49). 1941 stellte Henry Ford „das Auto, das auf dem Acker wächst", vor – Brenn- und Schmierstoff aus Hanfsamenöl, Karosserie aus Hanfplaste, Sitzbezüge aus Hanffaser.

Warum also die Kampagne gegen diese alte Kulturpflanze? Mathias Bröckers schreibt: „Hanf wurde nicht trotz, sondern wegen seiner vorzüglichen Eigenschaften verboten – weil er Rohstoffkonkurrent war und bestehende wirtschaftliche Interessen und Monopole bedrohte." Beispielsweise war der Chemieriese Dupont, der Sulfite und Sulfate für die Holzpapierherstellung, auf Petroleum basierende Kunststoffe und chemische Textilien (Nylon) sowie Pestizide und Herbizide für die Baumwollfelder produzierte, alles andere als begeistert (Herer/Bröckers 1993: 288). Auch hatten Ölkonzerne gerade in arabische Ölquellen investiert. Holzunternehmen wie Kimberly Clark, St. Regis und anderen drohten milliardenschwere Verluste. William Randolf Hearst, Holzpapierfabrikant, Besitzer einer landesweit operierenden Zeitungskette und Erfinder des Sensationsjournalismus à la BILD-Zeitung, startete eine Publicitykampagne gegen Hanf. Da der Begriff „Hanf" durchaus positiv besetzt war, musste er durch das mexikanische Fremdwort *marijuana* (Marihuana) ersetzt werden. Damit bediente sich Hearst rassistischer Vorurteile, denn nur die als faul und schmutzig geltenden *Spics* (Mexikaner) oder die ebenfalls aufgrund rassistischer Verleumdung verachteten „Nigger" rauchten Marihuana. Marihuana wurde als Droge der Messerstecher und Vergewaltiger dargestellt. In der Hearst-Presse wurde ständig von Verbrechen – Mord, Amokläufen, Sexorgien und Vergewaltigungen weißer Frauen – berichtet, die durch Farbige unter Marihuanaeinfluss angeblich begangen worden waren. Nach dieser Propagandalawine kam es, wie es kommen musste: Marihuana wurde als die gefährlichste Droge überhaupt eingestuft und vom Gesetzgeber verboten. In den Südstaaten gab es manchmal lebenslänglich für einen einzigen Joint – aber es traf lediglich Mexikaner und Schwarze. Seit der Verabschiedung der Antimarihuanagesetze wurden in den vergangenen fünzig Jahren in den

Uncle Sam warnt vor Bewusstseinserweiterung

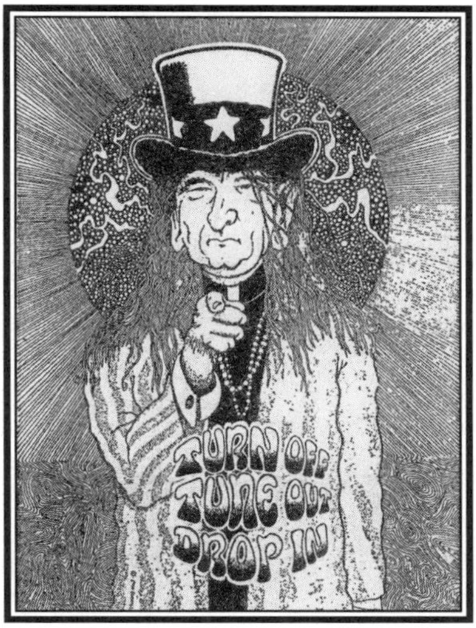

USA Gefängnisstrafen von insgesamt zwölf Millionen Jahren verhängt. Und Millionen Hektar von Wäldern – die Lungen der Erde – wurden seither abgeholzt, obwohl doch Hanfzellulose ein besseres Papier abgeben würde.

Als dann in den sechziger Jahren die Kinder der weißen Mittelklasse – Blumenkinder, Hippies und Studenten – anfingen, das Kraut zu rauchen, wurde dies zur gesellschaftlichen Krise ersten Ranges. Diese Jungendlichen verweigerten oft den Kriegsdienst in Vietnam und schwärmten, nach Kontakt mit indischen Gurus, von *Love & Peace*. Plötzlich war Marihuana keine gewalterzeugende, sondern eine wehrzersetzende Droge, eine für Schlaffies, Vegetarier und andere unpatriotische Drückeberger, die kein Blut sehen konnten.

Im Mittelwesten, in Kansas und Illinois, wächst auch heute noch – trotz Ausrottungsversuchen – Faserhanf als Unkraut in den Feldern und auf Ruderalflächen. Die Jäger freut es, da die Samen wertvolles Futter für Wachteln und andere Vögel sind. Dieser Hanf enthält nur Spuren der psychoaktiven Cannabinoide, und beim Rauchen dieses Krauts bekommt man eher einen Lungenkollaps als einen beflügelnden Rausch. Aber das wissen Durchreisende nicht. Manchmal, wenn sie das Wildkraut entdecken, ernten sie einige Taschen voll davon. Die Polizei hat sich inzwischen darauf spezialisiert, den potenziellen Tätern aufzulauern und sie wegen „Besitz“ zu verbrummen. Das sieht in den Polizeiberichten gut aus und die Strafen bringen Geld in die Kassen der Kommunen. Seit Ende der Hippiezeiten (1972) sind mehr als zehn Millionen Amerikaner aufgrund dieser Hysterie inhaftiert worden (Zimmer et al 2004: 61).

Ein Kraut als „spiritueller Lehrer“

Irgendwann im Spätherbst 1964 war ich wieder an die Ohio State University zurückgekehrt. Ich zog in die umgebaute alte Kutschengarage ein, die einer sechsköpfigen Wohngemeinschaft als Zuhause diente, und lernte fleißig Anthropologie. Am Wochenende ging es ins „Heidelberg“, eine riesige Studentenbierhalle. Da Ohio strenge Alkoholgesetze hatte, gab es für alle unter 21 Jahren nur Dünnbier (3,2 % Alkohol). Zum Militär kam man dagegen schon mit 18 Jahren. Um den Alltag auszublenden, mussten die Studenten riesige Mengen Dünnbier durch ihre Kehlen jagen. Das Ausblenden war unerlässlich, um den Leistungsdruck zu ertragen und die zum Teil bizarren „Ausschwitzungen“ der Professorengehirne zu verdauen. Infolgedessen roch es rund ums „Heidelberg“ und ähnliche Trinkhallen penetrant nach Erbrochenem und Urin.

Eines Tages brachte George eine neue Freundin mit ins Kutschenhaus. Sie kam aus Kalifornien. Als Erstes sagte sie: „Jungs, drehen wir uns einen!“, und zog einen Beutel mit getrockneten grünen Kräutern aus der Jackentasche. Verlegen murmelten die anderen einige unverständliche Worte und verließen das Zimmer. Sie schaute mich an. „Und du? Schon mal Pot geraucht?“

Da meldete sich mein Ego zu Wort, als wäre es ein alter Profi in Sachen Rauschgift. „Klar!“, sagte ich ohne zu zögern. Damit konnte ich bei meinen Freunden punkten: Ich, der verwegene Typ, der keine Angst vor dem Teufelskraut hatte. Sie rollte den Joint. Mehr als ein paar Züge waren nicht drin. Ich zog sie in die Lunge, so wie ich es in Palo Alto gesehen hatte.

„Machen wir uns eine gemütliche Zeit zusammen“, sagte sie zu mir.

„Nee, wenn ich *high* bin, dann bin ich lieber allein“, antwortete ich und ging nach draußen. Ich wollte mich nicht blamieren. Ich wusste ja nicht, wie ich reagieren würde, und war auf einen typischen alkoholischen Vollrausch gefasst, bei dem man herumtorkelt und doofe Dinge sagt und tut, die einem später Leid tun. Jedoch geschah nichts dergleichen. Am Anfang merkte ich überhaupt nichts – ein einziger Joint ist wahrscheinlich zu wenig, um abzuheben oder auszurasten, dachte ich. Doch dann wurde alles ein bisschen anders als sonst. Es war, als sähe ich alles aus einer anderen, ungewöhnlichen Perspektive. Geräusche waren intensiver, ich bemerkte Dinge, die ich sonst übersah. Ein bisschen Angst hatte ich, dass die Leute, die vorbeiliefen oder -fuhren, merken könnten, dass ich mich in einem außergewöhnlichen Bewusstseinszustand befand. Als ein Streifenwagen langsam an mir vorbeifuhr, bekam ich fast Panik. Irgendwie fühlte ich mich schutzloser, offener, sensibler.

Nach einigen Stunden kam ich wieder in die Bude zurück. Ich fand es lustig, wie mich meine Freunde anstarrten, als wollten sie wissen, ob ich nun endgültig dem Wahnsinn verfallen war. Aber ich war wieder „normal". Das Eis war gebrochen, bald pafften auch die Freunde ihre Joints. Für alle war es eine Entdeckungsreise in die Innen- und die Außenwelt. Die Natur, die Wiesen und Bäume auf dem Campus, an denen man sonst achtlos vorüberging, die Hauskatze in ihrem Spiel, die Spielchen der anderen Menschen, die Musik – alles nahm man viel intensiver wahr als sonst. Auch die eigenen Gefühle und die Empfindungen, die in der eigenen Seele hochstiegen, konnte man besser beobachten. Man lebte mehr in der Gegenwart. Der Hamburger und die Cola wurden nicht einfach heruntergeschlungen, da man intensiver schmecken konnte. In diesem Zustand kamen einem die „normalen" Menschen wie ferngesteuerte Roboter oder wie unreflektiert agierende oder reagierende Pawlow'sche Hunde vor. Manchmal war ihr Verhalten so komisch, dass man einfach lachen musste. Wie die Pflanze aussah, die all das bewirkte, wussten wir noch nicht. Aber wir wussten inzwischen, wo wir das Gras finden konnten: im Schwarzenghetto in der Innenstadt, beim Prediger der baptistischen *Church of Christ's Glory*. Der war *hip,* der hatte immer etwas.

Erst allmählich erkannten wir, dass wir Teil einer Welle waren, die das Bewusstsein des Landes zu verändern schien. Schon im nächsten Jahr sah man immer mehr Blumenkinder mit langen blumengeschmückten Haaren und in bunte Baumwollklamotten gekleidet. Sie lagerten mit ihren Hunden auf dem Rasen des Campus, spielten Gitarre, tanzten, sangen Mantras, teilten ihr Essen und rauchten ihr Kraut. Wir wussten damals noch nicht, dass sogar Prominente wie Präsident Kennedy, der junge Bill Clinton, Musiker wie die Beatles oder Satchmo, Verleger, Schauspieler, die Gründer weltweiter Computerimperien und seriöse Wissenschaftler auf der gleichen Welle surften.

Wir merkten zunächst, dass das Kraut, im Gegensatz zu den Behauptungen der Drogenpropaganda, weder wahnsinnig noch stumpfsinnig machte. Wir hatten deswegen auch keine Probleme mit unserem Studium an der Uni. Das berühmte „Amotivationssyndrom" („null Bock") stellte sich nicht ein. So etwas gibt es nur, wenn man zu etwas gezwungen wird, auf das man wirklich keine Lust hat. Lediglich am frühen Morgen dauerte es etwas länger, ehe man aus den Federn kam, aber als Student brauchte man nicht unbedingt die frühe Vorlesung zu besuchen. Eine Einstiegsdroge für härtere Drogen war Marihuana auf keinen Fall. Auch stellte sich heraus, dass es absolut nicht süchtig machte. Süchtig wurden nur diejenigen, die es mit Tabak vermischt rauchten, und es war der Tabak, der sie nicht wieder freiließ. Marihuana war für uns eine Art Initiationserlebnis, eine Initiation in einen neuen, authentischeren Wahrnehmungsmodus. Lange glaubten wir, dass einen diese Pflanze von unechten Wahrnehmungen und Gefühlen befreien könnte. Wenn jeder sie rauchte würde, würde Frieden ins Land ziehen, die Menschen würden einander und ebenso alle Geschöpfe der Erde lieben und respektieren lernen. Das Goldene Zeitalter von *Peace & Love*, meinten wir, stünde vor der Tür, und Hanf würde den Weg weisen.

Aber dieser Glaube verschwand wie der Frühnebel bei Sonnenaufgang. Das Kraut brachte lediglich hervor, was im Menschen ohnehin verborgen und veranlagt war. Bald merkten wir, dass Gauner Gauner blieben, auch wenn sie rauchten – oft waren sie dann nur raffiniertere Gauner. Liebevolle Seelen blieben liebevolle Seelen, und die Geschäftsleute, die nun Paisley-Klamotten trugen, nach Patschuli rochen und „Flower-Power"-Werbung machten, blieben Geschäftsleute. Als die Massenbewegung dann politische Dimensionen annahm und linke Agitatoren Marihuana als Waffe gegen das „Establishment“ einsetzten, als es zu Gewalttaten und Gebäudebesetzungen kam, als die Radiostationen die tägliche *kill-ratio* in Vietnam bekannt gaben, als wäre es der aktuelle Spielstand im Football, und anschließend „Flower-Power-Songs“ spielten, als die Medien – Scott McKenzie machte dafür Werbung mit dem Song *„If you're going to San Francisco“* – ein massives „Love-In“ in San Francisco verkündeten, wodurch viele Jugendliche auf harte Drogen kamen und sich Geschlechtskrankheiten einfingen, und als schließlich in Woodstock von verwöhnten Wohlstandskids drei Tage lang Dekadenz, Sittenverfall und Umweltbesudelung als Utopie zelebriert wurden, da hatte ich meine Hanfinitiation bereits hinter mir.

Die geistbewegende Pflanze hatte in mir Zugänge zu verborgenen Seiten meines Wesens und der Schöpfung geöffnet. Dafür bin ich ihr dankbar. Die Dakota-Indianer, die den aus der Alten Welt stammenden Hanf in ihre Kultur integriert haben, nennen ihn eine „Lehrerpflanze“. Auch für mich war sie ein Lehrer.

Der normale Lauf der Dinge ist so: Wenn er genug gelernt hat, dann verlässt der Schüler seinen Guru und zieht weiter. Es ist wie im buddhistischen Gleichnis, in dem die Lehre Buddhas mit einem Boot verglichen wird. Ein Boot ist dazu geeignet, einen Menschen über den Strom zu tragen. Ohne Boot kommt er nicht hinüber. Aber wenn er auf der anderen Seite angekommen ist, warum soll er das Boot weiter übers Land schleppen? Er lässt es zurück. Jeden Lehrer, auch die menschlichen, sollte man auf seinem Seelenweg zurücklassen.

Die Mexikaner haben den Rauchhanf nach Maria und Johannes *(Maria y Juan)* benannt, weil diese beiden Heiligen Zeugen des höchsten göttlichen Mysteriums sind. In den Augen der einfachen Mexikaner ist der Hanf eine heilige Pflanze, die es den Menschen ermöglicht, in die heiligen Mysterien zu schauen. Das ist aber nur jemandem möglich, der an sich schon eine reine Seele hat. Wenn diese Pflanze nicht heilig gehalten wird, dann wird sie das Schicksal anderer heiliger Pflanzen erleiden, wie etwa der Tabak, der Kaffee oder der Wein.

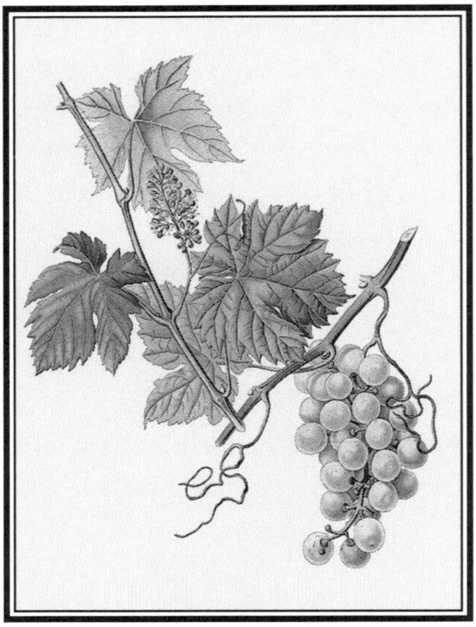

Wein *(Vitis vinifera)* ist die Pflanze des Rauschgottes Dionysos

Der Tabak *(Nicotiana tabacum)* wird von den Indianern bei allen religiösen Zeremonien und Heilritualen eingesetzt, wobei der giftige, stark süchtig machende Rauch nie inhaliert wird. Einige Schamanen benutzen Tabaksaft oder Schnupfpulver, um sich in die jenseitige Welt zu katapultieren und mit den Geistern in Verbindung zu treten. In der modernen westlichen Welt wird Tabak jedoch meist lustlos und jenseits aller rituellen Bräuche konsumiert, wobei es sich oft weniger um Genussbefriedigung handelt als um eine physische Sucht, die zu gravierenden Gesundheitsschäden führt, zum Beispiel Angina pectoris, Gefäßverengungen und Lungenkrebs. Wenn heutzutage eine Pflanze gesetzlich verboten werden sollte, dann der Tabak! Auch der Kaffee war einst eine geistbewegende, sakrale Droge, die es vermochte, Sufis und Derwische in die göttliche Ekstase zu treiben. Diese Kaffeeekstase ist noch in den Kantaten Bachs zu spüren. In seiner Kaffeekantate heißt es vom braunen – ebenfalls süchtig machenden – Trank:

Ei, wie schmeckt der Coffee süße,
lieblicher als tausend Küsse,
milder als Muskatellerwein.

Der Wein *(Vitis vinifera)*, das „Blut der Erde", war Teil der wilden orgiastischen Fruchtbarkeitsfeste des alten Orients. Mit dem Gott Dionysos zog die Rebe nach Griechenland, wo zum Entsetzen der Hüter der Moral trunkene Frauen dem Weingott mit ekstatischen Tänzen und Gesängen huldigten. Inzwischen ist der Wein das zahme Getränk einer alternden sklerotischen Gesellschaft geworden; außer einem Schwips, Kopfweh und einer Leberschwellung ist ihm kaum mehr ein göttlicher Flug zu entlocken.

Jahre später, in Genf, pflanzten wir Gärtner mehrere Hanfstauden im zwei Hektar großen biodynamischen Gemüsegarten an. Wir pflanzten sie wegen der positiven „kosmischen" Ausstrahlung, die sie auf die schweren, „erdigen" Kartoffeln, Roten Bete und Kohlgewächse haben würden, an. Im Hanf wirken die lichthaften „obersonnigen" Planeten, in den aufgequollenen Gemüsen dagegen die „untersonnigen".[2] Als Pflanzengemeinschaft ergänzen sie einander und mindern Fressschäden durch Insekten (Storl 2001: 60). Wir wussten, dass der Anbau der Pflanze illegal war, aber wir wollten damit ja nicht unser Bewusstsein verändern. Als Schüler Rudolf Steiners wollten wir uns den Weg in die geistige Welt durch die Kraft des wachen, voll bewussten „Ich" bahnen und nicht durch Manipulation oder durch die Einnahme einer Droge. Durch Drogenkonsum lockert sich zwar der Ätherleib und es öffnet sich die Seele, aber wenn diese nicht geläutert und zentriert ist, verwirren die Wünsche, Begierden, Hoffnungen, Willensstrebungen, Meinungen und Vorstellungen die geistige Schau. Die Vision ist dann nur noch eine Art Spiegelkabinett (Pelikan III 1975: 193). Wir ließen also die Hanfpflanzen einfach wachsen und rührten sie nicht an.

Eines Tages besuchte der alte weise Arthur Hermes unseren Garten. Er war schon weit über 90 Jahre alt und konnte nicht mehr so gut sehen. Nach einigen Schritten hielt er inne. Er deutete in Richtung der hohen Hanfstaude und fragte: „Sag, was ist das für eine Pflanze, die mit einem so wunderbaren Saturnaroma duftet?"

Als ich ihm antwortete, dass es Hanf sei, kommentierte er: „Eine wunderbare kosmische Pflanze! Reiner Saturn! Hohe Schwingung!"

Moksha-Kraut

In Indien, einer uralten Hochkultur, ist Hanf schon seit Jahrtausenden als Teil des religiösen und sozialen Lebens integriert. Traditionell wird er nicht einfach als Genussdroge konsumiert. Für das einfache Volk spielt *Bhang* – die mit Jogurt und Pfeffer verriebenen und zu Kugeln verrollten Blätter und Blüten – bei jedem „Übergangsritual", bei Hochzeiten und Bestattungen, eine zeremonielle Rolle. Er erlaubt den Beteiligten während dieser Gelegenheit dem Geistig-Göttlichen näher zu treten. Wandermönche und Bettelheilige dagegen rauchen das getrocknete Hanfkraut *(Ganja)* jeden Tag zur Stärkung ihrer Meditation und Gottesschau. Sie sagen, es fördert die Erlösung *(Moksha)* von weltlichen, materiellen Bindungen. Auch Menschen im Ruhestand, deren Kinder die Familiengeschäfte übernommen haben, rauchen Ganja, um sich geistig auf die jenseitige Welt vorzubereiten. Es ist die Pflanze des Loslösens, des Vergeistigens, der Entsagung. Folglich ist es verpönt, wenn Jugendliche zu der heiligen Pflanze greifen, denn sie sollen ja in den sozioökonomischen Prozess, in die Familiengründung und in den Beruf, einsteigen und nicht aussteigen. Der Sinn des Lebens besteht eben nicht nur in der Suche nach Erlösung, sondern auch in *Dharma,* der Erfüllung der Pflichten gegenüber Familie und Kaste, in *Artha,* dem Erwerb und der Mehrung weltlicher Reichtümer, und in *Kama,* dem Genuss jener sinnlichen Freuden, aus denen die nächste Generation hervorgeht (Storl 2003: 15).

Auch bei uns sind Eltern berechtigterweise beunruhigt, wenn ihre Kinder psychoaktive Substanzen gebrauchen. Das verstehe ich gut, da ich selbst Kinder habe. Es ist schwer, zuzusehen, wenn sich Teenager „zombiehaft zudröhnen".

Warum aber kiffen immer mehr Jugendliche? Selten sieht man junge Leute richtig lachen oder fröhliche Lieder singen. Wie sollte es auch anders sein? Jahrelang sitzen sie in der Schule, abgeschnitten von der Natur, lernen kritisch zu sein, und niemand kann ihnen sagen, warum sie eigentlich hier sind. Irgendwie ergeben Markenkleidung, Single-Charts und Videospiele wenig Lebenssinn. Mit Cannabis kann man sich aus der Misere weg*beamen,* kann sich ausklinken, sich Freiräume schaffen. Roger Liggenstorfer, der Verleger des Nachtschattenverlags, vermutet, dass vor allem die gelangweilten, verhätschelten Wohlstandskinder, denen echte Lebenserfahrung und Abenteuer abgehen, eine Neigung entwickeln, auf Trips zu gehen, und wenn es nicht mit Cannabis ist, dann mit Alko-Pops (Alkohol). Ich glaube, wenn die Ganztagsschule kommt, wird der Drang, sich auszuklinken, noch größer werden.

Eine richtige Initiation, wie in den Stammesgesellschaften, die den gesellschaftlich sanktionierten Übergang vom Kind zum Erwachsenen markiert, fehlt heutzutage. Militärdienst oder Studium, die einst in unserer Gesellschaft Erwachsenenstatus festigten, haben kaum mehr initiatorische Wirkung. Viele Jugendliche versuchen so etwas wie eine Selbstinitiation mit Hilfe von Psychedelika, Extremsport oder auch mit Reisen in ferne exotische Länder oder einer Pilgerwanderung auf dem Jakobsweg (Siry 2005).

Weil die Frucht des Baumes im Garten Eden verboten war, übte sie auf Adam und Eva eine Faszination aus, der sie nicht widerstehen konnten. Ähnlich anziehend wirken verbotene Substanzen auf Heranwachsende. Fällt die Illegalität weg, dann entfällt auch der Anreiz. In den Niederlanden, wo Cannabis immer mehr als bürgerliche Genussdroge akzeptiert wird, ist der Konsum unter Jugendlichen sogar rückläufig. Die jungen Holländer gebrauchen, im Vergleich zu Jugendlichen in den USA, weniger illegale Drogen und neigen weniger dazu, Kokain und andere harte Drogen zu probieren (Zimmer et al 2004: 71).

Nebenbei bemerkt: Es ist vollkommen unverantwortlich von Medien und Behörden, Cannabis in einem Atemzug mit wirklich gefährlichen, süchtig machenden Substanzen wie Heroin, Morphin oder Kokain zu nennen. Ein Jugendlicher, der – vielleicht unter dem Druck gleichaltriger Gefährten – eine „Tüte“ mitraucht, könnte sich nach dem Konsum sagen: „Cannabis ist ja gar nicht so schlimm, wie die Erzieher behaupten! Da werden die anderen Substanzen wohl auch nicht so schlimm sein!“

Eine Konsequenz des Hanfverbots ist weiterhin, dass die Pflanze vielerorts versteckt, im Keller oder auf dem Dachboden, mit Grow-Lights (künstlicher Beleuchtung) und Nährlösung angebaut wird. Das Saatgut ist oft genmanipuliert oder entstammt hochgezüchteten Sorten, wie zum Beispiel Skunk, dessen THC-Gehalt oft das Zehnfache einer normal gewachsenen Hanfpflanze betragen kann. Die Wirkung ist dementsprechend heftig. Pflanzen, die auf diese Weise herangezogen wurden, abgeschnitten von der natürlichen Umwelt, wirken – wie mir Kenner versicherten – in genau entsprechender Weise. Der Raucher fühlt sich wie in einem Kasten eingesperrt, abgeschnitten von Erde und Himmel. Die meisten Konsumenten holen sich den Stoff jedoch vom illegalen Markt. Eine gewaltige, gut organisierte, auf Riesenprofite ausgerichtete und hochkriminelle Drogenmafia steht dahinter. Ihre Profite hängen davon ab, dass der Hanf weiterhin illegal bleibt. Politiker, die sich für Verbote stark machen, könnten in den Verdacht geraten, von der Mafia bestochen zu sein. Beim Hasch, etwa von der Sorte „Colon", die im After eines Kleinhändlers aus Marokko oder anderswo eingeschmuggelt wird, bleibt unter diesen Umständen weder von der Heiligkeit der Pflanze noch von ihrem Heilpotenzial viel übrig.

Vermutlich sind nicht nur die Drogenmafia, sondern auch Pharmakonzerne am Fortbestand des Verbots interessiert. Die Legalisierung würde den lukrativen Markt mit synthetischen Cannabissubstituten gefährden. Man befürchtet, das Heilpotenzial dieser Pflanze, ebenso wie das anderer Heilkräuter, könnte den Milliardenumsatz schmälern. Vermutlich sind auch die Konzerne, die leber- und hirnschädigende Alkoholika vermarkten, einer Legalisierung feindlich gesinnt.

Berechtigte Sorge

Viele Eltern sind beunruhigt, wenn die Sprösslinge sich mit Cannabis berauschen, da sie glauben, es zerstöre Hirnzellen, schädige das Gedächtnis und Denkvermögen, beeinträchtige die Entwicklung der Sexualhormone, schade dem Immunsystem und der Lunge und sei eine wesentliche Ursache für Unfälle im Straßenverkehr. Dass es sich dabei jedoch um Mythen handelt, dass dies zum größten Teil so nicht richtig ist, haben neueste wissenschaftliche Forschungen gezeigt. Ein notwendiges Buch zur Aufklärung über Cannabis, zusammengestellt von renommierten amerikanischen Professoren, ist im Nachtschattenverlag (Solothurn, Schweiz) unter dem Titel „Cannabis Mythen – Cannabis Fakten" erschienen. Es enthält Information für Eltern, Beratungslehrer, Polizeibeamte, Drogenberater und Politiker. Ich schließe mich der Schlussfolgerung der Autoren an, dass psychoaktive Substanzen in die Hände von Erwachsenen gehören und nicht in die von Kindern, dass aber Lügen und Übertreibungen hinsichtlich der Gefahren von Cannabis nicht geeignet sind, Jugendliche davon fern zu halten, sondern eher einen gegenteiligen Effekt bewirken (Zimmer et al 2004: 24).

---

1 Eine Pflanze ist zweihäusig (diözisch), wenn sie innerhalb der Art zwei unterschiedliche Pflanzen ausbildet: eine männliche mit Staubblättern und eine weibliche mit Fruchtblättern.
2 Die Chinesen würden sagen, Hanf ist stark *Yang*, die fetten Gewächse sind dagegen *Yin*.

Pflanzenverbündete aus aller Welt

Das Pflanzenreich rast einmal wieder in meinem Gemüthe.

Goethe, aus einem Brief an Charlotte von Stein

Als ich in Wyoming am Fuße der Big Horns lebte, meldete sich eines Tages der alte Medizinmann Bill Tallbull bei mir. Er habe gehört, ich kenne mich mit all den Wildpflanzen aus, die mit den weißen Siedlern ins Land gekommen seien. Es bedürfe viel Meditation und Fasten, um sich mit den Geistern dieser vielen Pflanzen in Verbindung zu setzen, daher wolle er zuerst jemanden fragen, der anscheinend etwas über sie wisse. Wir rauchten Tabak zusammen, aßen gebratene Elchsteaks und merkten, dass wir einander gut leiden konnten. In den nächsten anderthalb Jahren verbrachten wir viele Tage damit, die Sagebrush-Steppe und die bewaldeten Täler der Big Horn Mountains zu bewandern und uns ganz auf unsere „grünen Verwandten“ einzulassen.

Tatsächlich haben sich vor gut hundert Jahren immer mehr europäische Wildpflanzen als „Fußstapfen des weißen Mannes“ angesiedelt. Wir fanden massenhaft Windenknöterich *(Polygonum convolvulus)*, Ampfer *(Rumex crispus)*, Melde *(Chenopodium album)*, Hartheu *(Hypericum perforatum)*, die Wilde Möhre *(Daucus carota)*, den Wiesen-Bärenklau *(Heraculeum sphondylium)*, den Schwarzen Nachtschatten *(Solanum nigrum)*, Leindotter *(Camelina)*, Hirtentäschel *(Capsella bursa-pastoris)*, Färberwaid *(Isatis tinctoria)*, Jakobskraut *(Senecio jacobaea)*, Wildkresse und eine Menge anderer Kreuzblütler. In den Gärten und auf den bewässerten Feldern gab es Burzelkraut *(Portulaca oleraceae)*, Vogelmiere *(Stellaria media)*, die Weg-Malve *(Malva neglecta)* und dazu noch etliche Einwanderer aus

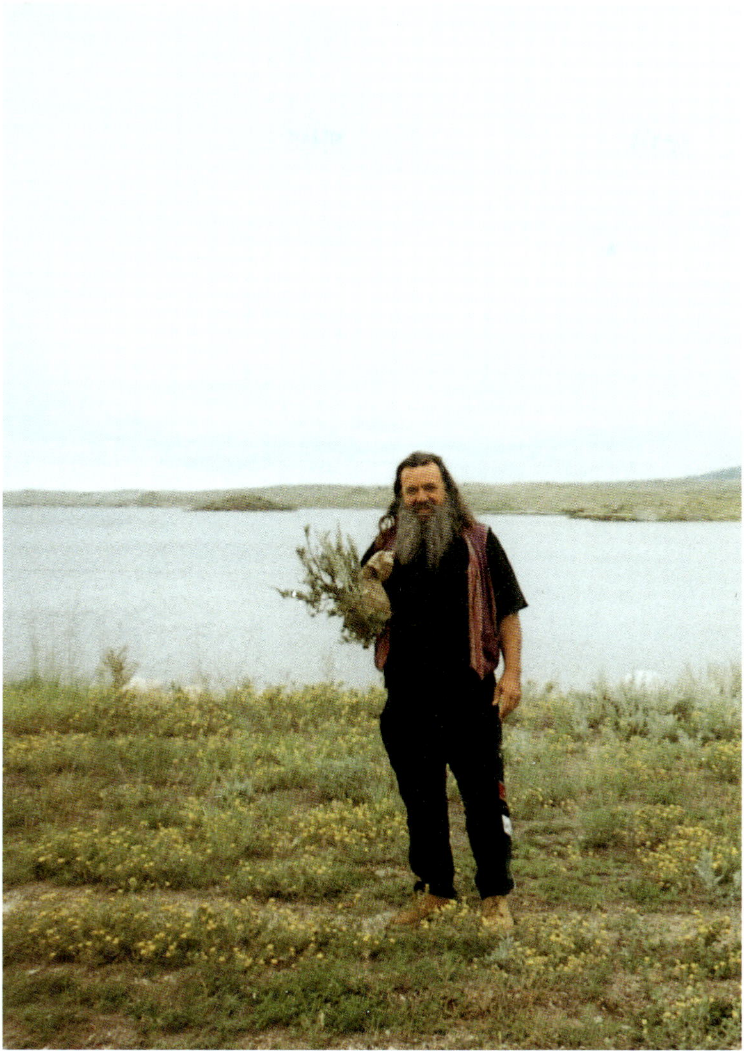

Beim Kräutersammeln am heiligen See
der Cheyenne (Wyoming)

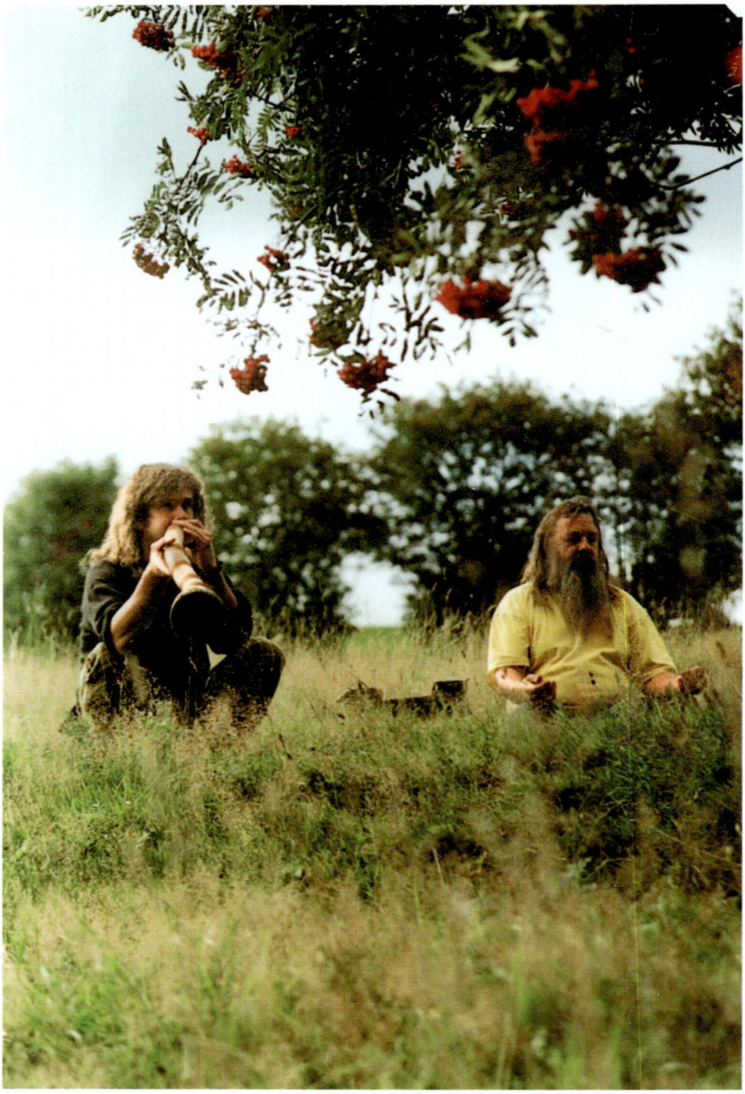

Bei einem Pflanzenpuja mit Hky Eichhorn unter einem Vogelbeerbaum im Schwarzwald

Südeuropa und Asien, wie den Burzeldorn *(Tribulus terrestris)* oder das Samtblatt *(Abutilon theophrasti)*. Von einigen dieser Kräuter wusste ich gerade einmal den Namen (und das nicht immer). Andere dagegen waren alte europäische Heilkräuter, regelrechte „Stars" der Volksheilkunde. Froh war ich, dass ich Bill Tallbull einige praktische Hinweise geben konnte, beispielsweise dass die eingebürgerte Wegwarte und die Klette ausgezeichnete Lebertonika und Bittermittel sind, dass der Löwenzahn und die Quecke harntreibend, der Breitwegerich und die Schafgarbe wundheilend und blutstillend wirken. Vor dem hochgiftigen Gefleckten Schierling *(Conium maculatum)*, der ebenfalls seinen Weg von Europa nach Amerika gefunden hat, brauchte ich ihn gar nicht erst zu warnen. Er wollte absolut nichts mit der Pflanze zu tun haben, denn es stecke ein unfreundlicher Geist in ihr, der einen seiner Stammesbrüder gelähmt und fast getötet habe.

Der alte Medizinmann zeigte mir seinerseits viele Pflanzen, die in Wyoming und Montana heimisch sind, und erklärte mir ihren Nutzen. Darunter befanden sich etliche, die sich ihrerseits seit ein paar Jahrhunderten in Europa als „Unkräuter" ausbreiten und von denen die europäische Kräuterheilkunde kaum etwas weiß. Da ist etwa der Korbblütler, den wir Kanadisches Berufkraut *(Conyza canadensis, Erigeron canadensis)* nennen und den die Indianer bei Beschwerden der Harnwege verwenden, sowie das vor allem im östlichen Mitteleuropa eingebürgerte Dreilappige Traubenkraut *(Ambrosia trifida)*, das Bill Tallbull die „schwarze Medizin" nannte. Aus den Blättern und Stängeln dieser Pflanze brauen die Cheyenne einen adstringierenden, blutstillenden Tee gegen Durchfall, Darmkrämpfe, Nasenbluten und zum Gurgeln bei Mundgeschwüren. Die Wurzeln werden bei nächtlichen Angstzuständen gekaut. Wir fanden amerikanische Goldrutenarten (*Solidago* sp.) und das Wiesen-Fuchsschwanzgras *(Alopecurus pratensis)*, die als Ruderalpflanzen auch bei uns wachsen. Auch die Strahlenlose Kamille *(Matricaria discoidia)* wuchs auf den festgetrampelten Wegen. Diese „winzigen, kaum zu sehenden Büffelkälbchen" sind ein Lieblingsparfüm der Indianer. Dass die Kamillenart auch eine wichtige Frauenpflanze ist, sagte er mir nicht, denn Frauenangelegenheiten sind bei den Cheyenne für die Männer tabu.

Es war aber nicht nur das Wissen um die heilkundige Anwendung, die mich bei den Indianern beeindruckte, sondern auch die Art, wie sie mit den Pflanzen umgehen. Der alte Medizinmann sprach mit den Pflanzen. Sie waren für ihn das in viele Stämme aufgeteilte „grüne Volk". Er sprach mit ihren Häuptlingen, brachte ihnen Geschenke und bat sie um ihre heilende Kraft. Der Zugang zu der Dimension, in der sich der „Geist" *(Maiyun)* der Pflanze offenbart, wurde schrittweise durch ein Ritual geöffnet. Dies Ritual bildet eine Brücke von der Menschenseele zur Pflanzenseele.[1]

Ich fragte den Medizinmann, ob auch die fremden, aus Europa eingewanderten Gewächse eines derartigen Rituals würdig seien. Er schaute mich eher erstaunt an. „Selbstverständlich", klärte er mich auf, „diese Kräuter sind Kinder der Mutter Erde und sie haben hier, in diesem Erdboden, ihr Lager aufgeschlagen."

Wie grundlegend anders war doch diese Einstellung als alles, was ich bisher gewohnt war! Die Farmer und Rancher, auch meine Schwiegermutter, waren damals gerade sehr aufgebracht wegen einer Flockenblumenart, dem verhassten *Russian knapweed (Centaurea repens)*, das im Begriff war, sämtliche bewässerten und unbewässerten Nutzflächen Wyomings zu erobern. Wenn man ihnen zuhörte, konnte man meinen, das „Unkraut" sei die Vorhut einer russischen Invasion. Tatsächlich war die Pflanze mit verunreinigter Luzernesaat aus Südrussland eingeschleppt worden.

Im ländlichen Ohio, wo ich meine Kindheit verbracht hatte, galten *Weeds* (Unkräuter) als Feinde, die es – ähnlich wie Viren, Bakterien, Krebs und die Feinde der Demokratie – mit Stumpf und Stiel auszurotten galt, frei nach dem Motto: *„Kill it, before it multiplies."* In einem Lehrbuch, das wir am College of Agriculture (Ohio State University) benutzten, wurden Acker- und Wiesenunkräuter, die dem Profit im Weg standen und mit kostenaufwändigem Herbizideinsatz bekämpft werden mussten, mit einem Bonaparte oder Hitler verglichen (Spencer 1968). Die aus Europa eingeschleppte und verwilderte Pastinake wurde in diesem Buch als *wild and dangerous* („wild und gefährlich") beschrieben; die europäische Ackerwinde als „kleines kriechendes Flittchen, das alles verdirbt", die Schafgarbe als *worthless* („vollkommen nutzlos") und der Ackersenf als *Kraut weed*, dem man nur mit Schwefelsäure und Feuer zu Leibe rücken könne. Von dem ebenfalls aus der Alten Welt eingebürgerten Sauerampfer hieß es: „Der Sauerampfer ist ein Kommunist. Er hisst seine rote Fahne, wo immer er eindringt, und er dringt überall dort ein, wo die demokratischen Gräser mit widrigen Umständen zu kämpfen haben. Obwohl er klein ist, kriechen seine schlangenartigen Wurzeln zwischen den Graswurzeln hindurch und lassen hier und da neue ‚Rote' zwischen den Gräsern entstehen ... Der Sauerampfer versamt sich wie ein Wirbelwind. Er ist wahrlich ein Kind des Chaos" (Spencer 1968: 89). Heute würde der Autor ihn wohl als Al-Qaida-Terroristen bezeichnen. Das wichtigste Anliegen des Lehrbuches war die effiziente Eliminierung dieser Invasoren. Das *Eradication Program* (Ausrottungsprogramm) des Landwirtschaftsministeriums versuchte dies mit mehr oder weniger großem Erfolg in die Tat umzusetzen.

Ansturm auf Europa

Auch in Europa machen sich exotische Pflanzen breit, so dass einige Naturpuristen und „Umweltschützer" ganz betroffen von der „MacDonaldisierung" und „Globalisierung" der Natur sprechen. Sie befürchten, dass die überaus vitalen Eindringlinge die angestammte Flora regelrecht verdrängen könnten. Neuerdings bezeichnet man sie als IAS-Pflanzen (Invasive Alien Species).

Gegenwärtig werden besonders die Herkulesstaude, das Drüsige Springkraut, die Goldrute und der Japanische Knöterich als Gefahr ausgemacht. Die Herkulesstaude (Riesenbärenklau, *Heracleum mantegazzianum*), ein Verwandter des einheimischen Wiesen-Bärenklaus, wurde noch vor einigen Jahrzehnten in Parks und Gärten angepflanzt. Der mächtige Doldenblütler aus dem Kaukasus – er wird bis zu fünf Meter hoch, und seine Enddolde hat einen Durchmesser von bis zu 50 cm – rief zuerst Erstaunen und Bewunderung hervor. Imker freuten sich, da sie in der Pflanze eine wertvolle Nektar- und Pollenquelle sahen.[2]

Bald aber wich die Freude dem Schrecken. Der Saft der Pflanze enthält Furanocumarine. Wenn diese organischen Verbindungen die Haut berühren, rufen sie, unter Einfluss des Sonnenlichts, starke Verbrennungen und Verätzungen hervor, als wäre ein heißes Bügeleisen über die Haut gefahren. Manche Gärtner oder auch Kinder, die sich Blasrohre und Fernrohre aus den frischen Stängeln bastelten, tragen noch immer Narben von der Begegnung mit der Pflanze.

Die Herkulesstaude, die um die 6000 Samen pro Pflanze hervorbringt, ist unglaublich vital und anpassungsfähig. Inzwischen wuchert sie auf Bahndämmen, an Uferböschungen, an Straßenrändern und Müllplätzen und lässt sich nicht stoppen. An einem Ort in Jütland etwa, wo sie ein 30 km langes Gelände mit hunderttausenden Exemplaren besetzt hat, versucht man sie seit 1968 mit Sensen und Flammenwerfern zu bekämpfen. Ohne Erfolg! Die Wurzeln treiben immer wieder aus, die Samen bleiben jahrelang keimfähig und die Pflanze wird zunehmend immun gegen Herbizide. Aus Osteuropa wird berichtet, dass die Monsterpflanze inzwischen ganze Dörfer umstellt hat. Die Polen beschimpfen den kaukasischen Eindringling als „Stalins Rache“. In Skandinavien formieren sich „Bürgerwehren“ gegen das Kraut. In Freiburg im Breisgau ruft eine „Bürgerinitiative für Bärenklaubekämpfung“ (BBB) zum Vernichtungsfeldzug gegen die „übermächtige Horrorpflanze“ auf. Die Ökokrieger rücken, gekleidet wie Astronauten auf Marsexpedition, mit Hacke, Sense und Flammenwerfer gegen den Feind vor.

Fast so verstört wie auf den Riesenbärenklau reagieren die Naturpuristen auf das an sich recht hübsche Drüsige Springkraut *(Impatiens glandulifera)*. Dieses einjährige Kraut, ursprünglich in Kaschmir zu Hause, wurde 1830 nach England eingeführt und hat sich anschließend seinen Weg durch das restliche Europa gebahnt. Man befürchtet, dass das Balsaminengewächs, ebenso wie der vitale Japanische Riesenknöterich *(Polygonum confertum, Reynoutria japonica)* und der zum Verwechseln ähnliche Sachalinknöterich *(P. sachalinense, R. sachaliensis)*, im Begriff ist, ganze Flusstäler, Auen und Böschungen zu besiedeln und den schwächeren einheimischen Pflanzen ihr Plätzchen an der Sonne streitig zu machen.

Drüsiges Springkraut
(Impatiens glandulifera)

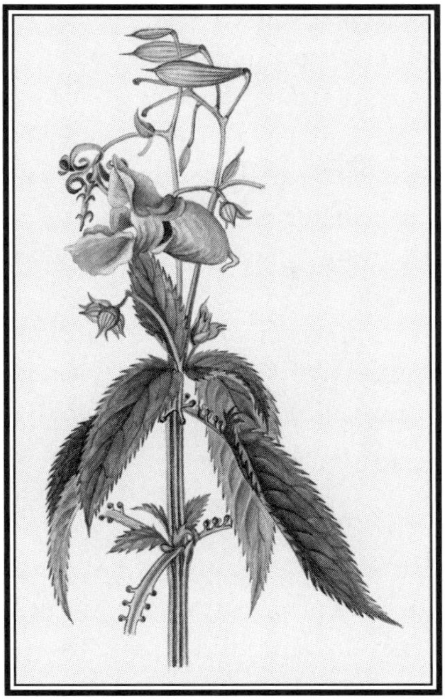

Stimmt es wirklich, dass die neu eingewanderten Pflanzen, die Neophyten, im gnadenlosen Verdrängungskampf die einheimische Flora gefährden? Oder ist es vielmehr so, dass wir uns bedroht fühlen, wenn die Natur im Fluss des lebendigen Wandels unsere eher starren, kategorischen Denkmuster und Ordnungsschemata, die wir ihr aufzwingen wollen, über den Haufen wirft? Pflanzen und auch Tiere, die sich über unsere ordnenden Eingriffe hinwegsetzen, sind dann „böse" und müssen bekämpft werden. Ein klassischer Fall der Projektion! So wird jener unbewusste psychologische Mechanismus bezeichnet, durch welchen die Menschen ihre inneren Ängste und Verunsicherungen auf andere Wesen übertragen, um sie dort, sozusagen stellvertretend, bekämpfen oder unterdrücken zu können. Ziel solcher Übertragungen sind oft wehrlose und schwache Wesen, etwa soziale Unterschichten, Außenseiter, Minderheiten, Tiere – und immer wieder die stille, duldsame Vegetation. Ein Blick in die Geschichte der Ethnobotanik zeigt, dass die Pflanzen immer wieder als Projektionsfläche dienten.

Projektion war es – damals, als die Pest und dann im 16. Jahrhundert die Syphilisepidemie wütete –, die aus kräuterkundigen Frauen „Hexen" und aus geistbewegenden Pflanzen „Hexen- und Teufelskräuter" machte. Den Zigeunern, die um diese Zeit in Europa auftauchten, wurde mitunter zur Last gelegt, nicht nur Seuchen eingeschleppt, sondern auch den giftigen Stechapfel *(Datura stramonium)* und etliche andere lästige Unkräuter mitgebracht zu haben.

Gegen Ende des 17. Jahrhunderts tauchte auf den Feldern und Äckern Nordeuropas massenweise die Saat-Wucherblume *(Chrysanthemum segetum)* auf. „Das böse Kraut", „Teufelsblume" und „Wucherblume" nannten die Bauern sie und schimpften über die Nachbarvölker, von denen sie ursprünglich gekommen sein sollte: die Schweden über die Dänen, die Dänen über die Holsteiner, diese wiederum über die Brandenburger. Aus Jütland berichtet ein Hans Mossin (1773): „Es gibt kein Unkraut, das sich nicht durch ein Mittel vertreiben lässt – ausgenommen eine Art, die Brandenborger genannt wird ... die Bauern nennen sie böse Kräuter, ein Name, den sie so recht verdienen. Der Bauer schließt deshalb dieses Kraut unter den Bösen ein, dass er Gott bittet, ihn davon zu befreien, sooft er sein Vaterunser liest" (Bøndegaard 1985: 11). Einzige Bezeichnungen für die Saat-Wucherblume, wie „Batzenkraut", „Hellerblume" oder „Twölfgrotenblome" (Zwölfgroschenblume), beziehen sich auf die Buß-

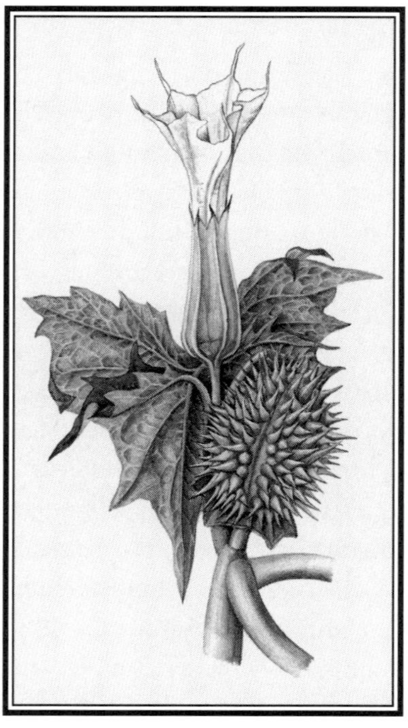

Stechapfel
(Datura stramonium)

gelder, die den Bauern auferlegt wurden, wenn nach der amtlichen Besichtigung auf ihren Äckern eine dieser Blumen gefunden wurde. Tatsächlich war die Pflanze eine Plage. Aber ihre Ausbreitung wurde durch die neuen landwirtschaftlichen Methoden gefördert, die nach dem Dreißigjährigen Krieg aufkamen und das Ende der mittelalterlichen Dreifelderwirtschaft und Allmende bedeuteten. Die mit ländlichem Strukturwandel verbundenen Unsicherheiten und vagen Ängste fanden in einer solchen „bösen Pflanze" einen konkreten Fokus. Mitte des 19. Jahrhunderts war die Saat-Wucherblume von den Feldern wieder verschwunden. Heute steht die wunderschöne, goldgelb blühende Chrysanthemenart unter Naturschutz, so selten ist sie geworden.[3]

Zwei weitere Pflanzen, die eine hysterische Reaktion hervorriefen, sind die aus den Anden stammenden Knopfkräuter (*Galinsoga parviflora* und *G. ciliata*). 1785 wurden sie in die botanischen Gärten von Paris und Madrid verpflanzt. Um 1800 kamen sie in den Botanischen Garten Berlin. 1805 flüchteten sie aus diesem, verwilderten und verbreiteten sich in Windseile auf Kartoffel- und Rübenäckern, in Hopfengärten und auf Gemüseland. Jedes Pflänzchen macht um die 100 000 Samen, die so leicht sind, dass Wind und Wasser, sie weitertragen. Schon nach sechs Wochen liefert die nächste Generation erneut Samen. Not und Kriegsschrecken wurden mit den neuen Unkräutern assoziiert, denn zu dieser Zeit stürmten Napoleons Armeen durch Europa. Da man mutmaßte, die Pflanze sei in den Futtersäcken seiner Kavallerie eingeschleppt worden, bekam sie den Namen *Franzosenkraut*. Lästige Unkräuter werden gern den Nachbarvölkern in die Schuhe geschoben. Die Russen nannten es „polnisches Unkraut" *(Polska Xopta)*, die Rumänen „italienisches Unkraut". Auch als „Zigeunerkraut" wurde das Pflänzchen beschimpft. Der alte Gärtnermeister Stauffer, der sonst einen gewaltlosen Gandhi abgab, spuckte Gift und Galle, sobald er ein Franzosenkraut in seinem (biologisch-dynamischen) Gemüsegarten entdeckte. Er zog sogleich mit einem Flammenwerfer los, um eine Invasion seiner Ackerkrume zu verhindern. Inzwischen, im Zeitalter der europäischen Verständigung, scheint sich niemand mehr so sehr über die Pflanze aufzuregen.

Das Wandern ist der Flora Lust

Die Natur ist kein Museum, wo alles stationär und rigide seinen zugewiesenen Platz hat. Das Ökosystem ist lebendig und im ständigen Wandel begriffen. Pflanzen sind schon immer gewandert. Zum Glück! Als die Eiszeitgletscher kamen, wichen die Pflanzen nach Süden aus. Aber in Europa stellten sich ihnen mit den in Ost-West-Richtung verlaufenden Gebirgsketten und dem Mittelmeer große Hindernisse in den Fluchtweg. Viele Arten konnten diese Hürden nicht überwinden. Über hundert Gattungen starben aus. In Nordamerika, wo es keine solchen Barrieren gab, haben diese Arten überlebt, darunter etwa Hexenhasel *(Hamamelis)*, Hickorynuss *(Carya)*, Amberbaum *(Liquidambar)*, Tulpenbaum *(Liridendron)*, Trompetenbaum *(Catalpa)*, Mahonie, Pfeifenstrauch *(Philadelphus)*, Phlox, Papaya, Mammutbaum und Sumpfzypresse. Viele dieser Pflanzen kommen nun, nach mehreren tausend Jahren, wieder zurück, einige als Park-, Garten- und Zierpflanzen, andere als „Unkräuter". Wenn ich sie sehe, freue ich mich. Sie erinnern mich nicht nur an meine Jugendzeit in den Laubwäldern in Ohio, sondern ich empfinde sie als eine Bereicherung unserer hiesigen verhältnismäßig artenarmen Flora.

Vor 20 000 Jahren begann allmählich der Rückzug der Gletscher (Skandinavien ist erst seit etwa 8500 Jahren eisfrei). Nun besiedelten die Pflanzen allmählich wieder die völlig kahle, entblößte Landschaft. In die baumlosen Tundren Mitteleuropas zogen zuerst Gräser, Seggen und der Beifuß *(Artemisia)* ein. Hier und da – das zeigen Pollenanalysen des Bodens – wuchs Sanddorn-, Zwergbirken- und Strauchweidengestrüpp, dazu gesellten sich Sönnenröschen, Wiesenraute und Meerträubelarten (Fukarek *et al* 1995: 67). Nun konnten auch die großen Tierherden – Rentier, Wisent, Mammut, Wollnashörner, Urrinder und kleine flinke Pferde – und die paläolithischen Großwildjäger die Kaltsteppen besiedeln.

Mit der weiteren Klimaerwärmung um 6000 vor unserer Zeitrechnung zogen auch die Bäume wieder in unsere Breiten, zuerst Birken und Kiefer, dann Hasel, Erle, Eiche, Ulme und Linde, und mit ihnen kamen die Waldtiere: Rehe, Wildschweine, Hirsche und Elche. Wären die steinzeitlichen Großwildjäger Naturpuristen gewesen, dann hätten sie bestimmt die Verdrängung der Steppenflora beklagt und zu einem Abwehrkampf gegen die von Süden her eindringenden Bäume aufgerufen. Aber sie zogen einfach weiter nach Osten oder passten sich an und wurden mesolithische Kleintierjäger, Sammler und Fischer.

Kaum war der dichte europäische Urwald etabliert, wanderten von Vorderasien her die ersten Bauern mit ihren Schafen, Ziegen, Schweinen und Rindern, Getreide und Hülsenfrüchten in das Gebiet ein. Sie besiedelten das Donautal und dessen Nebentäler, und lichteten die Wälder durch Brandrodung, Ringeln von Bäumen und Waldweide. Mit ihnen kamen Acker- und Getreideunkräuter aus Anatolien und dem südöstlichen Mittelmeerraum: Mohnarten, Kornblume, Kornrade, Ackerwinde, Feldrittersporn, Echte Kamille, Ackerhellerkraut und andere. Botaniker bezeichnen diese Fruchtbegleiter als *archäophytische Segetalflora*. Wenn diese Ackerwildkräuter infolge der abnehmenden Bodenfruchtbarkeit überhand nahmen, zogen die Wanderfeldbauern weiter. Wie bei den indianischen und afrikanischen Hackbauern wurden Feldwildpflanzen sicherlich nicht als Unkraut gesehen, sondern als heilige, heilende Pflanzen, die der Göttin, der Mutter Erde, oder ihrem sterbenden und wiederauferstehenden Sohn geweiht waren. Mit ihren bunten Blüten wurden Getreidegarben und Götterdarstellungen geschmückt.

Auch andere Wildpflanzen kamen mit den bäuerlichen Siedlern: nährstoffhungrige, stickstoffliebende Gewächse, die die Abfallhaufen, die festgetrampelten, urin- und aschegedüngten Böden rund um das Dorf und entlang der Wegraine besiedelten, die so genannten *archäophytischen Ruderalpflanzen* wie die Eselsdistel, die Große Klette, die Schwarznessel, der Natternkopf, die kleine Brennnessel, das Herzgespann und viele mehr. Die neolithischen Bauern brachten also „ihre Pflanzen“ mit. Abergläubische Bräuche und Folklore, die mit diesen Wildkräutern zu tun haben, und ebenso das heute noch aktuelle volksmedizinische, heilkundliche Wissen gehen kulturgeschichtlich auf diese Siedler zurück.

Gerade diese in der Jungsteinzeit (Neolithikum) eingeschleppten Kräuter gelten bei unseren Naturpuristen als *echte* einheimische, mitteleuropäische Flora. (Diese oft gefährdeten und schutzbedürftigen Gewächse sind jedoch weniger durch die Neophyten bedroht, sondern viel mehr durch die allgemeine Umweltzerstörung, durch Gift und grelle Nachtbeleuchtung, die die notwendigen bestäubenden Insekten dezimieren, sowie durch Überbauung und lebensfeindliche Agrartechnologie.)

Auch wenn es hier und da kleine Rodungen gab, war Mitteleuropa, wie es der römische „Ethnologe" Tacitus beschreibt, noch lange ein „Land, starrend vor Wäldern und entstellt durch Sümpfe". Als dann die Römer nördlich der Alpen siedelten, brachten sie – neben ihrer Hauptdrogenpflanze, der Weinrebe, und Nutzpflanzen wie Obst und Walnüssen, der *Jovis glans,* „Jupiter-Eichel", wie die Römer sie nannten – auch neue Wildkräuter mit: Schöllkraut, Zimbelkraut, Ackerröte *(Sherardia)*, Burzel *(Portulaca)*, Katzenminze *(Nepeta)* und andere.

Die christlichen Missionare mit ihrem im sonnigen Mittelmeerraum geprägten urbanen Weltbild sahen den Wald als gottverlassene Wildnis an. Eine Rodungs- und Urbarmachungsperiode setzte während der Karolingerzeit ein. Die Vegetation veränderte sich entsprechend. Die Mönche hielten sich an ein dualistisches Weltbild, das sie vom Kirchenvater Augustinus, einem ehemaligen Manichäer, geerbt hatten. Dieses Weltbild teilte die Schöpfung in ein Schwarz-Weiß- beziehungsweise Gut-Böse-Schema ein, in welchem die domestizierten Gewächse als „gut", Ackerwildkräuter dagegen als „böse" eingestuft wurden. Satan selbst hatte diese „Unkräuter", wie auch die Giftpflanzen und Hexenkräuter, ausgesät. Etwas von diesem moralisierenden Dualismus haftet meiner Meinung nach noch immer den Naturpuristen an.

Im Mittelalter führten Bevölkerungsdruck, die abnehmende Bodenfruchtbarkeit, die Waldzerstörung durch Überweidung und das Errichten von Glashütten, Bergwerken und Salzpfannen zum Verlust des ökologischen Gleichgewichts; das wiederum verursachte Seuchen und soziale Spannungen. Mit dem kommerziellen Zugang zur Neuen Welt kamen auch neue Pflanzen nach Europa:

Mais, Kartoffeln, Bohnen, Kürbisse, Topinambur, Paprika und Tomate, die die Ernährungslage verbesserten, sowie auch Wildpflanzen, die aus ökologischer Sicht viel zur Wiederherstellung der landschaftlichen Vitalität beitrugen.

Bei einigen dieser so genannten Neophyten kennen wir sogar das genaue Datum ihrer Ankunft: Die Kanadische Goldrute wurde, zusammen mit der Wilden Goldmelisse *(Monarda didyma)*, 1656 als Zierpflanze nach Europa gebracht; die Nachtkerze *(Oenothera biennis)* breitet sich seit 1612 aus, nachdem sie im Botanischen Garten von Padua angepflanzt wurde; der Weiße Fuchsschwanz *(Amaranthus albus)* kam 1880, der Grünährige Fuchschwanz *(A. chlorostachys)* 1903, die Strahlenlose Kamille *(Matricaria discoidea)* 1852. Wenn man das als Gesamtheit betrachtet, hat man den Eindruck, die Pflanzen würden bewusst agieren. Sie spannen Wind und Wasser, Mensch und Tier ein, um sich fortzubewegen und um ihr Areal zu vergrößern. Manchmal – so die Aussage der Schamanen – befreunden sie sich mit Menschen und gehen mit ihnen auf Reisen. Siedler haben immer „ihre" Pflanzen mitgenommen. Das haben die schwarzen Sklaven getan, die in die Neue Welt verschleppt wurden – sie brachten ihre Lieblingspflanzen wie Okra *(Abelmoschus esculentus)*, Jamswurzeln, *Cucumis*-Arten, Augenbohnen *(black eyed peas, Vigna unguiculata)* und viele andere mit (Grimé 1979). Das tun auch die Einwanderer, die heutzutage aus allen Erdteilen nach Europa kommen. Mönche – christliche, taoistische wie auch buddhistische – packten schon immer irgendwelche Samen in ihre Reisetaschen. Viele zum Teil auch bei uns verwilderte mediterrane Kräuter – Gartensalbei, Raute, Glaskraut, Rosmarin, Fenchel, Kerbel, Zitronenmelisse, Muskatellersalbei und andere – wurden von Mönchen in unsere geographischen Breiten gebracht. Das Gleiche wird von Medizinleuten und Schamanen berichtet, die gern ein Zauber- oder Heilkraut als Geschenk an den Nachbarstamm mitbringen.

So scheint der Kalmus *(Acorus calamus)*, eine aromatische, aphrodisierende, verjüngende, nervenentspannede, stoffwechselregulierende Heilpflanze, schon in der alten Steinzeit von Stamm zu Stamm weitergereicht worden zu sein. Es handelt sich bei dem

Kalmusgewächs um eine südasiatische Sumpfpflanze, die nach der Blüte rote Beeren hervorbringt. Sie wächst aber weit über ihr natürliches Areal hinaus, bis nach Sibirien und Nordamerika. Im kalten Norden kann sie nicht blühen. Ihre dortige Verbreitung verdankt sie den Menschen, die die vitalen Wurzeln weitergetragen haben, aber auch den Nagetieren, den Wühlmäusen und Bisamratten. Höchstwahrscheinlich hatten paläoindianische Medizinleute Wurzelstücke des Kalmus in ihren Medizinbeuteln, als sie vor rund 30 000 Jahren die Landbrücke zwischen Sibirien und Alaska überquerten. Diese Vorfahren der Indianer kamen ja nicht mit leeren Händen in die Neue Welt: Jagdtechniken, Tipis, Schwitzhütten, Märchen, Rituale und Heilpflanzenkenntnisse brachten sie mit. Der Kalmus als Tropengewächs vermehrte sich im Norden nur vegetativ. Erst als er nach einigen tausend Jahren nach Mexiko gelangte, konnte er sich wieder geschlechtlich vermehren und die roten, reifen Früchte hervorbringen. Die Tartaren brachten den Kalmus im Mittelalter nach Polen.

Nach Westeuropa gelangte diese „deutsche Magenwurz" erst im 16. Jahrhundert und wuchert nun, zum Teil recht munter und oft mit Schilf oder Schwertlilie verwechselt, entlang von Teich- und Seeufern. Sie wächst auch bei mir im Teich auf dem Berg. Johann, ein ostfriesischer Heilpflanzenkundiger, hat sie mir geschenkt und auch ich habe sie an Freunde weiterverschenkt. Zum Beispiel an den Freund aus Luzern, der seine Bauchspeicheldrüsenschwäche damit erfolgreich behandelte.

Gaia, die Weisheit der Erde

Die *Gaia-Hypothese* des NASA-Wissenschaftlers James Lovelock bietet eine zeitgemäße Möglichkeit, den Wandel in der Zusammensetzung der regionalen Flora zu verstehen. Anhand von Satellitenfotos erkannte der Forscher, dass sich die Erde, was die atmosphärischen Strömungen betrifft, wie ein selbstregulierender Organismus verhält. Die Hypothese wurde daraufhin erweitert, dahin gehend, dass alles auf dem Planeten miteinander im organischen Zusammenhang steht. Alles hat seinen Platz und seine Funktion im Ökosystem, jede Art auf ihre Weise.

Für die Naturvölker ist das kein neuer Gedanke und schon gar keine Hypothese. Es ist die Mutter Erde, die ganz bewusst für ihre Kinder sorgt. Sie hört auf ihre Kinder. Ein Schamane würde es so erklären: Wenn die Landwirte auf irgendeinem Erdteil jeden Flecken mähen und die Felder mit Giften besprühen, dann haben die Insekten, die Bienen und Schmetterlinge nichts mehr zu fressen. Die Erdmutter vernimmt ihre Traurigkeit und schickt Hilfe. Von einem entfernten Erdteil lässt sie vitale, robuste Blütenpflanzen anreisen. So kam das blühfreudige Drüsige Springkraut aus dem westlichen Himalaja, um die hungrigen Insekten bis in die neblig trüben Novembertage mit seinem reichlich vorhandenen Nektar zu versorgen. Auch die Klage der Mäuse und Kleinvögel hat die Erdmutter vernommen. Sie schickte ihnen den wuchernden Japanischen Riesenknöterich, der ihnen Schutz und Nahrung bietet.

Auch wenn die Menschen krank werden, so dass sie störende Energien und negative Gedanken ausstrahlen, die die natürliche Harmonie stören, dann hält Mutter Gaia einheimische heilende Kräuter bereit oder schickt sie ihnen aus fernen Regionen. Manchmal sogar psychoaktive, die ihnen den Ausbruch aus ihren Zwangsvorstellungen und aus der toten, materialistischen Sichtweise ermöglichen.

Traditionell waren es die Schamanen und weisen Frauen, die die Fähigkeit hatten, sich mithilfe von überlieferten archaischen Ritualen in Trance, Ekstase oder Tiefenmeditation zu versetzen. In diesem Zustand kommunizierten sie mit der „Innenseite" der Erscheinungen, mit den Geistern der Pflanzen und Tiere. Sie konnten die Pflanzen*devas* fragen, was es mit ihrem Erscheinen auf sich hat. Leider haben wir in der westlichen Welt durch einen Vernichtungsfeldzug gegen Hexen und Zauberer (Schamanen) diese Fähigkeiten verloren und sind nun auf eine entseelte, experimentierende Methode der Wissensfindung angewiesen. Also wissen wir wenig über die Neuankömmlinge, wenig über ihr wahres Wesen und ihre heilenden Eigenschaften.[4] Im Gegensatz zu jenen Pflan-

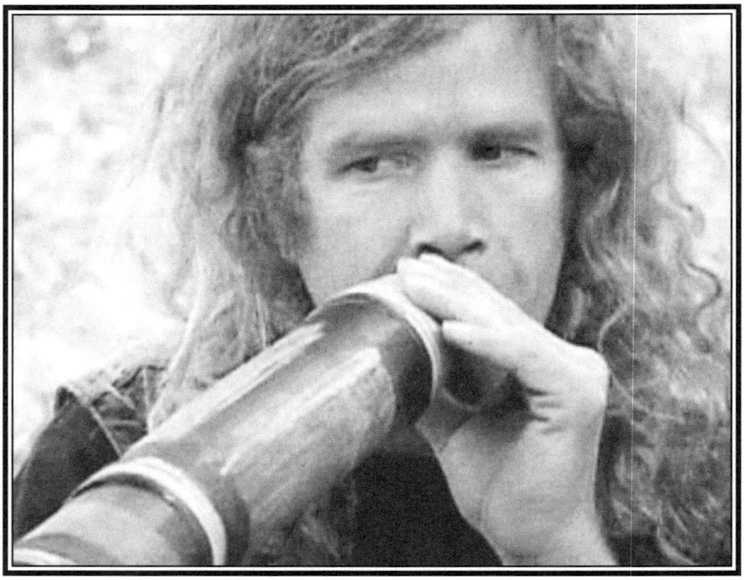

Hky Eichhorn mit einem selbst hergestellten Yedaki

zen, die schon seit dem Ende der Eiszeit oder dem Neolithikum Teil unserer Kultur sind, umranken kein altes Brauchtum, keine Märchen und Sagen, kein ausgeprägtes Heilwissen die Neophyten aus Amerika oder Asien. Das macht es umso leichter für die Naturpuristen, sie als nutzlos oder gefährlich zu brandmarken.

Langsam und unaufhaltsam jedoch werden diese Neophyten Teil unserer Kultur, sogar der gefürchtete Riesenbärenklau. Der visionäre Schweizer Maler Fred Weidmann hat dem bizarren Doldenblütler mit Künstleraugen in die Seele geschaut und dabei wunderbare andersweltliche Traumzeitlandschaften entdeckt. Der Elementarmusiker Hky Eichhorn hat aus den abgestorbenen Stängeln *Yedaki* oder Windhörner (Didgeridoos) hergestellt und dem Instrument Traumzeitstimmen entlockt. Man müsste mehr mit der Pflanze meditieren, um ihre Botschaft zu verstehen. Auch sollte man sich in der Ethnobotanik des Kaukasus umschauen, um zu erfahren, was die Herkulesstaude dort den Pflanzenschamanen einst von ihren Kräften und Geheimnissen offenbarte.

Wissenschaftler an der Universität Oldenburg haben inzwischen entdeckt, dass der Japanische Riesenknöterich, der stark überdüngte Auenlandschaften besiedelt, gift- und schwermetallverseuchte Böden sanieren kann. Die schnell wachsenden Pflanzen nehmen Blei, Cadmium und Zink aus dem Erdreich auf, werden dann abgeerntet und entsorgt. In Japan selbst sind die Frühjahrssprossen des Knöterichs – selbstverständlich von gesunden Böden – als säuerlich schmeckendes Gemüse beliebt. Sie gelten, wie der Spargel bei uns, als besondere Kost, die nur für kurze Zeit im Frühjahr gegessen wird. Unter anderem werden die Triebe durch Bedecken gebleicht und, gesalzen, wie Sauerkraut eingemacht.

Das Drüsige Springkraut war eine der ersten Blütenessenzen, die Dr. Edward Bach entdeckte. Er verschrieb *Impatiens* bei Zuständen der krankhaften Ungeduld (Scheffer/Storl 1999: 80). In Kaschmir werden die großen schwarzen Samen dieser stattlichen Pflanze als „Snack“ gegessen; sie schmecken nach Walnuss. Hautpilz wird mit einem alkoholischen Auszug der Blüten behandelt.

Aus der amerikanischen Nachtkerze, die sich bei uns überall an Bahndämmen und Autobahnen breit macht, züchteten europäische Gärtner vor hundert Jahren ein inzwischen wieder vergessenes köstliches Gemüse: die Schinkenwurzel. Inzwischen gilt das gammalinolensäurehaltige Öl der Samen als medizinisches Wundermittel.

Der amerikanische Fuchsschwanz (*Amaranthus* sp.), eine heilige Pflanze der Azteken, ist inzwischen von Naturköstlern entdeckt worde – die jungen Blätter als Suppengrün, die reifen, nahrhaften Samen als Getreide. Auch das Franzosenkraut, richtig zubereitet, ist ein leckeres Wildgemüse. Knopfkrautauflauf mit Schafskäse ist eine russische Spezialität. Die Pflanze wird von den peruanischen Indianern als Heilmittel eingesetzt.

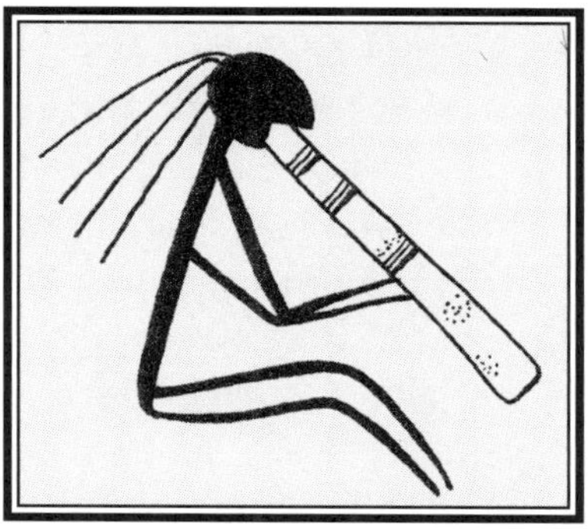

Australische Felszeichnung eines Yedaki (Didgeridoo)

Die Beispiele vom Nutzen und der Heilkraft der zugewanderten Pflanzen könnten beliebig weitergeführt werden. Es sollte aber genügen, zu sagen, dass wir eigentlich dankbar sein sollten für die grünen Freunde, die uns Mutter Gaia zur Gesundung unserer Umwelt und unserer Leiber schickt. Hier ist die Weisheit der Natur am Werk, die unser beschränktes Kopfwissen übersteigt.

Die Nachtkerze

Die Nachtkerze, eine weitere meiner Verbündeten, ist einer der Neuankömmlinge aus der Neuen Welt. Im Gegensatz zu anderen Neophyten hat sie sich schnell einen Platz in der Volkskultur und im Herzen der Europäer erobert. Wie müssen die Gärtner im botanischen Garten von Padua gestaunt haben, als sie zum ersten Mal in der Abenddämmerung ihre leuchtend schwefelgelben Blüten öffnete, wie ein Schmetterling, der seinem Kokon entschlüpft. Jeder Blumengartenbesitzer in der Barockzeit wollte diese „Nachthimmelschlüssel", diese schönen „schlafenden Jungfrauen", diese „Nachtlichter" sein eigen nennen. Hundert Jahre später entdeckten die Bauern, dass die zweijährige Pflanze eine fleischige Pfahlwurzel ausbildet, die sehr gut schmeckt. Zartrosa wie feiner gekochter Schinken ist die Wurzel, so dass man ihr in katholischen Landen gleich einen Schutzpatron verpasste, und zwar den Heiligen Antonius, den Schweinepatron oder „Sautöni", wie er im Allgäu heißt. Nun hieß die Wurzel „Schinkenwurz" (französisch *Jambon de St. Antoine;* niederländisch *Sint Teunis Bloem)*. Das heute fast vergessene Gemüse galt als Delikatesse. Eine Züchtung aus Deutschland gelangte 1863 wieder in das Ursprungsland zurück und machte unter dem Namen „deutsche Rapunzel" *(German Rampion)* als Modegemüse Karriere.

Bei den Indianern war die Nachtkerze auch ein Heilkraut. Die blühenden Sprossspitzen wurden wegen ihrer entzündungshemmenden und krampflösenden Wirkung bei Husten, Bronchialspasmen, Magen- und Darmkrämpfen eingesetzt. Auch die weißen Amerikaner nahmen es in ihre Volksmedizin auf und kochten

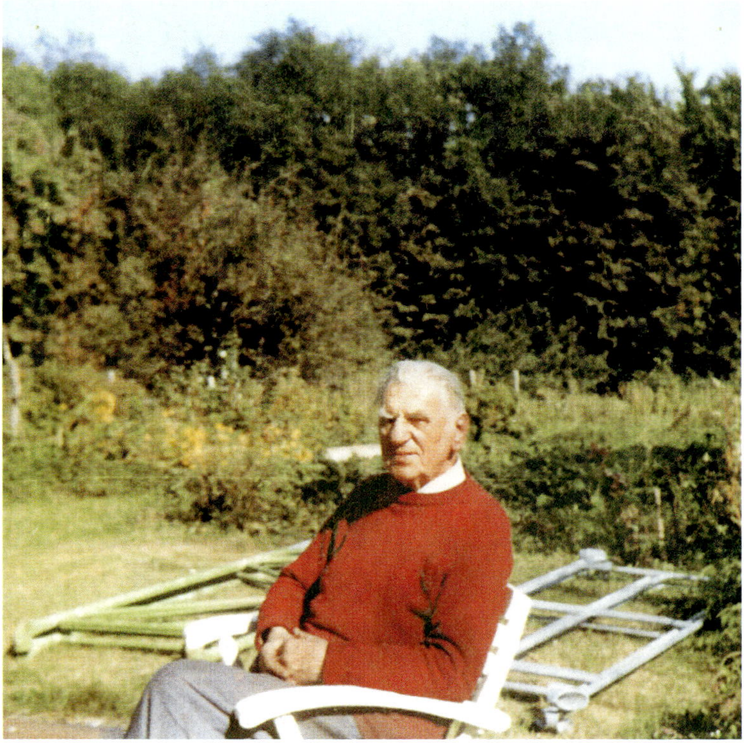

Der Bauernphilosoph Arthur Hermes im hohen Alter von über 90 Jahren

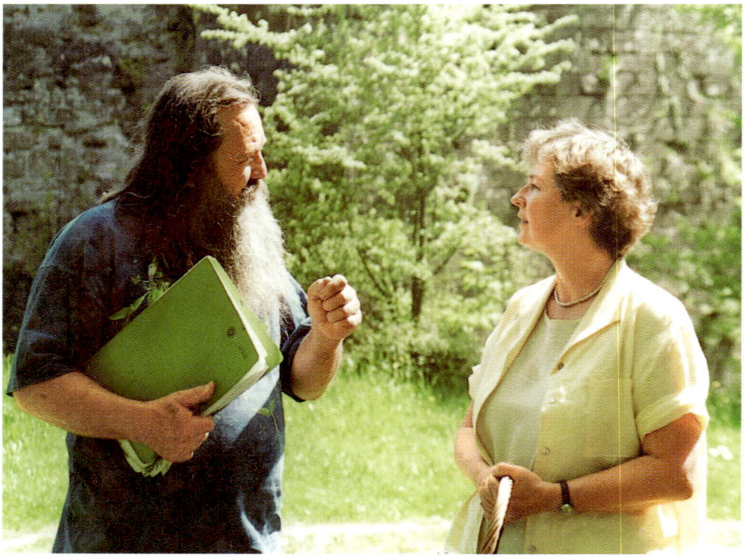

Im Gespräch mit Ursel Bühring, der Begründerin der Freiburger Heilpflanzenschule

Nachtkerze
(Oenothera biennis)

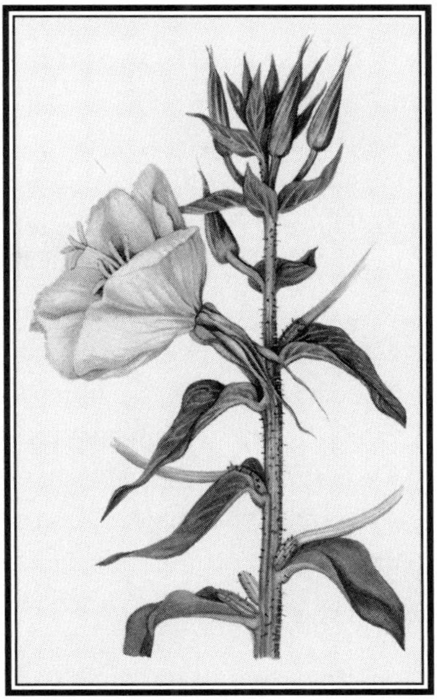

das Kraut mit Honig zu einem Hustenelixier. Die Ojibwa machten aus den Blättern Breiumschläge bei Prellungen und Quetschungen; die Cherokee applizierten die erhitzte Wurzel auf Hämorrhoiden.

In den achtziger Jahren offenbarte die Pflanze eine weitere Seite ihres heilenden Wesens. Mediziner nahmen das Öl ihrer Samen ins Visier. Sie entdeckten, dass das Öl größtenteils aus ungesättigten essenziellen Fettsäuren besteht, davon zehn Prozent Gammalinolensäure (GLS). GLS ist eine Vorstufe des Gewebshormons Prostaglandin, das im Körper vor allem im Sperma und in der Muttermilch vorkommt. Wenn der Körper zu wenig Prostaglandin erzeugt, kann es zu vielfältigen Störungen kommen, wie endogenen Ekzemen, trockenen Augen und brüchigen Nägel oder verstärktem prämenstruellem Syndrom. Besonders bei Kindern, die ihre ersten Lebenstage in Brutkästen verbringen oder die keine Muttermilch bekommen, besteht die Gefahr, dass der Organismus zu wenig Prostaglandin erzeugt. Auch chronischer Alkoholismus, ständiger Junk-Food-Konsum, fortgeschrittenes Alter oder radioaktive Bestrahlung können Prostaglandinmangel zur Folge haben.

Nachtkerze *(Oenothera biennis, O. lamarkia)*

Weiter Benennungen: *Düsterkerze, Nachthimmelschlüssel, Schlafende Mädchen, Faule Mädchen,* bezieht sich auf das Aufblühen nach Sonnenuntergang;
Esswurzel, Schinkenwurz, Spanische Rapunzel, Rapontika, wegen der Verwendung als Gemüse;
Eisenbahnblume, Schweizer Autobahnblume, aufgrund des Standorts.
Familie: Nachtkerzengewächse *(Onagraceae)*, verwandt mit Weidenröschen *(Epilobium)* und Hexenkraut *(Circea)*.
Botanische Merkmale: Die Nachtkerze ist eine zweijährige Ruderalpflanze, die volles Sonnenlicht braucht, um zu gedeihen. Ihre Samen keimen nur im Licht. Sie blüht nach Sonnenuntergang auf, und die nach Vanille duftenden Blüten werden von Nachtfaltern bestäubt. Jede Blüte blüht nur eine einzige Nacht; die Samenkapseln enthalten rund 200 Samen pro Kapsel.
Planetarische Zugehörigkeit: *Jupiter*, wegen der gelben Blüten, den ölhaltigen Samen und der Assoziation mit den Schweinen.
Signatur: Da die Blüten nach einem Tag verwelken, ist es eine Pflanze, die sich für Zustände eignet, bei denen es um Erschöpfung der inneren Ressourcen geht.
Inhaltsstoffe: Phytosterole, Schleime, Gerbstoffe, Linolsäure.
Heilindikationen: *Blätter* und *Sprossspitzen* als *Tee* bei Magen-Darm-Krämpfen und Husten. *Samenöl* bei prämenstruellem Syndrom (PMS), endogenen Ekzemen (allergische Hautausschläge), Alkoholvergiftung (hilft bei der Regeneration der geschädigten Leber), Sjögrens Syndrom, Skleroderma (Austrocknen der Haut), Multipler Sklerose, Polyarthritis. Es sind keine Nebenwirkungen bekannt (Mabey 1993: 89). Die *Blüten,* die man auch essen kann, eignen sich zur Herstellung eines Blütenelixiers (nach der Methode des Dr. Edward Bach).

Die Blütenessenz wird Menschen empfohlen, die sich abgelehnt fühlen oder für unerwünscht halten, etwa Kindern, deren Mütter sie abtreiben wollten.
Zubereitung: Öl einreiben und teelöffelweise einnehmen.
Sammelzeit: Blätter werden im Sommer gesammelt; die ölhaltigen Samen im Spätherbst.

---

[1] Das Ritual wird in meinem Buch „Pflanzendevas" näher beschrieben (AT-Verlag, Aarau, Schweiz 2001).

[2] Der begeisterte Botaniker und Pflanzenforscher Goethe bemühte sich in seinen alten Tagen als einer der Ersten um die Samen dieser Pflanze. Er säte sie in seinem Gartenhaus bei Weimar aus und ist wahrscheinlich mit verantwortlich dafür, dass sie nun im Tal der Ilmenau weite Flächen überwuchert.

[3] Sogar das unschuldige Gänseblümchen geriet im 18. Jahrhundert offiziell unter Acht und Bann. Warum? Weil man glaubte, dass diese Kinderblume zum Abtreiben unerwünschter Leibesfrucht missbraucht wurde (Storl 2004a: 143).

[4] Dass eventuell Homöopathen etwas mehr über die amerikanischen Neophythen wissen, rührt daher, dass in der Mitte des 19. Jahrhunderts die Homöopathie die führende medizinische Richtung in den USA darstellte und die Jünger Hahnemanns viele dieser Pflanzen erprobten und im offiziellen Arzneimittelbuch davon berichteten. Das ist aber Spezialistenwissen und bedeutet noch lange nicht, dass diese Pflanzen in die allgemeine kulturelle Überlieferung integriert worden sind.

Literaturangaben

Abtei Fulda
1972 *Comfrey – was ist das?* Fulda: Abtei Fulda

Bächtold-Stäubli, Hanns und Eduard Hoffmann-Krayer
1987 *Handwörterbuch des deutschen Aberglaubens.* Bd. 1–10. Berlin, New York: Walter de Gruyter

Beckmann, Dieter und Barbara Beckmann
1997 *Das geheime Wissen der Kräuterhexen.* München: DTV

Brøndegaard, V. J.
1985 *Ethnobotanik.* Berlin: Verlag Mensch und Leben

Bourre, Jean-Paul (Hrsg.)
2001 *Indianische Weisheiten.* München: DTV

Bühring, Ursel
2005 *Praxis-Lehrbuch der modernen Pflanzenheilkunde.* Stuttgart: Sonntag

Campbell, Joseph
1987 *The Masks of God: Primitive Mythology.* New York: Arkana

Chevallier, Andrew
1996 *The Encyclopedia of Medical Plants.* London: Dorling Kindersley

Culpeper, Nicolas
1999 *The Complete Herbal.* Delhi, India: Sri Satguru Publications

Davis, Wade
1985 *The Serpent and the Rainbow.* New York: Warner Books

Diallo-Ginstl et al
1997 *Ernährung und Gesundheit*. Stuttgart, Neckarsulm: Hampp Verlag/ Natura Med

Duerr, Hans Peter
1978 *Traumzeit*. Frankfurt am Main: Syndikat

Duke, James A.
1997 *Die grüne Apotheke*. Rotolito, Lombarda: Rodale Gesundheitsbücher

Ercivan, Erdogan
2004 *Gefälschte Wissenschaft*. Rottenburg: Kopp

Fintelmann, Volker und Rudolf Fritz Weiß
2002 *Lehrbuch der Phytotherapie*, Stuttgart: Hippokrates Verlag

Fischer-Rizzi, Susanne
1994 *Himmlische Düfte*. München: Hugendubel

Foth, Wolfgang et al
1995 *Consilium Cepid Praktikum*. Ismaning bei München: PMSI Cepid

Fukarek, Franz et al
1995 *Urania Pflanzenreich – Vegetation*. Leipzig, Jena, Berlin: Urania

Gall, August Freiherr von
1997 *Medizinische Bücher (tici-amatl) der alten Azteken aus der ersten Zeit der Conquista*. Reihe Ethnomedizin und Bewusstseinsforschung. Berlin: VWB – Verlag für Wissenschaft und Bildung

Garrett, J. T.
2003 *The Cherokee Herbal*. Rochester, Vermont: Bear & Co

Gilmore, Mervin R.
1977 *Uses of Plants by the Indians of the Missouri River Region.* Lincoln, Nebraska: University of Nebraska Press

Griggs, Barbara
1997 *Green Pharmacy.* Rochester, Vermont: Healing Arts Press

Grimé, William Ed
1979 *Ethnobotany of the Black Americans.* Algonac, Michigan: Reference Publications

Grinsoon, Lester und James B. Bakalar
1994 *Marihuana, die verbotene Medizin.* Frankfurt am Main: Zweitausendeins

Falkenrath, Monika
2003 *Volkskrankheit Borreliose.* Norderstedt: Books on Demand GmbH

Foster, Steven
1993 *Herbal Renaissance.* Salt Lake City, Utah: Gibbs-Smith

Helfricht, Jürgen
2004 *Die Erfolgsrezepte sächsischer Naturheiler.* Taucha, Sachsen: Tauchaer Verlag

Herer, Jack und Mathias Bröckers
1993 *Die Wiederentdeckung der Nutzpflanze Hanf.* Frankfurt am Main: Zweitausendeins

Höfler, Max
1908 *Volksmedizinische Botanik der Germanen.* Wien: Ludwig. (Reprint 1990, Berlin: Verlag für Wissenschaft und Bildung)
1911 "Volksmedizinische Botanik der Kelten" in *Archiv für Geschichte der Medizin,* Band V/4,5. Reprint: Bad Windsheim: Erwin Bauereiß, Hrsg. Wurzel-Verlag

Kaminski, Patricia und Richard Katz
1996 *Handbuch der kalifornischen und englischen Blütenessenzen.* Aarau: AT-Verlag

Keidel-Joura, Christine
1997 *Vom Charakter der Heilpflanzen.* München: Droemer Knaur

Kölbl, Konrad
1993 *Kölbls Kräuterfibel.* München: Reprint-Verlag Konrad Kölbl

Koschtschejew, A. K.
1990 *Wildwachsende Pflanzen in unserer Ernährung.* Leipzig: VEB Fachbuchhandlung

Künzle, Johann
1945 *Das große Kräuterheilbuch.* Olten: Otto Walter

Mabey, Richard
1993 *Das neue BLV-Buch der Kräuter.* München, Wien, Zürich: BLV

Marzell, Heinrich
2002 *Geschichte und Volkskunde der deutschen Heilpflanzen.* St. Goar: Reichl Verlag

McIntyre, Anne
1998 *Das große Buch der heilenden Pflanzen.* München: Irisana

Mitchell, Stephen (Hrsg.)
2003 *Laotse – Tao Te King.* München: Goldmann-Arkana

Müller-Ebeling, Claudia, Christian Rätsch und Wolf-Dieter Storl
2002 *Hexenmedizin.* Aarau, Schweiz: AT-Verlag

Müller, Irmgard
1993 *Die pflanzlichen Heilmittel bei Hildegard von Bingen.* Freiburg im Breisgau: Herder

Orth, Gerhard
1998 *Unheilbare Krankheiten.* Ritterhude: Waldthausen

Pelikan, Wilhelm
1975 *Heilpflanzenkunde.* (Band 1–3) Dornach, Schweiz: Philosophisch-Anthroposophischer Verlag

Rätsch, Christian
1992 *Hanf als Heilmittel.* Lörrach/Solothurn: Werner Pipers Medienexperimente/Nachtschatten
1995 *Heilkräuter der Antike.* München: Eugen Diederichs
1998 *Enzyklopädie der psychoaktiven Pflanzen.* Aarau, Schweiz: AT-Verlag

Rätsch, Christian und Claudia Müller-Ebeling
2003 *Lexikon der Liebesmittel.* Aarau, Schweiz: AT-Verlag

Reid, Daniel P.
1996 *Chinese Herbal Medicine.* Boston, Massachusetts: Shambhala

Rippe, Olaf
1999 „Mut und Willensstärke durch Kräuter" in *Naturheiltherapie 9/99.* München: Pflaum

Rudgley, Richard
1999 *Lexikon der psychoaktiven Substanzen.* München: Econ et List

Schaldach, Herbert
1980 *Zetkin-Schaldach Wörterbuch der Medizin.* Berlin: VEB Verlag Volk und Gesundheit

Schauenberg, Paul und Ferdinand Paris
1970 *BLV Bestimmungsbuch: Heilpflanzen.* München: BLV

Scheffer, Mechthild und Wolf-Dieter Storl
1995 *Die Seelenpflanzen des Edward Bach.* München: Hugendubel

Schlebusch, Klaus Peter, Hans-Christoph Scheiner und Peter Wendling
1989 *Die Vernichtung der biologischen Medizin.* München: Wilhelm Heyne

Schmidsberger, Peter und Susanna Schmidsberger
1993 *Pflanzen heilen besser als Chemie.* München: Knaur

Schönfelder, Peter und Ingrid Schönfelder
2004 *Das neue Handbuch der Heilpflanzen.* Stuttgart: Franckh-Kosmos

Schrödter, Willy
1981 *Pflanzengeheimnisse.* Kleinjörl bei Flensburg: G. E. Schroeder

Siegmund, Ferdinand
1990 *Omas Lexikon der Kräuter und Heilpflanzen.* Eltville am Rhein: Bechtermünz

Siry, Christian
2005 *Träume und Erwachen,* Burgrain: Koha

Sonn, Annegret und Ursel Bühring
2004 *Heilpflanzen in der Pflege.* Bern: Hans Huber

Spencer, Edwin Rollin
1968 *All about Weeds.* New York: Dover Publications

Steiner, Rudolf
1963 *Geisteswissenschaftliche Grundlagen zum Gedeihen der Landwirtschaft.* Dornach, Schweiz: Rudolf-Steiner-Nachlassverwaltung

Stevenson, Matilda Coxe
1993 *The Zuni Indians and their Uses of Plants.* New York: Dover Publications

Storl, Wolf-Dieter
1996 *Kräuterkunde*. Braunschweig: Aurum
1997 „Ernährung, kulturelle Identität und Bewusstsein" in *Ernährung und Gesundheit* (Erika Diallo-Ginstl, Hrsg.). Stuttgart, Neckarsulm: Hampp Verlag/ Natura Med
2000 „Ein Medizinmann der Cheyenne" in *Wanderer zwischen den Welten* (Christine Gottschalk-Batschkus und Dieter Reichert, Hrsg.). Murau: Reichert Verlag
2001a *Pflanzendevas*. Aarau, Schweiz: AT-Verlag
2001b *Der Kosmos im Garten*. Aarau, Schweiz: AT-Verlag
2002 *Bekannte und vergessene Gemüse*. Aarau, Schweiz: AT-Verlag
2003 *Bom Shiva*. Solothurn: Nachtschatten-Smart Books
2004a *Heilkräuter und Zauberpflanzen zwischen Haustür und Gartentor*. Baden, Schweiz: AT-Verlag
2004b *Naturrituale*. Baden, Schweiz: AT-Verlag
2004 *Götterpflanze Bilsenkraut*. Solothurn: Nachtschattenverlag

Sweet, Muriel
1962 *Common edible and useful Plants of the West*. Healdsburg, California: Naturegraph Company

Treben, Maria
2002 *Gesundheit aus der Apotheke Gottes*. Steyr: Ennsthaler

Valnet, Jean
1992 *Aromatherapie*. München: Heyne

Vries, Herman de
1989 *Natural relations*. Nürnberg: Verlag für moderne Kunst

Weiß, Rudolf Fritz
1991 *Lehrbuch der Phytotherapie*. Stuttgart: Hippokrates Verlag

Welschbillig, Cathy
1979 *Les plantes médicinales utilisées par les Indies de la tribu des Northern Cheyenne*. Strasbourg: Diplôme d'état de docteur en pharmacie. Université Louis Pasteur

Wood, Matthew
1997 *The Book of Herbal Wisdom*. Berkeley, California: North Atlantic Books

Zimmer, Lynn und John P. Morgan und Mathias Bröckers
2004 *Cannabis Mythen – Cannabis Fakten*. Solothurn: Nachtschatten

Zoller, Andrea und Hellmuth Nordwig
1997 *Heilpflanzen der ayurvedischen Medizin*. Heidelberg: Karl F. Haug

Umschlaggestaltung von eStudio Calamar, Pau, unter Verwendung von zwei Farbfotos von H. Reinhard/Reinhard-Tierfoto (Ehrenpreis) und C. Schröder (Porträt).

Mit 69 Abbildungen: M. Bartels, 1893 (S. 144), Hans Sebald Beham, 1530 (S. 131), Anton Bischof, 1920 (S. 168), H. Brunschwig, „Destillierbuch“, 1512 (S. 61), V. Cartari, 1647 (S. 148), Deutscher Kalender, 1514 (S. 41), A Physicall Directory, 1650 (S. 55), Paulus Fürst, 1656 (S. 60), Georg Meder, 1594 (S. 69, 89, 181), M. Golte-Bechtle/Kosmos (S. 16, 16, 39, 53, 66, 85, 108, 132, 150, 190, 213, 214 und 225), National Council: „Handbook for Boys“, Boy Scouts of Amerika, New Brunswick, N.J. 1952 (S. 28), F. Quidemus, 1908 (S. 20), C. Schröder (I alle, XII unten); unbekannte Künstler: W.-D. Storl, „Naturrituale“, AT-Verlag 2005 (S. 48), W.-D. Storl, „Pflanzen der Kelten“, AT-Verlag 2000 (S. 147), W.-D. Storl, „Shiva, der wilde gütige Gott“, KOHA-Verlag 2002, (S. 23), australische Felszeichnung (S. 223), französischer Holzschnitt, 1500 (S. 35), italienischer Holzschnitt, 1465 (S. 152), Holzschnitt, 1489 (S. 54), Medizinrad (S. 46). Die Abbildungen auf den Seiten 82, 95, 184, 195, 197, 222 und alle Fotos auf den Farbtafeln von II bis XVI wurden von Wolf-Dieter Storl zur Verfügung gestellt. Die historischen Holzstiche und Abbildungen auf den Seiten 22, 126, 167 und 202 wurden von Ingrid und Peter Schönfelder zur Verfügung gestellt.Trotz großer Bemühungen konnten einige Rechteinhaber nicht ermittelt werden. Die Rechteinhaber mögen sich bitte ggf. beim Verlag melden.

Bibliografische Information Der Deutschen Bibliothek

Die Deutsche Bibliothek verzeichnet diese Publikation in der Deutschen Nationalbibliografie; detaillierte bibliografische Daten sind im Internet über http://dnb.ddb.de abrufbar.

Gedruckt auf chlorfrei gebleichtem Papier

ISBN 13: 978-3-440-10332-6
ISBN 10: 3-440-10332-3
Lektorat: Carsten Schröder
Grundlayout: eStudio Calamar
Produktion: DOPPELPUNKT Auch & Grätzbach GbR, Leonberg
Printed in the Czech Republic / Imprimé en Republique tchèque